Manual de Diabetes

Educação • Alimentação • Medicamentos • Atividades Físicas

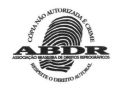

Manual de Diabetes
Educação • Alimentação • Medicamentos • Atividades Físicas
Arual Augusto Costa
João Sergio de Almeida Neto
Sarvier, 5ª edição, 2009

Projeto gráfico/Capa
CLR Balieiro Editores
Impressão/Acabamento
Bartira Gráfica e Editora

Direitos Reservados
Nenhuma parte pode ser duplicada ou
reproduzida sem expressa autorização do Editor

sarvier
Sarvier Editora de Livros Médicos Ltda.
Rua dos Chanés 320 – Indianópolis
CEP 04087-031   Telefax (11) 5093-6966
E-mail: sarvier@uol.com.br
São Paulo – Brasil

Dados Internacionais de Catalogação na Publicação (CIP)
(Câmara Brasileira do Livro, SP, Brasil)

Costa, Arual Augusto
    Manual de diabetes : educação, alimentação,
medicamentos, atividades físicas / Arual Augusto
Costa, João Sergio de Almeida Neto. -- 5. ed. --
São Paulo : SARVIER, 2009.

    Bibliografia.
    ISBN 978-85-7378-193-9

    1. Diabetes 2. Diabetes – Aspectos nutricionais
I. Almeida Neto, João Sergio de. II. Título.

	CDD-616.462
09-01010	NLM-WK 810

Índices para catálogo sistemático:

1. Diabetes : Medicina 616.462

Manual de Diabetes

Educação • Alimentação • Medicamentos • Atividades Físicas

Arual Augusto Costa

Clínico e Endocrinologista. Graduado em Medicina pela Escola Paulista de Medicina (UNIFESP), 1965. Residência em Clínica Médica no Hospital São Paulo – EPM. Prof. Assistente de Clínica Médica na Unicamp, EPM e FMUABC. Estagiário de Endocrinologia na 1ª Clínica Médica da FMUSP. Especialista titulado em Endocrinologia e Metabologia pela Sociedade Brasileira de Endocrinologia e Metabolismo – SBEM. Especialista titulado em Densitometria Óssea pela Sociedade Brasileira de Densitometria Clínica – SBDens. Membro da Sociedade Brasileira de Endocrinologia e Metabolismo. Membro da Sociedade Brasileira de Diabetes. Membro da Sociedade Brasileira de Densitometria Clínica. Membro da Sociedade Brasileira de Estudos do Metabolismo Ósseo Mineral. Pertence ao Corpo Diretivo da FENAD, ANAD e ADIABC.

João Sergio de Almeida Neto

Clínico Geral – Endocrinologista. Formado pela Faculdade de Medicina do ABC, 1974. Médico Residente da Clínica Médica do Hospital do Servidor Público Municipal – 1975-1977. Médico Estagiário Adido da Disciplina de Endocrinologia (Serviço do Prof. Dr. Bernardo Leo Wajchenberg) do Hospital das Clínicas da Faculdade de Medicina da Universidade de São Paulo – 1977-1979. Membro da Sociedade Brasileira de Endocrinologia e Metabolismo. Membro da Sociedade Brasileira de Diabetes. Membro da Sociedade Latino-Americana de Diabetes. Membro da ABESO (Associação Brasileira Para o Estudo da Obesidade). Pertence ao Conselho Consultivo da FENAD e da ANAD. Diretor Clínico da ADIABC (Associação de Diabetes do ABC).

5ª edição

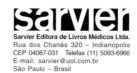

Sarvier Editora de Livros Médicos Ltda.
Rua dos Chanés 320 – Indianópolis
CEP 04087-031   Telefax (11) 5093-6966
E-mail: sarvier@uol.com.br
São Paulo – Brasil

Aos portadores de diabetes que tanto necessitam e querem saber
Mesmo aos de regiões mais distantes
Empenhemo-nos nesta vitória que por certo virá!

Os Autores

À minha esposa, aos meus filhos e aos meus netos
que puderam compreender e aceitar a minha ausência
nas horas de convívio familiar, durante estes longos
anos em que me dediquei à educação dos portadores
de diabetes.

Aos meus pais
pela oportunidade que me deram para seguir
esta honrosa profissão.

Aos amigos que me apoiaram.

Aos pacientes que sempre me ouviram.

Arual Augusto Costa

Aos meus pais, João Sergio e Elvira.
À minha esposa, Elizabeth.
Às minhas filhas, Marcella e Debora.
Aos meus parentes e amigos.
A todos aqueles que encontrarem neste Manual um meio
prático e eficiente para o entendimento de sua doença.

João Sergio de Almeida Neto

Conteúdo

Agradecimentos xiii

Prefácio xv

A Trajetória em Educação e o *Manual de Diabetes* xvii

Histórico xxv

1
Diabetes: Conceito e Classificação 1

Pâncreas e insulina 3
O que acontece com uma pessoa portadora de diabetes? 5
Diagnóstico do diabetes 6
Tipos de diabetes mais freqüentes 8
Outros tipos de diabetes (para efeito didático) 10
Fatores que precipitam o aparecimento do diabetes 11
Fatores de risco para o aparecimento de diabetes tipo 1 12
Proposta de eventos que causam o aparecimento de diabetes tipo 2 13
Algumas estratégias de prevenção que deverão ser observadas e/ou
    seguidas em pacientes com risco de desenvolver diabetes tipo 2 15
Fatores de risco para o aparecimento de diabetes tipo 2 17

2
Tratamento 19

Educação 21

Educação em portadores de *diabetes mellitus* 22
    Arual Augusto Costa
Educação em diabetes e a ADIABC 25
    Marcio Krakauer

Alimentação 27

Fundamentos da alimentação · Necessidade calórica · Gasto energético . 28
Funções básicas e fontes dos principais nutrientes 28
Fibras alimentares e sua importância na alimentação
    do portador de diabetes 30

Soja 33

Índice glicêmico 34

Grupos alimentares – constituição e calorias 36

Equivalentes alimentares ou de substituição 36

Conteúdo de colesterol e gordura saturada em alguns alimentos 43

Pirâmide alimentar para o portador de diabetes 46

Necessidade calórica basal (sem exercícios adicionais) 48

Contagem de carboidratos 51

Edulcorantes (adoçantes) 53

Considerações finais – o ABC da boa alimentação 54

Apêndices:

    A) Exemplos de cardápios 55

    B) Como utilizar a soja 61

Medicamentos 63

Tratamento com medicamentos de uso oral 64

    Efeito incretina 64

    Incretinas de interesse para o portador de diabetes 65

    Sulfoniluréias 66

    Biguanidas (metforminas) 66

    Glitazonas (thiazolidinedionas) 66

    Acarbose (inibidores das alfa-glicosidases) 67

    Metiglinidas (glinidas) 67

    Gliptinas 68

    Exanatida 68

    Medicamentos orais utilizados 69

    Liraglutide 70

    Combinações terapêuticas 75

    Pramlintide 75

Tratamento com insulina 75

    Indicações gerais de insulina 76

    Insulina ultra-rápida (Lispro – Asparte – Glulisina) 76

    Insulina regular (R), rápida ou cristalina 77

    Insulina intermediária NPH (N) 78

    Insulina pré-mistura 78

    Insulinas glargina e detemir 79

    Nomes comerciais e fontes 80

    Tempo de ação – efeito hipoglicemiante das insulinas em horas 81

    Apresentações das insulinas 82

    Aplicação de insulina 84

    Técnica de mistura de insulina 88

    Aparelhos para injetar insulina 91

    Sistemas de infusão contínua de insulina (SIC) ou bombas de
        infusão de insulina 95

    Complicações e efeitos colaterais 96

Atividades e Exercícios Físicos 99
   Algumas vantagens dos exercícios físicos 100
   Recomendações aos que praticam exercícios físicos 101
   Recomendações especiais aos que utilizam insulina 101
   Quantas calorias gastamos em atividade física? 102
   Quantificação do exercício – resistência física 103
   Caminhadas 105
   Diabetes e atividade física 106
     Victor Keihan Rodrigues Matsudo

3
Hiperglicemia, Hipoglicemia, Cetoacidose Diabética, Comas 111

Hiperglicemia 113
   Quais as indagações que deverão ser feitas na presença de
     hiperglicemia? 113
   Causas mais freqüentes de aumento da glicemia 114
   O que podemos fazer quando constatamos hiperglicemia? 115

Hipoglicemia 117
   Sintomas e sinais mais freqüentes encontrados na hipoglicemia ... 117
   Quando ocorre hipoglicemia? 118
   Medicamentos que podem ocasionar hipoglicemia 119
   Medidas práticas na prevenção da hipoglicemia 120
   Diferenças entre hiperglicemia e hipoglicemia 121

Cetoacidose diabética 122
   Sinais e sintomas observados na cetoacidose diabética,
     citados na ordem mais freqüente de aparecimento 122
   O que são cetonas, acetona ou corpos cetônicos? 123
   Cetonúria de jejum e da hipoglicemia 123
   Condições mais freqüentes de precipitação de cetoacidose diabética 124
   Como podemos impedir que a cetoacidose se torne grave? 124

Comas 126
   Portadores de diabetes encontrados semiconscientes ou desacordados ... 126

4
Controle Domiciliar 127

   Técnicas de controle domiciliar do diabetes 129
     Glicosúria 129
     Escala e tempo de leitura das fitas 129
     Cetonúria 131
     Glicemia 132

Técnica recomentada para coleta de sangue capilar em polpa digital 133

Sistema de monitorização contínua de glicose 134

Glicosímetros mais utilizados no Brasil 135

Aparelhos para glicose e cetona no sangue 135

Glicosímetros ou monitores que se conectam a computadores 135

LAT – locais alternativos para testes de glicemia 136

A1c – hemoglobina glicada, hemoglobina glicosilada ou Hb A1c 137

Valores de A1c e níveis médios de glicemia 138

Níveis de A1c recomendados para crianças e adolescentes 139

Calendário de controle do diabetes 140

5
Cuidados com o Corpo 141

Objetivos do tratamento do *diabetes mellitus* tipo 2 143

Importância do controle glicêmico 143

Hiperglicemia e glicotoxicidade 144

Investigação sobre controle e complicações do diabetes tipo 1
– DCCT 145

Investigação sobre tratamento e complicações do diabetes tipo 2
– UKPDS 146

Glicemia pós-prandial e risco de complicações nos portadores de
diabetes tipo 2 147

Obesidade e diabetes 150

Síndrome metabólica 151

Tratamento da obesidade 154

Índice de massa corpórea 155

Cuidados com os dentes – manifestações bucais 156

Olhos 157

Paulo Henrique de Ávila Morales

Rins 160

Transplante de pâncreas e de ilhotas 163

Hipertensão arterial – pressão alta e diabetes 164

Circulação, aterosclerose e diabetes 166

Lípides e lipoproteínas 167

Hiperlipidemia 168

Medicamentos utilizados para reduzir o colesterol e triglicérides 168

Sistema nervoso periférico – neuropatia 172

Cuidados com os pés 174

Fatores predisponentes de complicações nos pés 175

Pé diabético 179

Vacinação em portadores de diabetes 183

Heloisa Pedrosa Mitre

6
Situações Especiais 187

Gravidez e diabetes 189
Fatores de alerta para possível presença de diabetes materno 189
Rastreamento do *diabetes mellitus* gestacional 189
Critérios diagnósticos para o *diabetes mellitus* gestacional 190
Medicamentos na gravidez 190
Análogos de insulina 190
Categorias FDA (Food and Drugs Administration) 191
Primeiro trimestre 191
Segundo trimestre 192
Terceiro trimestre 192
Parto 192
Cuidados com o recém-nascido 193
Cirurgia e diabetes 193
Avaliação pré-operatória 193
No dia da cirurgia 194
Após a cirurgia 195
Cirurgia de urgência 195
Cicatrização e infecções 196
Viagens e passeios 196
Cirurgia para diabetes tipo 2. Desenvolvimento e progressos 199
Diretrizes da Sociedade Brasileira de Diabetes 207

7
O Diabetes no Mundo do Direito 209
Adriana Daidone e *Fernanda Tavares*

Glossário 219

Sites e Links – Áreas médicas relacionadas ao diabetes 223

Leitura Recomendada 225

Agradecimentos aos colaboradores da 4ª edição 229

Agradecimentos

Deixamos patenteado e expresso que a sabedoria dos ilustres amigos certamente abrilhantaram esta singela obra e sentimo-nos plenos de gratidão a cada um deles.

Prof. Dr. Eder Carlos da Rocha Quintão, Ex-Professor Titular de Endocrinologia da FMUSP, pela sua revisão e atualização nos assuntos referentes a colesterol e aterosclerose e tratamento das hiperlipidemias.

Prof. Dr. Paulo Henrique de Ávila Morales, Pós-graduação nível Doutorado e Mestrado pela Universidade Federal de São Paulo, Coordenador do Programa de Residência em Oftalmologia da Faculdade de Medicina de Jundiaí. Coordenador do Setor de Oftalmologia da Unidade Leste do Instituto da Visão/UNIFESP, especialista dedicado às pessoas com diabetes e de grande experiência, na revisão e atualização em cuidados com olhos.

Dr. Marcio Krakauer, Clínico e Especialista em Endocrinologia e Metabologia, Presidente da ADIABC pela revisão e atualização de diabetes e gravidez.

Dra. Heloisa Pedrosa Mitre, Médica do Serviço de Moléstias Infecciosas do HSPE Francisco Morato de Oliveira e da Vaccine-Clínica de Infectologia e Vacinação, pela revisão e atualização da vacinação em portadores de diabetes.

Prof. Dr. Sérgio Santoro, Mestre em Cirurgia pela Faculdade de Medicina da Universidade de São Paulo, Membro do CBC – Colégio Brasileiro de Cirurgiões, Membro do CBCD – Colégio Brasileiro de Cirurgia Digestiva, Membro da SOBRACIL (Sociedade Brasileira de Cirurgia Laparoscópica), Especialista em Terapia Nutricional pela SBNPE, Cirurgião no Hospital Israelita Albert Einstein, São Paulo, especialista com vasta experiência em cirurgia e fisiopatologia do aparelho digestivo, enriqueceu este Manual com a inserção do novo e atual assunto no campo da diabetologia: Cirurgias para Diabetes tipo 2 – Desenvolvimento e Progressos de forma prática, científica e objetiva.

Dra. Adriana Daidone e Dra. Fernanda Tavares, advogadas sócias fundadoras do Daidone & Tavares Advogadas Associadas (www.daidonetavares.adv.br), especializadas em Direito Processual Civil pela Pontifícia Universidade Católica de São Paulo, com atuação profissional na área cível, com ênfase no Direito Sanitário. Especialistas com grande experiência nessa área do Direito, abrilhantaram com a objetividade e clareza todas informações referente ao direito à vida e à saúde no âmbito constitucional dos portadores de diabetes no novo capítulo Diabetes no Mundo do Direito.

Dra. Ana Miriam Gebara, Mestre em Patologia Bucal pela FOUSP, Diretora do Departamento de Odontologia da Anad (Doanad) membro do Conselho Consultivo da FENAD e Cirurgiã-Dentista da CAP (Centro de Atendimento ao Paciente Especial) da FOUSP, especialista com grande experiência, contribuiu na atualização de informações práticas em cuidados com as manifestações bucais.

Os Autores

Prefácio

Este Manual destina-se a todos que buscam informações práticas em diferentes aspectos do diabetes em um só livro. Desde sua 1ª edição procuramos abordar e expor os temas de uma forma simples, cristalina, prática, evitando termos de difícil compreensão. O exercício da transparência das informações, viga mestra da nossa vida, foi-nos ensinado pelo nosso grande mestre, amigo e saudoso Professor Doutor Sergio Paladino, profundo conhecedor da verdade em Medicina, baluarte dos pioneiros ensaios e padronização da circulação extracorpórea: *"transmitir o conhecimento tal qual a luz transpassa um cristal puro, sem reter nenhuma luz"*.

Cientes de que, se levarmos às pessoas informações ágeis, ensinando-as como viver a sua própria vida, dentro de suas limitações, estamos oferecendo-lhes todos os elementos para que edifiquem em seu interior a determinação de seguir nossos ensinamentos em busca da felicidade.

Se usarmos de palavras rebuscadas, textos complexos, elas naturalmente se desestimulam, caem em desânimo e entregam-se ao conformismo de que "sou um doente sem cura". Porém, se lhes colocarmos nas mãos um livro sem pretensões de ser uma grande obra, mas, apenas, de levar-lhes, com absoluta simplicidade, informações relevantes sobre o diabetes, estamos oferecendo-lhes as possibilidades para a obtenção de uma vida com qualidade satisfatória e prazerosa.

Assim, sem dúvida, estamos atingindo nosso objetivo de contribuir para uma visão da vida mais humana. Queremos traduzir em utilidade prática nossos conhecimentos científicos, adquiridos através de longos anos de árduos estudos e de trabalho. Enfim, ensinar ao próximo um sistema para que viva feliz é, talvez, o feito de nossa mais real e profunda missão humanitária.

Gratifica-nos saber que pacientes, médicos e profissionais de saúde estão utilizando o *Manual de Diabetes* como fonte de esclarecimento para suas condutas, consultas e orientações na vida diária. Nos últimos anos, tem servido de referência a revistas, trabalhos, monografias, teses de doutoramento e outros livros.

Presentemente, estamos procedendo à atualização e à revisão pormenorizada, à luz dos conhecimentos destes últimos anos que sucederam a quarta edição. Destacam-se as novas insulinas e comprimidos, medicamentos para hipertensão arterial, glicosímetros, técnica de utilização de canetas, canetas descartáveis, novos sistemas de infusão contínua de insulina (SIC) ou bombas de infusão de insulina, prevenção do pé diabético, cuidados com olhos, gravidez e cirurgia. Novos assuntos de interesse ao leitor foram adicionados, como novos medicamentos de destaque como as incretinas (exanatida, gliptinas, liraglutide), insulina detemir, insulina glulisina, medicamentos e orientação no tratamento do aumento do colesterol e triglicérides no sangue, cirurgias para diabetes tipo 2 e o diabetes no mundo do direito.

Desejamos que este Manual venha disseminar, para todos em geral e em especial aos portadores da doença, informações relevantes sobre diabetes, levando-lhes motivação para conquistarem um novo sistema de vida, decorrente de inovações científicas.

Os Autores

A Trajetória em Educação
e o *Manual de Diabetes*

Nossa formação em diabetes e endocrinologia iniciou-se em 1969 como médico estagiário na Unidade de Diabetes e Supra-Renal do Hospital das Clínicas da FMUSP, sob a orientação do Professor Doutor Bernardo Léo Wajchenberg. Já de início impressionou-nos o alto espírito científico que imprimia àquela Unidade.

Desde o início, ocupamo-nos em atender nos respectivos ambulatórios de diabetes tipo 1 e tipo 2. Chamou-nos a atenção a importância que atribuía à instrução do paciente com diabetes, por meio de constante e incansável ensinamento de noções fundamentais como auto-aplicação de insulina, princípios de alimentação, monitorização da glicosúria, exercícios etc. Papel central incumbia nessa atividade a enfermeira Maria do Carmo Leonardo Lancha, sempre apoiada e estimulada pelo Prof. Dr. Wajchenberg.

Desde logo vislumbramos a grande importância da instrução do paciente, como fator inicial de adesão ao tratamento e ulterior persistência neste.

Paralelamente, em março de 1969, iniciamos a nossa atividade como clínico e endocrinologista, na cidade de Santo André, SP.

Após, aproximadamente, um ano de atividades, percebemos que a população diabética era carente de qualquer informação relativa à sua doença, como ilustrava o grande número de pacientes portadores de diabetes tipo 1 a padecer, freqüentemente, de cetoacidose ou até mesmo de coma cetoacidótico, que os impelia a internações repetidas, com todos os riscos inerentes a estas patologias. As informações que os pacientes nos traziam a respeito da alimentação eram absurdas, incoerentes, sem o mínimo conhecimento da composição e do valor calórico dos alimentos e, até certo ponto, incompatível com suas atividades domésticas ou profissionais, causando inúmeros transtornos físicos e psíquicos.

A crença difundida no uso de chás caseiros e o conseqüente abandono de medicamentos usuais, inclusive insulina, era uma constante, fruto do desconhecimento de suas ações, indicações e doses. Praticamente todos os pacientes por nós atendidos usavam insulina erroneamente, a começar pela administração, que era aplicada nas farmácias (aumentando o custo diário). A crendice popular, divulgada amplamente, era a de evitar o uso da insulina, pois esta cegava, viciava e geralmente significava "o fim". A auto-aplicação era uma exceção. Chamou-nos a atenção o desconhecimento quase total das implicações da doença em diferentes órgãos e sistemas do corpo. Os pacientes ignoravam a necessidade de fazer fundo de olho periódico, só procurando o oftalmologista quando manifestada perda parcial ou total da visão. Muitos deles foram submetidos a amputações de membros inferiores por gangrena, desencadeada por cuidados inadequados dos pés, pelo próprio paciente ou por terceiros, e por desconhecimento dos exercícios e cuidados preventivos da vasculopatia obstrutiva.

Assim, em meados de 1970, inicialmente na própria sala de espera do consultório, posteriormente na sede de um clube do bairro e, nos últimos 25 anos, em uma sala gentilmente cedida pela direção do Grupo Escolar Inah de Mello, ministramos aulas com duração de uma hora, aos sábados, às 8 horas, uma vez por mês. Nos últimos 22 anos, iniciamos novo curso, a convite do Lions Clube de Santo André–Campestre, em outro bairro da cidade, no mesmo dia, com início às 9h30min. Esses dois cursos sempre foram inteiramente gratuitos para a população local e de municípios vizinhos, com entrada franqueada a qualquer pessoa.

Em 1970, demos início à instrução de pessoas com diabetes, abordando temas específicos e práticos, sempre atendendo às maiores dificuldades que os pacientes apresentavam.

Após aproximadamente um ano, começamos a ordenar aquelas informações, alcançando uma sistematização, a qual está sendo utilizada até a presente data.

Durante os últimos 23 anos, freqüentemente, temos sido convidados a ministrar palestras e conferências sobre *diabetes mellitus* e temas correlacionados, em clubes do Lions e Rotary nas cidades de Santo André, São Caetano do Sul, Santos, Bertioga e Itu, e em emissoras de rádio e televisão. Nestes anos temos escrito para a imprensa leiga, para revistas voltadas ao portador de diabetes e revista sobre diabetes dirigida a médicos, sempre divulgando os conhecimentos e as informações necessários para melhor compreensão e conseqüentes cuidados e prevenção de complicações do paciente com diabetes. Não há como prevenir o que não se conhece bem. Assim, a educação continuada sempre será a viga mestra na prevenção de complicações agudas e crônicas do diabetes.

Estabelecemos um calendário, conforme modelo na página seguinte.

Na primeira aula – **O que é diabetes** – definimos o que é diabetes, o mecanismo de secreção de insulina no indivíduo normal e no portador de diabetes, as modificações da glicemia com a alimentação em função do tempo. Citamos a seqüência de disfunção do pâncreas endócrino em diabetes tipo 2, da alteração da secreção de insulina inicial até a manifestação de diabetes clínico.

O mecanismo de ação da insulina, o conceito de receptores insulínicos e auto-anticorpos são expostos com o objetivo de compreender os diferentes tipos de diabetes.

É dada ênfase às diferenças clínicas, genéticas e laboratoriais, entre tipo 1 e tipo 2. Os fatores precipitantes e desencadeantes do aparecimento de diabetes clínico são comentados.

Finalmente, tecemos considerações sobre a importância do exercício físico, alimentação, emoções, enfim, fatores que possam desencadear, agravar ou melhorar a doença.

Na segunda aula – **Orientação alimentar** – discorremos sobre os tipos de nutrientes existentes na natureza, agrupando-os quanto ao seu teor de hidratos de carbono, proteínas, gorduras, sais minerais e vitaminas; as equivalências alimentares nos diferentes grupos; índice glicêmico; teor calórico de cada grupo; cálculo de necessidade calórica de acordo com a idade, peso, sexo e atividade física. Fibras alimentares e soja são comentadas. Explicamos a pirâmide alimentar.

Na terceira aula – **Tratamento–Insulina** – informamos sobre o que é insulina, os diferentes tipos de insulina com demonstração das respectivas embalagens.

ADIABC – Associação de Diabetes do ABC Lions Clube Santo André Campestre **CURSO PARA PORTADORES DE DIABETES**	
Dr. Arual Augusto Costa Dr. João Sergio de Almeida Neto Dr. Marcio Krakauer	
Programa: sábados às 9h30min	
Data	Assunto
Janeiro/Julho	O que é diabetes
Fevereiro/Agosto	Orientação alimentar
Março/Setembro	Tratamento – insulina
Abril/Outubro	Tratamento – comprimidos orais
Maio/Novembro	Hiperglicemia – alta de açúcar Hipoglicemia – baixa de açúcar Comas
Junho/Dezembro	Cuidados com o corpo Gravidez

Ensinamos o significado da denominação U-100 e a utilização da seringa e canetas, suas graduações e a escolha exata das unidades de insulina desejadas. Fazemos demonstração prática de toda a seqüência da aplicação de insulina, enfatizando a rotatividade do local de aplicação.

As indicações de cada tipo de insulina para as diferentes situações, bem como as novas insulinas.

Ensinamos a reconhecer, evitar e tratar as complicações do uso de insulina.

Na quarta aula – **Tratamento–Comprimidos Orais** – explicamos o que são, sua classificação, modo e duração de ação; vias de excreção e suas implicações; sua dosagem média e máxima; variação da dose de acordo com as diferentes modificações da glicemia, alimentação, emoções e exercícios.

Efeitos colaterais, reações, sinergismo e antagonismo com outras substâncias químicas são amplamente debatidos.

Na quinta aula – **Hipoglicemia–Hiperglicemia–Comas** – inicialmente, descrevemos a seqüência dos sinais e sintomas da hiperglicemia e como reconhecê-la em centros urbanos ou rurais. A seguir, procuramos, com a experiência e participação dos ouvintes, enumerar o maior número de sinais e sintomas de hipoglicemia, dando ênfase ao reconhecimento e tratamento domiciliar precoces. Não nos furtamos em debater intensamente o diagnóstico diferencial entre hipoglicemia e hiperglicemia, bem como os respectivos comas e cetoacidose. Salientamos as manifestações iniciais, com o objetivo de se fazer diagnóstico precoce de todas essas alterações e principalmente de cetoacidose.

A monitorização domiciliar de glicemia, glicosúria e cetonúria é destacada e salientada para diagnóstico preciso e correção adequada dessas alterações. Salientamos a utilização da automonitorização da glicemia por meio de aparelhos próprios (glicosímetros) com o objetivo de que cada portador de diabetes conheça melhor suas variações de glicemia em resposta a medicamentos, exercícios e alimentação.

Na sexta aula – **Cuidados com o Corpo–Gravidez** – chamamos a atenção de todos para um perfeito controle metabólico, exercícios diários, equilíbrio alimentar e emocional no sentido de evitar, ao máximo, situações desagradáveis e inesperadas.

Ganha destaque o cuidado com os pés. Ensinamos a cuidar da pele, unhas, micoses, calos, bolhas e de ferimentos. Estimulamos a prática de exercícios para melhorar a circulação de membros inferiores e enfatizamos as virtudes das caminhadas e exercícios praticáveis em casa. Ensinamos como tratar micoses superficiais, micoses genitais, infecções bacterianas da pele, como reconhecer as infecções urinárias e a necessidade de revisão oftalmológica e clínica periódicas. Uso de anticoncepcionais e gravidez em portadoras de diabetes é debatido no tocante às implicações médicas decorrentes destas concomitâncias.

Gostaríamos de registrar a efetiva participação nesses cursos, há muitos anos, do Dr. Marcio Krakauer, Especialista em Endocrinologia e Metabologia, Presidente da ADIABC e grande entusiasta na educação e no cuidado das pessoas com diabetes.

Também não poderíamos deixar de registrar a importante participação no curso para portadores de diabetes por mais de 10 anos, da psicóloga Anete Cajuela de Lara, que contribuiu na orientação psicológica dos pacientes e familiares por meio de uma linguagem acessível e clara.

COMENTÁRIOS

Destacamos sempre a importância da educação continuada. Durante estes anos temos sido assíduos, não tendo adiado ou cancelado uma aula sequer, pois estamos convencidos, desde há muito, que esse tipo de instrução despretensiosa e destituída de espírito mercantilista não deve sofrer solução de continuidade. Desde o início de nossa prática profissional acreditamos sempre que o médico deveria atuar na educação e na instrução do público.

Não basta apontar as obrigações governamentais.
É necessária a participação individual em benefício da coletividade.

Nestes 38 anos decorridos, a manutenção da freqüência, a regularidade na realização das aulas (verdadeiros seminários), a resposta da comunidade aos nossos propósitos fizeram-nos sentir como que um processo de sedimentação a reclamar uma expressão que resumisse, ordenasse e desse continuidade a um esforço didático.

Não é outra a razão do empenho com que nos lançamos à realização da 5ª edição desta singela obra.

O importante é *ACREDITAR, LUTAR E INSISTIR.*

Do curso para portadores de diabetes à ADIABC

Durante estes últimos 38 anos vimos surgir, na classe médica e em outros profissionais de saúde, um grande e progressivo interesse em educar e instruir os portadores de diabetes e seus familiares.

Não faltaram grupos de pessoas e de portadores de diabetes que se engajaram nesse objetivo.

Internacionalmente, a IDF (International Diabetes Federation) foi fundada em 1950, presente em 142 países e com 183 Associações afiliadas.

Surgiram grupos, associações, ligas. No Rio de Janeiro, o Instituto Estadual de Diabetes e Endocrinologia Luiz Capriglione (IEDE) iniciou, em 1971, curso em nível institucional para portadores de diabetes e em 1977 iniciou a colônia de férias.

Em São Paulo, na Unifesp, em 1980, Dr. Marco A. Vivolo iniciou colônia de férias para portadores de diabetes tipo 1.

Foram fundadas a ANAD (Associação Nacional de Assistência aos Diabéticos) em 14 de agosto de l979, a ADJ (Associação de Diabetes Juvenil) em 20 de março de 1980, a FENAD (Federação Nacional das Associações de Diabetes) em 15 de junho de l988 e a FEPAD (Federação Paulista das Associações de Diabetes) em 7 de dezembro de l996.

Médicos, psicólogos, nutricionistas, psicopedagogos, assistentes sociais, enfermeiros, dentistas, oftalmologistas, professores de educação física, e muitos outros, foram paulatinamente tendo interesse em portadores de diabetes, organizaram grupos e associações e iniciaram a promoção de reuniões, cursos, debates, encontros, colônia de férias, congressos e consensos. Entre muitos, destaca-se o Dr. Walter José Minicucci na cidade de Campinas, SP, em 1985, com a abordagem multidisciplinar, elaboração de vídeos de cuidados com os pés e auto-aplicação de insulina. Além disso elaborou e divulgou "Diabetes – O que fazer em situações especiais". Prof. Dr. Laerte Ferreira Damaceno, da UFES em junho de1987, na cidade de Vitória, Espírito Santo, reuniu a comunidade médica brasileira e internacional no 1º Encontro Nacional de Educação em Diabetes, em que profissionais de saúde puderam expor suas experiências nessa área. Nos últimos 19 anos o Prof. Fadlo Fraige Filho, inicialmente como Presidente da ANAD e posteriormente da FENAD, imprimiu, em São Paulo e em todo o Brasil, a necessidade da detecção precoce e educação em portadores de diabetes, formando profissionais, promovendo campanhas gigantescas de detecção de diabetes em São Paulo e em inúmeras cidades, enfim mudando o paradigma de muitas pessoas.

A Sociedade Brasileira de Diabetes (SBD) tem realizado consenso com os melhores especialistas em diabetes do Brasil para definir as orientações e condutas para os clínicos gerais, cardiologistas e diabetólogos. Outras Sociedades Médicas realizaram consensos sobre temas cardiológicos, hipertensão arterial e lípides, com o objetivo de definir metas e programas preventivos referentes a patologias freqüentes no portador de diabetes.

O Ministério da Saúde, em parceria com a Sociedade Brasileira de Diabetes e Sociedade Brasileira de Hipertensão, considerando o diabetes como problema de saúde pública, ao lado da dislipidemia e hipertensão arterial, realizou, há 7 anos, curso de capacitação dirigido a profissionais de saúde da rede pública, do qual fizemos parte da equipe de instrutores. Paralelamente, o Ministério da Saúde iniciou distribuição gratuita em quase todo o território nacional à população mais carente de insulina, antidiabéticos orais, medicamentos para hipertensão, dislipidemia e osteoporose.

Nos Estados Unidos, foi criado há muitos anos o profissional EDUCADOR EM DIABETES e em março de 2003 em São Paulo, Brasil, ocorreu o 1º Curso de Formação de Educadores em Diabetes, sob a orientação e supervisão do Prof. Dr. Adolfo Pérez-Comas, Chairman da Região SACA da International Diabetes Federation (IDF), com a colaboração a SBD, FENAD e ADJ, tendo formado os primeiros 30 educadores em diabetes.

Em 1970, quando iniciamos cursos para portadores de diabetes, seus familiares e a todos interessados nessa área, não podíamos imaginar, ao iniciarmos a instrução modesta, que haveria nos dias atuais um verdadeiro "exército" de indivíduos motivados, desinteressados, altruistas, em educar essas pessoas. Naquela ocasião, apesar de persistentes convites a nutricionistas e médicos para participar dessa instrução, poucos foram os interessados. Entre eles, destacamos a preciosa colaboração dos sempre amigos: Eunice Massara França (nutricionista), Dr. Osiris Ramacciotti (cirurgião vascular), Dr. Lauro Bernardes Lebrão (ortopedista), Dr. José Nicolas Chiquie Dippo Chafic (oftalmologista), Dra. Adriana Montaño (dermatologista), Dra. Heloisa Pedrosa Mitre (infectologista), Dra. Marlene Batista dos Santos (cirurgiã-dentista), Dr. Celso Apolinario Michiles (cardiologista). A partir de 1976, o grande interesse despertado na instrução dos portadores de diabetes pelo amigo Dr. João Sergio de Almeida Neto motivou-o a participar nos cursos e aulas, persistindo até os dias atuais.

Vale destacar o entusiasmo, a assiduidade, o apoio e o interesse da diretoria do Lions Clube Santo André–Campestre, desde 1984, particularmente do Dr. Ettore Toledo Sandreschi, que, entre outras atividades relevantes, congregou os companheiros e semeou as bases para uma associação.

Temos sempre estimulado outros médicos a iniciarem a educação em diabetes, pois esse trabalho em educação de pacientes, desde o começo, foi muito gratificante. Naquela época já havíamos percebido que somente a instrução e a educação continuada poderiam minorar as complicações agudas e crônicas do diabetes, proporcionando aos pacientes uma melhor qualidade de vida.

Reafirmamos hoje, convencidos da nossa premissa que sempre nos motivou: "O importante é acreditar, lutar e insistir".

Temos observado no transcurso destes anos que os governantes, a população, os profissionais de saúde, os médicos e muitos outros têm mudado paulatinamente a atitude de passiva para ativa, de negligente para diligente com o semelhante. É um fato inegável a nova atitude que vem surgindo, verdadeira expressão da fraternidade!

Foram e estão sendo criadas tantas atividades em prol da pessoa com diabetes que seria impossível enumerá-las. Tudo isso nos tem trazido uma profunda alegria e não poderia deixar de felicitar e parabenizar toda a equipe multidisciplinar que tanto tem trabalhado e se dedicado ao portador de diabetes. No entanto, desde o início, temos observado que, apesar desse grande interesse manifestado por inúmeros profissionais e por tantas e tantas pessoas em instruir e educar o portador de diabetes e seus familiares, o efeito e o alcance não têm sido os desejados em virtude do interesse menor que os portadores de diabetes e seus familiares têm em acolher, mesmo gratuitamente, essas informações. Infelizmente, poucos são os que se interessam ou que se acham motivados, apesar de tantas insistências e informações! Esses fatos foram também observados e registrados por colegas e outros profissionais de saúde de diferentes cidades e regiões do nosso país.

Nosso trabalho teve início em 1970, com cursos mensais, que se prolongaram nos mesmos moldes até junho de 2000. O interesse despertado em educar a população com diabetes e o conceito da participação multidisciplinar nessa educação cresciam nos últimos anos. Em Santo André, sentiu-se a necessidade de se fundar uma Associação que congregasse uma equipe multidisciplinar interessada na educação de pessoas com diabetes e seus familiares. Assim, em virtude da fundação da Associação de Diabetes do ABC (ADIABC), em 18 de outubro de l998, pelos sempre companheiros, participantes e entusiastas Dr. João Sergio de Almeida Neto e Dr. Marcio Krakauer, e com o apoio da Diretoria do Lions Clube Santo André–Campestre, percebemos que o melhor seria continuar mantendo o curso tão-somente inserido nas atividades da ADIABC, pois esta se encontrava bem estruturada, com atividades semanais e contava com a participação de inúmeros profissionais da saúde, como médicos, dentistas, nutricionistas, psicólogos, professores de educação física, podólogos, enfermeiros e convidados. Dessa forma, estaríamos atendendo aos preceitos e às recomendações para a educação em diabetes.

Além do curso que iniciamos no passado, a ADIABC está promovendo diferentes eventos, como caminhadas, acampamentos, festas, congresso para portadores de diabetes, programas semanais de televisão, comemorações, com o mesmo entusiasmo dos anos 70, início de nossas atividades.

A semente germinou, a árvore cresceu e produziu frutos inimagináveis.

Esses dois amigos e colegas, Dr. Marcio e Dr. João, sem dúvida alguma, os baluartes dessas atividades da ADIABC, entusiastas pela educação em diabetes, merecem nosso aplauso e louvor pela grande dedicação com que estão dirigindo e promovendo a ADIABC.

Assim, acreditamos que nosso trabalho continua sem interrupção e, nos dias atuais, engrandecido e completado pela sua inserção na ADIABC, com a participação de muitos profissionais de saúde dedicados em se empenhar na educação das pessoas com diabetes e familiares.

Arual Augusto Costa

Histórico

O conhecimento do diabetes é muito antigo. Os egípcios (1500 a.C.) o descreveram associado com a passagem de muita urina. Celsus (30 a.C. a 50 d.C.) reconheceu a doença, porém, somente após dois séculos, Aretaeus da Capadócia lhe deu o nome de *"diabetes"* e fez a primeira descrição clínica: "...derretimento da carne e membros em urina".

Do século III d.C. ao VI d.C., na China, Japão e Índia, foi descrita a condição com poliúria e urina doce. Nos Vedas, livros sagrados da Índia, há essa descrição. Vê-se, pois, que a informação atribuída a Willis, em 1674, "como se a urina fosse embebida com mel e açúcar", nada tinha de inédita. O nome *Diabetes mellitus* foi assim estabelecido (*mellitus* significa mel).

Após um século, Dobson demonstrou que a "doença era devida ao açúcar". O avanço no conhecimento do diabetes permaneceu quase que inalterado até a metade do século XIX.

Em 1894, 27 anos antes da descoberta da insulina, Watson-Williams e Harsant trataram um menino com 13 anos, com cetoacidose, com implantes subcutâneo de pâncreas de carneiro.

Ainda no final desse século, Opie, americano, notou que as células beta das ilhotas pancreáticas estavam alteradas em seres humanos que haviam falecido com a doença.

Em 1921, um jovem cirurgião, Frederick Banting, e seu assistente Charles Best, trabalhando em Toronto, Canadá, injetaram extrato ativo de pâncreas em cão diabético e observaram queda de glicose no sangue. Em 11 de janeiro de 1922, pela primeira vez em ser humano, foi injetado o mesmo extrato contendo insulina em um menino com diabetes, apresentando 14 anos de idade, Leonard Thompson, conseguindo controlar a glicemia, mantendo sua vida por anos. Identificaram, assim, a insulina (termo derivado do latim *insula* que significa ilha).

A partir de 1950 iniciaram-se grandes e rápidos avanços. Frederick Sanger decifrou a estrutura molecular da insulina. Entre 1950 e 1960 surgiram as sulfoniluréias e em 1960 obteve-se a síntese completa da insulina.

Nos últimos anos, iniciou-se a extração de contaminantes de insulina durante o processo de fabricação e obteve-se a insulina monocomponente, mais pura.

Posteriormente, através da modificação de um só aminoácido da insulina de porco, conseguiu-se a insulina humana semi-sintética.

Com o desenvolvimento da bioengenharia genética, conseguiu-se, através da técnica de DNA recombinante, obter-se insulina fabricada por bactérias e leveduras. *É a insulina altamente purificada, denominada humana sintética ou simplesmente humana, idêntica à produzida pelo homem.*

Em 2001 teve início o transplante de ilhotas pancreáticas e células tronco. Nos últimos 5 anos, através de modificações em aminoácidos das cadeias da insulina obteve-se vários análogos da insulina humana, com características peculiares e de grande utilidade clínica. Assim, também através da técnica de DNA recombinante, modificando-se a posição de dois aminoácidos (lisina e prolina) e substituindo-se a prolina pelo ácido aspártico na posição 28 da cadeia B da insulina humana, obteve-se a lispro e asparte, respectivamente e, mais recentemente, substituindo-se os aminoácidos asparagina por lisina na posição B3 e lisina por ácido glutâmico na posição B29, obteve-se a glulisina, todas com ação ultra-rápida e mais semelhante à insulina produzida pelo pâncreas.

Em 2003, foi lançada no Brasil a insulina glargina com ação prolongada e sem picos de ação, obtida com DNA recombinante, trocando-se a asparagina na posição 21 da cadeia A por outro aminoácido, a glicina, e adicionando-se duas argininas na extremidade da cadeia B.

Logo após, outra insulina foi lançada no Brasil, a insulina detemir, análogo obtido pela acilação de um ácido graxo alifático ao aminoácido lisina na posição B29 da insulina e removendo a treonina da posição B30 conferindo ação prolongada, com a característica de ter uma ligação reversível (98%) com a albumina do sangue, liberando a insulina (fração livre) gradualmente.

O melhor conhecimento dos fatores desencadeantes de diabetes do adulto (tipo 2), bem como a confirmação da importância da resistência periférica à insulina no aparecimento clínico do diabetes e, a comprovação da participação dos hormônios intestinais (GLP-1 e GIP) na produção de insulina pelo pâncreas e outras ações benéficas fez com que os medicamentos de uso oral fossem mais bem estudados como a metformina, as glitazonas, acarbose e as glinidas ou novas drogas surgissem como o análogo da GLP-1 (exanatida) e as gliptinas. A metformina atua na liberação de glicose pelo fígado no período noturno e na melhora da ação de insulina, as glitazonas atuam na melhora da ação de insulina, a acarbose em reduzir a digestão do amido e conseqüente absorção de açúcar pelo intestino, as glinidas em reduzir os picos glicêmicos pós-prandiais e as gliptinas inibindo o DPP-4, enzima que destroi o GLP-1 produzido normalmente pelo intestino após a alimentação, reduzindo a liberação do glucagon pós-alimentar e simultaneamente estimulando a produção de insulina.

O *diabetes mellitus* distribui-se por quase todos os países do mundo. Do total de casos de diabetes, 90% são do tipo 2, 5 a 10% são do tipo 1 e 2% do tipo secundário ou associados a outras moléstias. Sua prevalência (número de casos existentes em determinada população), no entanto, é variável. Nos Estados Unidos, por exemplo, ele atinge 5% da população e o seu número aumenta em 6% ao ano, isto é, a cada 15 anos o número de portadores de diabetes dobra.

No Brasil, foi estimada a prevalência (casos existentes) de diabetes em 7,4% e de 6,7% com tolerância à glicose oral diminuída na população entre 30 e 64 anos – quase a metade não sabe ser portadora. A incidência (risco médio de adquirir a doença) é a mesma em homens e mulheres. Das pessoas entre 50 e 59 anos, 12,7% são portadoras de diabetes e, 9,8% apresentam tolerância à glicose oral diminuída, naquelas entre 60 e 69 anos, 17,4% são portadoras de diabetes e, 11,2% apresentam tolerância à glicose oral diminuída e essa percentagem de portadores de diabetes se eleva a 26% em idosos com idade próxima a 85 anos. Somos aproximadamente 5 a 8 milhões de portadores de diabetes e, o mesmo número de pessoas com tolerância à glicose oral diminuída.

Percebe-se, assim, que se trata de assunto de destaque na atualidade por ser considerado um dos problemas mais importantes de saúde pública.

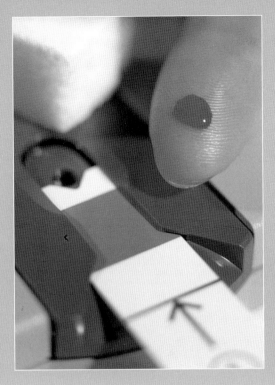

1
Diabetes
Conceito e Classificação

Pâncreas e insulina
O que acontece com uma pessoa portadora de diabetes?
Diagnóstico do diabetes
    Glicemia em jejum
    Teste de tolerância à glicose oral (GTT oral) – curva glicêmica
    Glicemias realizadas a qualquer hora do dia sem estar em jejum
Tipos de diabetes mais freqüentes
    Algumas diferenças entre diabetes tipo 1 e tipo 2
    Algumas diferenças entre os tipos de diabetes na infância e
        na adolescência
    Outros tipos de diabetes (para efeito didático)
Fatores que precipitam o aparecimento do diabetes
Fatores de risco para o aparecimento de diabetes tipo 1
Proposta de eventos que causam o aparecimento de diabetes tipo 2
Algumas estratégias de prevenção que deverão ser observadas e/ou
    seguidas em pacientes com risco de desenvolver diabetes tipo 2
Fatores de risco para o aparecimento de diabetes tipo 2

A palavra diabetes significa sifão ou *passar através de*.

Esse é o nome com que os antigos gregos designavam indivíduos que se distinguiam por eliminar grandes quantidades de urina, como se a água ingerida passasse por seus corpos, sem se deter.

Diabetes mellitus ou *diabetes açucarado* ou *diabetes sacarino* compreende um grupo heterogêneo de causas e manifestações clínicas, tendo como denominador comum o aumento de glicose, um tipo de açúcar no sangue decorrente, na maioria das vezes, de produção diminuída ou alterada de insulina pelo pâncreas e/ou alterações na ação da insulina (fígado, músculos e tecido adiposo), ocasionando modificações no metabolismo de proteínas, gorduras, sais minerais e, principalmente, glicose.

Há outro tipo de diabetes, menos freqüente, denominado *diabetes insípido*, doença do hipotálamo (região do cérebro), com deficiência de hormônio antidiurético, que causa grande perda de urina e muita sede, porém sem alteração do metabolismo da glicose (glicemia normal e glicosúria negativa).

Existe, ainda, apesar de doença rara, a *glicosúria renal*, caracterizada por perda de glicose associada ou não a outras substâncias na urina, com glicemia sempre normal. Nesses casos, os túbulos renais, encarregados de reabsorver várias substâncias filtradas pelo rim, apresentam alguma alteração.

Pâncreas e insulina

O pâncreas é um órgão localizado na cavidade abdominal, atrás do estômago, constituído, além do tecido de sustentação, de:
1. Ihotas celulares que produzem hormônios (insulina e glucagon) que atuam no metabolismo de hidratos de carbono (açúcares), proteínas e gorduras.
2. Formações glandulares (ácinos e dutos) relacionadas à produção de enzimas destinadas à digestão de hidratos de carbono, proteínas e gorduras.

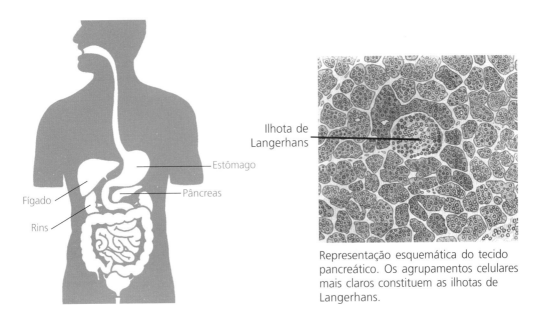

Representação esquemática do tecido pancreático. Os agrupamentos celulares mais claros constituem as ilhotas de Langerhans.

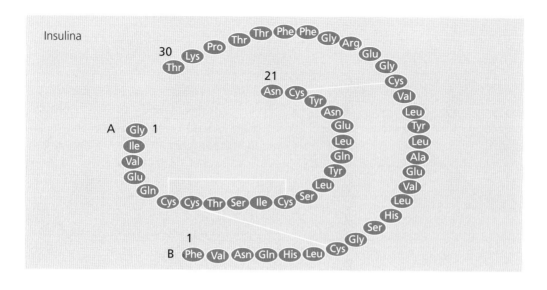

A insulina é um hormônio protéico, constituído por 51 aminoácidos, distribuídos em duas cadeias A e B, unidas entre si por duas pontes sulfidrílicas, que tem como função principal (embora não única) a manutenção da glicemia dentro dos limites normais.

As células beta produtoras de insulina possuem em estoque 11.600 grânulos de insulina, considerados como reserva. Destes apenas 1.300 são considerados "disponíveis" para liberar a insulina. Quando necessário, o pâncreas libera insulina contida em somente 50 a 100 grânulos em resposta à qualidade e à quantidade dos alimentos ingeridos. A glicose é a principal substância de que o corpo dispõe para a geração de energia. O sistema nervoso, os glóbulos vermelhos e as células do rim não necessitam de insulina para facilitar a entrada de glicose em suas células.

As principais funções da insulina são:
1. Impedir que a glicose no sangue (glicemia) ultrapasse 160 a 180mg/dl após a alimentação.
2. Armazenar glicose no fígado e músculos na forma de glicogênio (reserva de glicose). Desse modo, nos períodos interalimentares prolongados e durante os exercícios físicos, o glicogênio (reserva de glicose) poderá ser utilizado como fonte de glicose.
3. Intervir decisivamente na fabricação de tecido gorduroso (reserva de energia).
4. Participar de modo importante no crescimento ósseo, muscular e de vários órgãos.

Mecanismo de ação da insulina nas células

A insulina, hormônio produzido pelas células beta do pâncreas, tem como função primordial transportar a glicose para o interior das células. Para que isso ocorra, é necessário que a insulina se ligue a receptores específicos na superfície da célula, que desencadeia uma cascata de eventos intracelulares, culminando com o movimento da proteína GLUT4 (proteína transportadora de glicose) de sua posição intracelular para a superfície da célula onde se liga à glicose e a transporta para dentro das células. É como se a GLUT4 fosse buscar a glicose na superfície da célula e levá-la para dentro dela. As alterações ou falhas desse transporte têm como conseqüência o aumento de glicose no sangue.

O que acontece com uma pessoa portadora de diabetes?

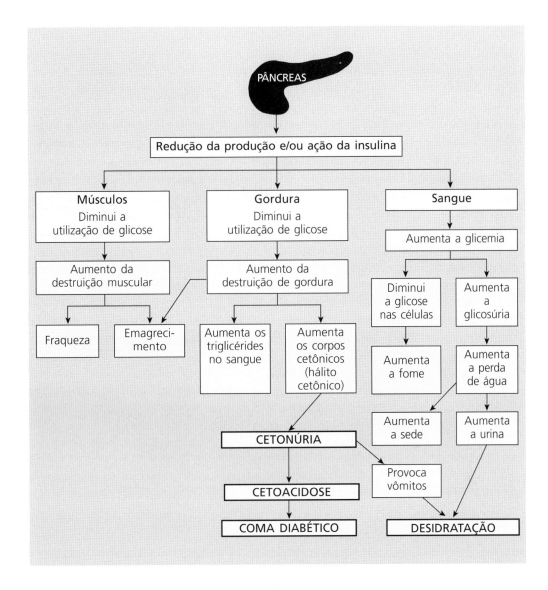

- Na maioria dos portadores de diabetes tipo 1 e em poucos portadores de diabetes tipo 2 (veja Tipos de diabetes mais freqüentes, pág. 8), há diminuição absoluta ou relativa na produção de insulina. Na maioria dos portadores de diabetes tipo 2 (geralmente obesos), a insulina no sangue geralmente está aumentada, porém há redução de sua atividade nos tecidos, constituindo o que se denomina resistência periférica à ação da insulina (veja Obesidade e diabetes, pág. 150).
- A glicose no sangue (glicemia) está elevada já em jejum e pode subir após alimentação (hiperglicemia pós-prandial) a tal ponto que, quando ultrapassa 160 a 180mg/dl, é eliminada pela urina (glicosúria = urina doce). Esta, em contato com os genitais, causa coceira (prurido) – primeiro sintoma de diabetes em alguns casos – e secreção branco-leitosa (geralmente infecção por fungos).
- A glicosúria "arrasta" mais água, aumentando o volume de urina (poliúria).

A pessoa urina mais vezes, em grande quantidade, e a urina eliminada torna-se bem mais clara. Esse fato causa aumento do número de micções noturnas (nictúria), podendo constituir o primeiro sintoma observado por alguns pacientes. Em crianças, pode chamar a atenção dos familiares o fato de elas passarem a urinar à noite, na cama.

- A poliúria ocasiona perda de água corpórea (desidratação), aumenta a sede, com o objetivo de repor a água perdida, e o indivíduo passa a ingerir mais líquidos (polidipsia).

- Apesar da hiperglicemia, existe uma diminuição relativa ou absoluta de glicose dentro das células, provocando a sensação de fome e grande ingestão de alimentos (polifagia).

- A despeito da falta de glicose dentro das células, o fornecimento de energia tem que continuar, e para tal o corpo inicia a utilização (catabolismo) de proteínas (massa muscular) e tecido adiposo (gordura). O consumo de proteínas ocasiona fraqueza muscular, que pode ser extrema, chegando a impedir que o paciente ande ou se levante da posição sentada. A utilização persistente de gordura corporal leva ao emagrecimento. Em crianças e jovens, principalmente, a contínua e progressiva degradação de gorduras provoca o aparecimento do quadro clínico denominado cetoacidose diabética (veja pág. 122), caracterizado pela presença de corpos cetônicos no sangue e na urina, náuseas, vômitos (agravam a desidratação) e hálito de acetona ou de maçã "passada". A persistência desse estado, quando não tratado adequadamente, pode culminar em coma cetoacidótico (coma diabético).

- A hiperglicemia persistente pode causar sonolência, cãibras, turvação de visão e outras alterações que serão abordadas adiante (veja Hiperglicemia, pág. 113, e Hiperglicemia e glicotoxicidade, pág. 144).

Diagnóstico do diabetes

O diagnóstico do diabetes em pessoas com sintomas como poliúria, polidipsia, polifagia, nictúria, emagrecimento etc., associados a uma dosagem de glicose no sangue elevada, não apresenta dificuldade, pois são característicos dessa condição. Quando, porém, a pessoa não apresenta sintomas clínicos evidentes e existe a suspeita de diabetes, faz-se necessária uma investigação laboratorial para confirmação da doença.

☞ GLICEMIA EM JEJUM

(Segundo critério da Associação Americana de Diabetes – ADA)

Valores normais: até 100mg/dl.

Glicemia de jejum alterada: de 100 a 125mg/dl em duas ocasiões distintas (ou seja, dois exames em dias diferentes).

Observação: nesses casos para confirmação de diabetes recomenda-se teste de tolerância à glicose oral.

Portadores de diabetes: iguais ou maiores que 126mg/dl em duas ocasiões distintas (ou seja, dois exames em dias diferentes).

☛ TESTE DE TOLERÂNCIA À GLICOSE ORAL (GTT ORAL) – CURVA GLICÊMICA

Método: paciente em jejum, após coleta de amostra de sangue para determinação da glicemia, ingere uma solução contendo 1,75g de glicose por kg de peso, ou até o máximo de 75g de glicose. Colhem-se então outras amostras de sangue 2 horas após ingestão dessa solução para determinação da glicemia.

Normais: valores até 140mg/dl, 2 horas após a ingestão de glicose.

Tolerância à glicose diminuída: glicemia entre 140mg/dl e 200mg/dl, 2 horas após a ingestão de glicose.

Pré-diabetes

O termo pré-diabetes, denominação muito empregada no passado, está novamente sendo utilizado após aprovação recente pela Associação Americana de Diabetes (ADA) e pelo Instituto Nacional de Diabetes, Doenças Digestivas e Renais (órgão do Instituto Nacional de Saúde Americano – NIH). Assim, são considerados portadores de pré-diabetes:

- Quando a glicemia de jejum está alterada: de 100 a 125mg/dl em duas ocasiões distintas (ou seja, dois exames em dias diferentes).
- Quando há tolerância à glicose diminuída: glicemia entre 140 e 200mg/dl, 2 horas após a ingestão de glicose.

Diabetes mellitus

(Segundo critério da ADA)

Glicemia: 2 horas após ingestão igual ou maior que 200mg/dl.

Resumindo, podemos informar que, 2 horas após ingestão de 75g de glicose, as pessoas normais têm glicemia inferior a 140mg/dl, os portadores de diabetes têm glicemia igual ou superior a 200mg/dl e aqueles com tolerância à glicose diminuída têm valores entre 140 e 200mg/dl.

☛ GLICEMIAS REALIZADAS A QUALQUER HORA DO DIA SEM ESTAR EM JEJUM

Podem ser realizadas em qualquer pessoa, principalmente naquelas com fatores de risco para diabetes. São feitas em laboratórios ou com glicosímetros.

São os testes realizados em campanhas de detecção de diabetes na população.

Os resultados e as condutas a serem tomadas estão citados abaixo:

Valores da glicemia em mg/dl	Diagnóstico sempre a ser confirmado pelo clínico	Conduta
Até 140	Sem alteração	Nenhuma
De 140 a 200	Suspeita de diabetes	Fazer curva glicêmica
Acima de 200	Presença de diabetes	Providenciar tratamento clínico

Tipos de diabetes mais freqüentes

1. **Tipo 1**: chamado anteriormente diabetes infanto-juvenil, instável ou insulino-dependente (IDDM – sigla americana). Ocorre em crianças e jovens (5 a 10% dos portadores de diabetes). Denomina-se diabetes tipo 1A (auto-imune) quando há anticorpos anticélulas beta-pancreáticas e tipo 1B (idiopático) quando inexiste estes anticorpos ou evidência de qualquer outra causa. Em 8% das pessoas adultas com diabetes recém-diagnosticadas entre 30 e 74 anos apresentam uma forma auto-imune lentamente progressiva denominada diabetes latente auto-imune do adulto (LADA), podendo estar associadas a outras doenças auto-imunes como a doença de Graves, tireoidite de Hashimoto, doença de Addison, vitiligo, doença celíaca, entre outras (Tabela 1).

2. **Tipo 2**: chamado anteriormente diabetes do adulto ou da maturidade, estável ou não-insulino-dependente (NIDDM – sigla americana). Ocorre principalmente em adultos e particularmente nos obesos (Tabela 1).

   Além dos subtipos obeso e não-obeso, existe outro pouco freqüente, denominado *tipo MODY* ("Maturity Onset Diabetes of the Young"), *diabetes tipo adulto no jovem*, que aparece em jovens antes dos 25 anos, com história familiar de três gerações afetadas. É uma forma de diabetes de início insidioso, com hiperglicemia de jejum pouco alterada e apresenta baixa prevalência de complica-

Tabela 1 – Algumas diferenças entre diabetes tipo 1 e tipo 2.

	TIPO 1* infanto-juvenil instável insulino-dependente	TIPO 2* do adulto estável não-insulino-dependente
Idade de aparecimento	Crianças e jovens**	Mais de 40 anos****
Aumento de peso (obesidade)	Raro	Comum
Níveis de insulina	Baixos	Normais ou elevados
Viroses como desencadeantes	Freqüentes	Raras
Anticorpos anticélulas beta-pancreáticas	Freqüentemente presentes	Incomuns
Hereditariedade	Incomum	Freqüente
Tendência à cetoacidose	Freqüente	Rara
Necessidade de insulina	Freqüente	Ao redor de 30%
Resistência periférica à ação da insulina	Incomum	Freqüente
Aumento do glucagon	Absoluto	Relativo
Prevalência (população afetada)	0,1-0,3%	7,4%***
Incidência/100.000 habitantes (novos casos por ano)	0,5 a 35	100 a 150

 * Denominação moderna. Foram mantidas as outras denominações apenas como referência às pessoas ainda não familiarizadas com a atual nomenclatura.
 ** 8% dos adultos maiores de 30 anos – LADA.
 *** População brasileira de 30 a 64 anos.
 **** Nos últimos anos, com o aumento da obesidade infanto-juvenil, têm-se observado a ocorrência de diabetes tipo 2 também em crianças e adolescentes.

ções crônicas, pode ser tratada sem insulina por períodos variáveis de tempo. Admite-se que o defeito principal seja a diminuição da secreção de insulina pelo pâncreas e com defeitos mínimos na ação insulínica. Estima-se que 5% dos portadores de diabetes tipo 2 e 10% dos classificados como tipo 1 sejam dos tipos MODY. Atualmente foram descritos seis tipos de diabetes tipo MODY, conforme o defeito genético (MODY 1, MODY 2, MODY 3, MODY 4, MODY 5 e MODY 6). Os tipos MODY 2 e MODY 3 são os mais freqüentes.

Recentemente, têm-se descrito diabetes tipo 2 em crianças e em adolescentes, geralmente obesos, chegando em alguns países a atingir 8 a 45% nesses grupos etários. À semelhança do diabetes tipo 2 do adulto, podem permanecer com hiperglicemia sem sintomas por anos, portanto, sem diagnóstico. A redução da prática de exercícios físicos e o aumento da ingestão calórica são os prováveis responsáveis pelo crescente aparecimento de diabetes em crianças e adolescentes com antecedentes familiares de diabetes. Além da obesidade, com predominância da distribuição de gordura mais no abdome, têm-se observado, em muitos deles, *acantose nigricans* (alteração escurecida nas dobras da pele conseqüente à resistência periférica à insulina), dislipidemia (aumento de gordura no sangue) e hipertensão arterial (Tabela 2).

Tabela 2 – Algumas diferenças entre os tipos de diabetes na infância e na adolescência.

	TIPO 2* do adulto estável	TIPO 1* infanto-juvenil instável	TIPO MODY**
Idade de início mais freqüente	10 anos Puberdade	5 a 15 anos	Menos de 25 anos
Grupos de risco	Obesos História familiar Afro-americanos Hispânicos Índios americanos	Caucasianos (raça branca)	Caucasianos (raça branca)
Herança	Poligênica familiar	Poligênica	Monogênica autossômica dominante
Anticorpos anticélulas beta-pancreáticas	Ausentes	Freqüentemente presentes	Ausentes
Resistência periférica à ação da insulina	Freqüente	Ausente	Ausente
Redução da produção de insulina	Presente	Presente	Presente
Tendência à cetoacidose	Rara	Freqüente	Pode ocorrer
Necessidade de insulina	Rara	Freqüente	Pode ocorrer
Prevalência de complicações crônicas	Moderada	Alta	Variável
Uso de antidiabéticos orais	Freqüente	Raro	Freqüente

* Denominação moderna. Foram mantidas as outras denominações apenas como referência às pessoas não familiarizadas com a atual nomenclatura.

** Estima-se que 5% de todos portadores de diabetes tipo 2 e 10% dos classificados como tipo 1 sejam dos tipos MODY.

3. **Tolerância à glicose diminuída**: glicemia em jejum normal, porém com valores entre 140 e 200mg/dl duas horas após a ingestão de 75g de glicose. Evoluem para diabetes clínico 1 a 5% por ano. Nesse grupo existe maior prevalência de doenças cardiovasculares.

4. **Diabetes gestacional**: aparece na gravidez, persistindo ou não após o parto (veja Gravidez e diabetes, pág. 189).

Outros tipos de diabetes (para efeito didático)

1. **Diabetes secundário ao aumento da função de glândulas endócrinas**: em determinadas doenças glandulares, quando ocorre aumento da função, a ação da insulina é de alguma maneira dificultada ou prejudicada, aparecendo diabetes em pessoas predispostas. É o que pode ocorrer, por exemplo, com doenças de:
   - Tireóide (hipertireoidismo).
   - Supra-renal (doença de Cushing).
   - Hipófise (acromegalia ou gigantismo).

   Também pode ocorrer na presença de tumores de:
   - Sistema nervoso simpático (feocromocitoma).
   - Células alfa do pâncreas (glucagonoma).

   Após o tratamento dessas doenças, geralmente o diabetes regride.

2. **Diabetes secundário à doença pancreática**: nesse grupo o diabetes ocorre mais freqüentemente naqueles com antecedentes familiares de tipo 2.
   - Retirada cirúrgica de 75% do pâncreas.
   - Pancreatite crônica (inflamação geralmente causada pelo alcoolismo crônico).
   - Destruição pancreática por depósito de ferro, denominado hemocromatose, extremamente rara.

   Nesses casos o diabetes está associado à diarréia com perda de gordura nas fezes, pois o pâncreas, afetado extensamente, também não produz enzimas digestivas suficientes.

3. **Resistência congênita ou adquirida à insulina**: a produção de insulina está aumentada, porém com ação ineficaz, decorrente da diminuição ou defeito de receptores celulares ("encaixes" para insulina), em tecido gorduroso, músculo etc.
   Essas anormalidades, quando congênitas, podem ser por defeito do receptor de insulina ou pela presença de anticorpos anti-receptores.

4. **Diabetes associado a poliendocrinopatias auto-imunes**: casos em que existem anticorpos anticélulas de ilhotas pancreáticas produtoras de insulina (diabetes tipo 1). Destes, 20% apresentam anticorpos contra tireóide e menos freqüentemente anticorpos contra supra-renal, mucosa do estômago, músculo e glândulas salivares, além da ocorrência de vitiligo, alopecia (intensa queda de cabelos), hepatite crônica, candidíase etc.

5. **Diabetes associado à desnutrição e fibrocalculoso:** ocorrem em jovens de países tropicais com baixa ingestão protéica, freqüentemente associados a alimentos que contêm cianetos como, por exemplo, a mandioca amarga. Essa associação pode causar dano pancreático, com destruição de suas ilhotas e diminuição da produção de insulina.

6. **Diabetes relacionado à anormalidade da insulina – insulinopatias:** a produção da insulina está aumentada, porém com alteração de sua estrutura molecular, não sendo assim eficaz. Aplicando-se insulina, controla-se o diabetes.

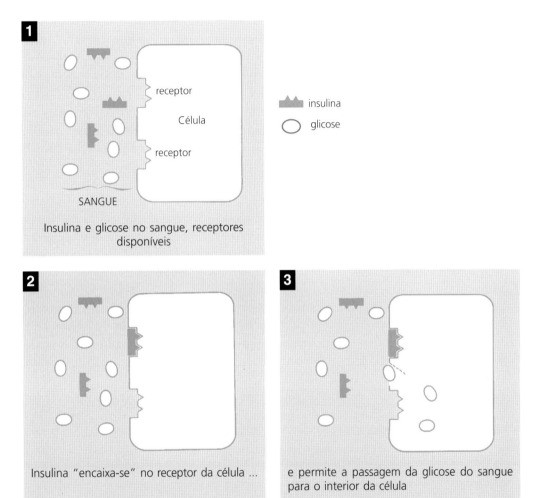

Fatores que precipitam o aparecimento do diabetes

Existem algumas situações que, por atuarem de alguma forma na produção ou na ação da insulina, favorecem, nos indivíduos predispostos, o aparecimento de diabetes. Entre elas destacam-se:
1. Obesidade (aumento do peso).
2. Infecções.

3. Gravidez.
4. Cirurgias.
5. Emoções fortes (traumas emocionais).
6. Estresse.
7. Envelhecimento.
8. Uso de medicamentos diabetogênicos em doses altas e por tempo prolongado: cortisona e derivados, alguns diuréticos, alguns betabloqueadores (Inderal®, Propranolol etc.), entre outros.

Fatores de risco para o aparecimento de diabetes tipo 1

Identificação dos indivíduos que têm risco de aparecimento de diabetes tipo 1 e diagnóstico dos adultos com tipo 1 de início tardio.

1. Investigações, nas últimas décadas, identificaram auto-anticorpos circulantes contra uma variedade de antígenos celulares de ilhotas pancreáticas no soro de portadores de diabetes tipo 1 e em seus parentes de 1º grau (pais, irmãos e filhos).
2. Processo destrutivo auto-imune das células beta-pancreáticas (produtoras de insulina) estende-se por um período longo, não apresentando outros sintomas e com glicemia normal. Quando essa destruição atinge cerca de 90% da massa total das células beta-pancreáticas, ocorre a intolerância à glicose oral e, com o progredir dessa destruição, "aparece" o diabetes como é conhecido, com seus sintomas e sinais clínicos.
3. Entre os vários auto-anticorpos (número superior a 12), quatro deles têm sido dosados no sangue. Os quatro auto-anticorpos mais utilizados até o momento, tanto em pesquisa como na clínica, são: ICA ("Islet Cell Antibody" – anticorpos anticélulas de ilhotas), anticorpos antiinsulina, anticorpos antidecarboxilase do ácido glutâmico (GAD – "Glutamic Acid Decarboxylase"), anticorpos antitirosinas – fosfatases IA2 (ICA-512).
4. A presença simultânea de dois ou três desses auto-anticorpos indica que o processo auto-imune é mais severo e está associado a maior risco de desenvolvimento de diabetes tipo 1 (Tabela 3).

Tabela 3 – Presença de auto-anticorpos contra insulina, GAD e/ou ICA-512 e risco de desenvolvimento de diabetes tipo 1 em parentes de 1º grau de portadores de diabetes tipo 1.

Número de auto-anticorpos presentes	Risco de evolução para o diabetes tipo 1 no período de		
	3 anos	5 anos	10 anos
0	menos de 1%	menos de 1%	menos de 1%
1	8%	15%	23%
2	30%	43%	72%
3	49%	mais de 95%	

Assim, a presença de dois ou três auto-anticorpos em parentes de 1º grau de portadores de diabetes tipo 1 é altamente preditivo para o aparecimento de diabetes tipo 1 clínico, ou seja, com seus sinais e sintomas. Os auto-anticorpos antiinsulina apresentam uma positividade maior nos pacientes cujo diabetes tipo 1 surge antes da puberdade. Os anticorpos contra GAD e ICA-512 podem permanecer positivos por dois anos ou mais após o aparecimento do diabetes clínico. Os anticorpos anti-IA2 (ICA-512) surgem freqüentemente nos meses que antecedem o aparecimento do diabetes tipo 1 clínico.

Observação: o tratamento com insulina, mesmo a humana, induz a formação de anticorpos antiinsulina, razão pela qual, para os fins propostos acima, a presença de auto-anticorpos contra a insulina não deverá ser valorizada após uma ou duas semanas do início de tratamento insulínico.

Proposta de eventos que causam o aparecimento de diabetes tipo 2

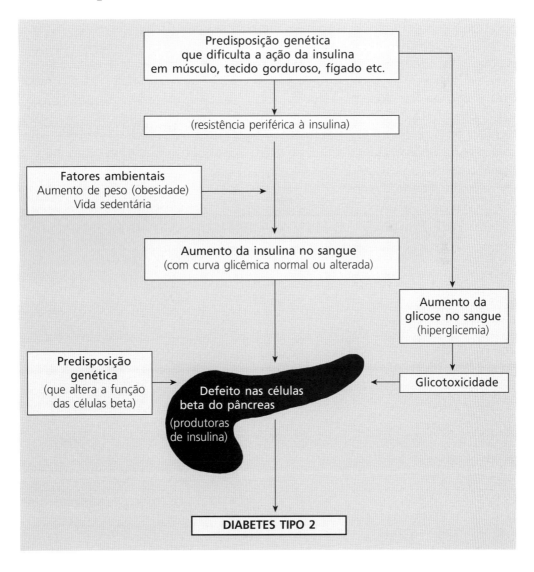

A maioria das pessoas com diabetes tipo 2 pode herdar de seus familiares uma alteração dos receptores ("encaixes") de insulina em músculo, tecido gorduroso, fígado etc., que propicia o aumento de insulina no sangue. No entanto, estudos epidemiológicos indicam que fatores ambientais, como o aumento do peso e o sedentarismo, estariam relacionados a uma redução da sensibilidade periférica à insulina (resistência) que, por sua vez, está associada ao aumento de secreção compensatória de insulina pelo pâncreas. Assim, a pessoa poderá permanecer com aumento de insulina no sangue e ainda com glicose normal em jejum e até mesmo pós-alimentar por período prolongado. Caso esse processo persista, causará redução gradual da capacidade do pâncreas de fabricar insulina. Essa condição é agravada pela falta de exercícios físicos e excesso ou erro alimentar, contribuintes para o aumento do peso corporal (alguns fatores ambientais).

Na fase seguinte, a glicose no sangue começa a aumentar principalmente após a alimentação (hiperglicemia pós-prandial). Inicia-se a glicotoxicidade. Finalmente, a glicose em jejum se eleva e a hiperglicemia mantida pode agravar a glicotoxicidade em todos os tecidos e também nas células que fabricam insulina no pâncreas (veja Hiperglicemia e glicotoxicidade, pág. 144), podendo reduzir a produção de insulina (já alterada geneticamente). Assim, toda essa seqüência termina em glicemia de jejum aumentada, ou seja, "aparece" o diabetes como é conhecido. Outros fatores podem contribuir para o aparecimento de diabetes, como a lipotoxicidade e o depósito de substância amilóide no pâncreas. A lipotoxicidade decorre dos efeitos negativos dos aumentos no sangue das gorduras decorrentes da lipólise aumentada e no período pós-alimentar sobre o músculo, o fígado e o pâncreas. Esses efeitos contribuem para o aumento da glicemia, conforme esquema abaixo:

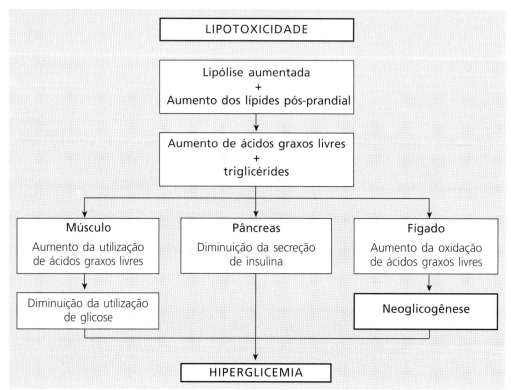

O aumento da destruição de gordura do próprio corpo (lipólise) e o aumento das gorduras no sangue após a alimentação produzem grandes quantidades de ácidos graxos livres e triglicérides no sangue. Estes, no músculo, são mais utilizados que a glicose; no pâncreas, reduzem a secreção de insulina e, no fígado, são mais oxidados. Esses fatos têm como conseqüência respectivamente: no músculo diminui a utilização de glicose, no fígado aumenta a neoglicogênese (glicose produzida a partir de gorduras ou proteínas). Esses dois fatos associados à redução de liberação de insulina promovem a hiperglicemia.

Algumas estratégias de prevenção que deverão ser observadas e/ou seguidas em pacientes com risco de desenvolver diabetes tipo 2

☞ PRINCIPAIS FATORES DE RISCO
- Todos aqueles com parentes portadores de diabetes tipo 2.
- Mulheres que tiveram diabetes gestacional.
- Pessoas com pré-diabetes (veja pág. 7).

☞ POR QUE PREVENIR OU ADIAR O APARECIMENTO DO DIABETES?
A Associação Americana de Diabetes (ADA) desenvolveu um programa de prevenção ou adiamento do aparecimento de diabetes em pessoas com pré-diabetes. Apenas 30 minutos de exercício físico por dia, associado à redução do peso corporal em 5 a 10%, reduz o risco de aparecimento de diabetes em 58%. "É como se estivéssemos atrasando o relógio."

As pessoas com pré-diabetes podem permanecer muitos anos com glicemia de jejum alterada ou com intolerância à glicose oral, sem sintomas de diabetes. Pesquisas recentes mostraram que, durante esse período prolongado que pode chegar a anos, podem ocorrer danos nos vasos arteriais e principalmente no coração (veja Hiperglicemia pós-prandial, pág. 147).

Nos Estados Unidos, 15,6% da população entre 40 e 74 anos têm pré-diabetes, totalizando 16 milhões de pré-diabéticos.

☞ MODIFICAÇÕES DO ESTILO DE VIDA (reduzem a insulina quando aumentada no sangue e melhoram a sua ação)
1. Pessoas magras devem manter seu peso baixo.
2. Reduzir peso em obesos, inclusive em crianças e adolescentes (veja Obesidade e diabetes, pág. 150).
3. Alterar a composição dos alimentos (veja Alimentação, pág. 27).
4. Iniciar e/ou manter atividades físicas e/ou exercícios (veja Atividades e exercícios físicos, pág. 99).

Outros estudos epidemiológicos mostram que a mudança do hábito alimentar, a redução da ingestão calórica, a redução de gorduras saturadas, o aumento do exercício e o aumento de ingestão de fibras têm contribuído significativamente para a redução do aparecimento de diabetes tipo 2, bem como sua redução de risco (Tabela 4).

Sempre sob a orientação do médico clínico, sugere-se a utilização de medicamentos que possam participar no auxílio da perda de peso e/ou na melhora da ação da insulina (ação periférica), no bloqueio da absorção de glicose e de gorduras. Entre eles, destacam-se a metformina, a acarbose e o orlistat. Podem ser utilizados ou associados dependendo do julgamento clínico de cada caso (veja Associação de medicamentos orais, pág. 70).

Tabela 4 – Estudos epidemiológicos na prevenção do diabetes tipo 2.

Estudo	Grupo de estudo	Estratégias	Duração em anos	Redução do aparecimento	Redução do risco de aparecimento de diabetes em
FDPS (Grupo Finlandês de Prevenção de Diabetes)	Sobrepeso e GTT alterado	Perda de peso, redução de gorduras saturadas e aumento de exercício e de fibras	3,2	12%	58%
STOP-NIDDM	Tolerância à glicose diminuída	Acarbose	5	24,8%	25%
DPP Grupo de Pesquisa do Programa de Prevenção de Diabetes (EUA)	Risco de diabetes	1. Perda de 7% do peso + exercícios (150min/sem)	2,8	58%	
		2. Metformina (850mg em duas tomadas)		31%	
Estudo XENDOS – Suécia Xenical® na prevenção de diabetes em pessoas obesas	Obesos com glicemia de jejum normal ou com tolerância diminuída à glicose	Mudança do estilo de vida com Orlistat	4	37%	

Fatores de risco para o aparecimento de diabetes tipo 2

- Pré-diabetes.
- Crianças e adolescentes obesos e sedentários.
- Idade superior a 45 anos.
- História familiar de diabetes – pais, filhos e irmãos.
- Excesso de peso no adulto (IMC maior que $25kg/m^2$, veja pág. 153).
- Sedentarismo.
- HDL-colesterol baixo.
- Triglicérides aumentados.
- Hipertensão arterial de causa ignorada.
- Doença coronariana.
- Diabetes mellitus gestacional prévio.
- Mulheres com filhos com peso elevado ao nascer, abortamento de repetição ou mortalidade perinatal.
- Uso prolongado de medicações que aumentam a glicemia.

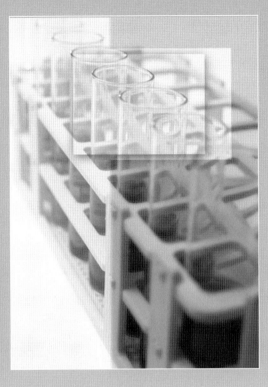

2
Tratamento

Educação
Alimentação
Medicamentos
Exercícios

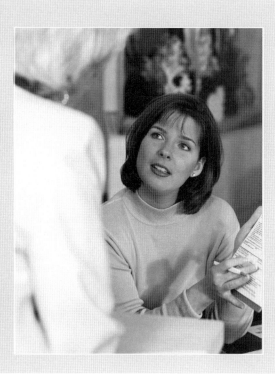

TRATAMENTO

Educação

Educação em portadores de *diabetes mellitus*
Educação em diabetes e a ADIABC (Associação de Diabetes do ABC)

Educação em portadores de *diabetes mellitus*

Arual Augusto Costa

O *diabetes mellitus*, no século XXI, é considerado um dos mais importantes problemas de saúde pública em muitos países, principalmente naqueles em desenvolvimento e/ou industrializados. Esse fato tem merecido uma atenção especial da comunidade médica, dos profissionais de saúde, do governo, da indústria farmacêutica e dos portadores de diabetes.

Atualmente, estima-se, no mundo, 165 milhões de portadores de diabetes tipo 2 e prevê-se que irá a mais de 300 milhões em 2025, considerando, nesse mesmo período, um aumento da população em 11%. Essa verdadeira explosão de casos no mundo, particularmente de diabetes tipo 2, se deve principalmente a mudanças do estilo de vida, urbanização e industrialização, maior expectativa de vida, crescimento de populações mais propensas ao diabetes, alterações demográficas.

O conhecimento adequado do diabetes por todos os envolvidos, profissionais e pacientes, torna-se necessário para a implantação das estratégias de sua prevenção, de suas complicações e de seu tratamento adequado.

A educação em portadores de diabetes é o pilar fundamental para que o tratamento seja eficaz e adequado.

É preciso oferecer às pessoas um programa que as informe e as motive a serem protagonistas de seus tratamentos. A mensagem deve ser de linguagem clara e precisa, com o mínimo de tecnicismos, informações corretas, objetivas e verazes. O educador deve estar motivado e alicerçado em processos pedagógicos adequados. O paciente deve estar psicossocialmente envolvido nos programas para melhorar sua qualidade de vida.

As medidas de prevenção do aparecimento de diabetes em familiares, assim como aquelas em evitar as complicações crônicas, poderão ser praticadas conforme estudos populacionais relatados neste Manual.

No entanto, algumas dificuldades têm-se observado.

Em primeiro lugar, o médico que atende o paciente deveria ter informações sobre todos os aspectos e peculiaridades do diabetes, por se tratar de uma doença crônica e com grande incidência na população.

Em segundo lugar, os pacientes e familiares deveriam ser motivados e instruídos para aceitar as instruções e, o mais difícil, segui-las adequadamente.

Em terceiro lugar, a grande dificuldade imposta pelo nosso sistema de saúde, em que a população geralmente não é atendida adequadamente.

Todos esses fatores acima mencionados refletem-se na adesão do paciente, fator primordial, e agravada pela presença de alterações emocionais, tão freqüente em portadores de doenças crônicas, como ansiedade e principalmente depressão.

Muitos programas de educação continuada em diabetes preconizados por organizações internacionais, apesar do sucesso em seus países de origem, não encontram acolhida no nosso, em decorrência da deficiência do sistema de saúde governamental e privado, dos altos custos do tratamento e da automonitorização, e do baixo poder aquisitivo da maioria da nossa população em virtude das condições socioeconômicas.

Os tabus, a falta de instrução, a falta de motivação na autopreservação, a desinformação da classe médica, as limitações para a prática de caminhadas (insegurança + calçadas e passeios mal conservados e irregulares), a oferta e a propaganda de alimentos industrializados com alto valor calórico, ricos em gorduras saturadas e carboidratos, têm também contribuído para as dificuldades de implantação das estratégias de mudança de estilo de vida, redução do peso, auto-estima e adesão ao tratamento.

No entanto, muitas medidas e programas têm sido implantados. A maioria, por grupos não-governamentais, com eficiência indiscutível, apesar dos poucos recursos disponíveis, em melhorar a vida dos portadores de diabetes e na prevenção de complicações crônicas. Destacamos campanhas de conscientização de detecção precoce de diabetes, mutirões de aferição de pressão arterial (doença silenciosa), mutirões de fundo de olho, cursos, seminários, aulas, encontros, grupos de trabalho, acampamentos, livros, revistas, folhetos, jornais, internet, rádio e televisão.

Todo esse trabalho desinteressado tem como objetivo educar cada vez mais e melhor a nossa população com diabetes, objetivando sempre uma qualidade de vida digna, menor número de complicações, sofrimentos e gastos.

Não têm faltado federações, associações, ligas, programas de assistência, sociedades de amigos, grupos de trabalho, entre outros, que têm se dedicado em estabelecer metas e preceitos básicos na educação em portadores de diabetes.

Em março de 2003, em São Paulo, ocorreu o 1º Curso de Formação de Educadores em Diabetes, sob a orientação e supervisão do Prof. Dr. Adolfo Pérez-Comas, Chairman da Região SACA da International Diabetes Federation (IDF), com a colaboração da SBD, FENAD e ADJ e com o patrocínio da NovoNordisk, tendo formado os primeiros trinta educadores em diabetes. Em julho de 2007, foi fundada a ANBED (Associação Nacional Brasileira de Educadores em Diabetes). Em fevereiro de 2008 teve início o 1º Curso de Pós-graduação *latu sensu* para formação de Educadores em Diabetes, com duração de 1 ano, carga horária de 360 horas, na UNIP (Vergueiro), São Paulo, com a coordenação do Prof. Dr. Fadlo Fraige Filho.

Aceita-se hoje que a pessoa com diabetes necessita de atendimento por uma equipe multidisciplinar e/ou interdisciplinar, em virtude da complexidade inerente da própria doença e dos recentes avanços tecnológicos e terapêuticos. Apesar disso, nos dias atuais, uma grande maioria da população é atendida por clínicos sem nenhuma equipe. Nesses casos salienta-se o importante papel das associações e similares.

Assim, uma equipe multidisciplinar ou interdisciplinar deverá ser constituída pelo menos de médico, enfermeira, nutricionista, psicólogo, pedagogo, professor de educação física, dentista, podólogo, entre outros. Os objetivos básicos incluem educação continuada e ampla em relação a:

- Impacto e efeito psicológico.
- Programa de alimentação.
- Execução de exercícios sem nenhum risco.
- Técnicas de automonitorização.
- Técnicas de auto-aplicação de insulina.
- Cuidados gerais com o corpo, especialmente com os pés.
- Prevenção de complicações agudas e crônicas.

A educação deverá abranger profissionais de saúde motivados, pacientes com disposição de ouvir, vontade de saber e seguir os modelos práticos de ensino/educação.

Cada área é importante.

Cada assunto tem sua importância.

As atitudes, o convívio, o envolvimento, as peculiaridades de cada indivíduo, com suas tendências e limitações, deverão sempre ser respeitados. Dessa forma, os profissionais de saúde deverão adaptar os ensinamentos para maior adesão dos envolvidos.

Apesar dessas recomendações ideais, o que nem sempre se consegue por esse Brasil afora, muito se tem feito em favor dos portadores de diabetes. Pessoas interessadas têm utilizado partes desse programa completo e complexo, merecedoras de elogios e não deverão interromper suas atividades. Devemos utilizar o que temos no momento, em determinado local e situação. Certamente os esforços serão somados.

Temos ciência de que pessoas, mesmo isoladas, têm trabalhado desinteressadamente, apesar das limitações inerentes ao ser humano e ao ambiente em que vivem, beneficiando uma fração significativa da população com diabetes. Esperamos que os portadores de diabetes e seus familiares se voltem mais aos programas educacionais, na sua grande maioria gratuitos.

Qualquer momento é tempo de aprender, de modificar o que se está fazendo, mudar a maneira de ver, observar sob outro ângulo, iniciar uma vigilância mais freqüente, aprender conceitos e cuidados importantes para o bem-estar.

Tudo pode ser mudado, a qualquer tempo, com discernimento.

Não lamente o que não fez. Comece a lamentar o que não irá fazer.

Procure associações, grupos, ligas, entre outras, de seu bairro, de sua cidade ou da cidade mais próxima. Certamente, sempre haverá pessoas dispostas a oferecer e transmitir o que sabem.

Concluindo, a educação de pessoas com diabetes deverá fazer parte do tratamento do diabetes, ou como muitos afirmam: "é o próprio tratamento", pois tratar não significa tomar ou aplicar algum medicamento, fazer uma "dieta", ou alguns exercícios. Tratar é saber como cuidar adequadamente do corpo e da mente, com motivação, através do conhecimento, da informação e do discernimento, objetivando sempre melhor saúde e por mais tempo.

Os envolvidos na importante meta de educar o portador de diabetes e seus familiares exercem uma tarefa dignificante e contribuem indiscutivelmente para o exercício da fraternidade humana.

Educação em diabetes e a ADIABC

Marcio Krakauer

Educar tem um sentido muito amplo. Em diabetes, significa promover mudanças no estilo de vida. Não é apenas receber a informação, mas sim um conjunto de medidas que vão desencadear o impulso de mudança real em uma determinada pessoa.

O processo de educação é lento, gradativo e contínuo, mas com resultados surpreendentes.

O objetivo é tornar o portador de diabetes e seus familiares membros ativos de uma grande equipe e fazê-los assumir novas mudanças de atitude objetivando melhor controle glicêmico e, conseqüentemente, prevenção e/ou retardamento das complicações agudas e crônicas.

Elliot P. Joslin, certamente um dos pioneiros na educação sistemática dos pacientes com diabetes, publicou a 1ª edição de *Diabetic Manual*, em 1916, iniciando, já nessa época, o interesse em fornecer aos portadores de diabetes informações sistemáticas na educação.

No Brasil, vários profissionais iniciaram processos de aulas e cursos para leigos. Destaca-se, na Região do ABC Paulista, o Dr. Arual Augusto Costa, pioneiro desde 1970. Inicialmente na sala de espera do seu consultório, realizava palestras para os portadores de diabetes e seus familiares. Em 1976, o Dr. João Sergio de Almeida Neto aderiu a esse programa e, desde então, multiplicaram-se os locais do curso. Em 1984, a convite do Dr. Ettore de Toledo Sandreschi, levaram essas palestras para a "Casa do Diabético", fundada pelo Lions Clube Santo André-Campestre. Há alguns anos, participo das palestras mensais e, posteriormente, fundamos a ADIABC – Associação de Diabetes do ABC.

Para realizar a árdua tarefa de obter adesão do paciente ao tratamento, é preciso saber educar. Porém, para isso, médicos e profissionais da saúde, envolvidos na equipe multiprofissional, devem conhecer e inteirar-se de todo programa de educação, e sempre trabalhar com os mesmos objetivos, com a "unificação das informações". Cada profissional especialista em determinada área é motivado e estimulado a conhecer e estudar outras especialidades da equipe multidisciplinar para melhor execução do programa educacional. Como dissemos acima, a adesão é fundamental à educação. Aqueles que aderem ao programa de educação, aderem também ao tratamento, melhorando substancialmente sua qualidade de vida. A motivação é a chave da adesão e das mudanças necessárias para a educação.

As Associações de diabetes

Toda doença crônica merece a atenção especial de seus portadores e familiares. Para tanto, é preciso unir forças entre os portadores, familiares, profissionais, interessados, indústrias farmacêuticas e afins, para tornar o tratamento mais ameno, menos doloroso e com mais qualidade.

Nesse sentido são formadas as ASSOCIAÇÕES DE DIABETES. No Brasil existem mais de 300 Associações, filiadas à FENAD – Federação Nacional das Associações de Diabetes.

Dirigida há muitos anos pelo batalhador Prof. Dr. Fadlo Fraige Filho, a FENAD vem desempenhando um papel fundamental na educação dos portadores de diabetes, quer levando projetos ao governo, para serem analisados e aprovados, quer participando de reuniões e decisões do Ministério da Saúde em assuntos relacionados ao diabetes, e também promovendo e facilitando a abertura de novas associações em todo o Brasil. A FENAD, a SBD (Sociedade Brasileira de Diabetes) e a ADJ (Associação de Diabetes Juvenil) são membros da IDF – Federação Internacional de Diabetes, braço da OMS (Organização Mundial de Saúde), representante da maioria das Associações de portadores de diabetes no mundo.

ADIABC – Associação de Diabetes do ABC

Havia uma grande necessidade de criação de uma entidade que trabalhasse com educação na região do ABC. Em 18 de outubro de 1998 foi fundada a ADIABC. Desde logo, formou-se uma equipe multiprofissional composta por médicos, nutricionistas, enfermeiras, dentistas, psicólogos, podólogos, educadores físicos, pedagogas, professores de ioga, de dança e de música. É uma equipe afinada trabalhando "em família" com o objetivo de educar o portador de diabetes e seus familiares.

As atividades são realizadas aos sábados pela manhã, com uma programação muito diversa. Nos primeiros sábados do mês segue o programa original mencionado em A Trajetória em Educação e o *Manual de Diabetes*. Nos segundos sábados do mês dedicado a ioga, ao grupo de apoio aos pais dos portadores de diabetes tipo 1 e ao trabalho lúdico com crianças (dança, música e expressão corporal). Nos demais sábados, atividades educativas nas mais diversas áreas relacionadas ao diabetes e recreativas, como passeios, festas juninas, dia das crianças, festas de fim de ano, entre outras.

Além dessas atividades, ao longo do ano, realizam-se dois tradicionais grandes eventos:

- Congresso para portadores de diabetes e familiares, síntese das atividades semanais, com 2 dias de duração, além de exposição de produtos relacionados ao diabetes;
- Campanha de detecção do diabetes denominada ALERTA D, fazendo parte do DIA MUNDIAL DO DIABETES (14 de novembro), que além de diagnosticar o diabetes na população, promove a avaliação nutricional, podológica, odontológica, oftalmológica e cuidados de enfermagem aos portadores de diabetes.

A ADIABC participa também da LIGA DE DIABETES dos alunos da Faculdade de Medicina do ABC, motivando-lhes, desde cedo, o interesse por essa área.

Na ADIABC procura-se sempre transmitir às pessoas uma mensagem positiva, leve, feliz, de muito otimismo, fazendo com que levem em seus corações a força interior que tanto necessitam para melhorar suas próprias vidas, vivendo mais, melhor e muito, muito mais felizes.

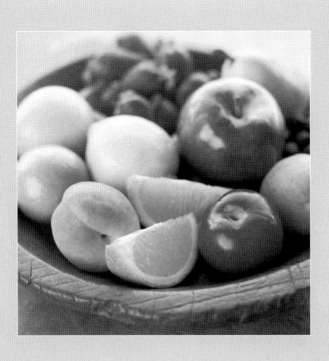

TRATAMENTO

Alimentação

Fundamentos da alimentação · Necessidade calórica · Gasto energético
Funções básicas e fontes dos principais nutrientes
Fibras alimentares e sua importância na alimentação do portador
   de diabetes
Soja
Índice glicêmico
Grupos alimentares – constituição e calorias
Equivalentes alimentares ou de substituição
Conteúdo de colesterol e gordura saturada em alguns alimentos
Pirâmide alimentar
Necessidade calórica basal (sem exercícios físicos adicionais)
Contagem de carboidratos
Edulcorantes (adoçantes)
Considerações finais – o ABC da boa alimentação
Apêncide A – exemplos de cardápios
Apêncide B – como utilizar a soja

Fundamentos da alimentação · Necessidade calórica · Gasto energético

Todas as pessoas, inclusive os portadores de diabetes, para terem uma alimentação adequada (objetivando a boa saúde), deveriam ingerir calorias suficientes para a reposição do gasto diário, bem como os nutrientes básicos e indispensáveis para a manutenção da vida:

- Proteínas – 0,8g por quilo de peso diariamente.
- Hidratos de carbono – no mínimo 100g por dia.
- Gorduras preferencialmente de origem vegetal.
- Sais minerais.
- Vitaminas.
- Água.
- Fibras.

Os assuntos abordados neste capítulo são de interesse de todas as pessoas e não somente dos portadores de diabetes. Estão expostos de maneira objetiva, procurando simplificar e condensar as informações necessárias para a compreensão de assunto tão polêmico e sempre atual.

Funções básicas e fontes dos principais nutrientes

✦ PROTEÍNAS

1. São fundamentais na constituição e construção do ser humano.
2. Formam o arcabouço de todo o corpo (esqueleto, músculo, pele etc.).
3. São constituintes básicos dos órgãos (coração, pulmões, rins, intestino etc.) e do sangue.
4. São essenciais no crescimento.
5. Constituem componente importante do leite materno.
6. Repõem o desgaste natural dos tecidos (perda protéica diária).
7. Formam substâncias capazes de auxiliar o organismo tanto no seu funcionamento como em sua defesa contra as enfermidades (enzimas e anticorpos).

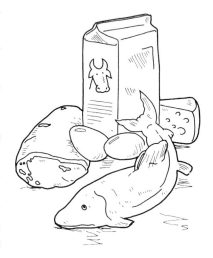

Fontes

Carnes, vísceras, peixes, ovos, leite e derivados (queijos, iogurtes, coalhada etc.). Em quantidades variáveis, cereais e leguminosas (soja, feijão, ervilhas, grão-de-bico, lentilha, milho).

✦ HIDRATOS DE CARBONO OU CARBOIDRATOS (Amido e Açúcares)

Principais fontes de energia, facilmente utilizáveis para as diversas funções orgânicas. Quando em excesso, armazenam-se na forma de gordura, na presença de insulina.

Fontes

Cereais: arroz, milho, trigo, centeio, cevada.

Leguminosas: soja, feijão, lentilha, ervilha, grão-de-bico, milho.

Raízes: batata, mandioca, mandioquinha, cará, inhame.

Açúcares: cana-de-açúcar, açúcar-mascavo, açúcar-demerara, melaço, mel, balas, sorvetes, refrigerantes, chocolates, bolos, pudins etc.

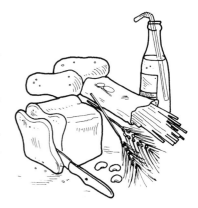

✦ GORDURAS

1. Importantes como invólucro e fator de sustentação de órgãos do corpo.
2. Estendem-se sob a pele, constituindo verdadeira barreira térmica (mantêm o calor).
3. Reserva e fornecimento de energia nos longos períodos sem alimentação.
4. O tecido gorduroso produz hormônios importantes na regulação da ingestão alimentar, balanço energético e regulação do peso corpóreo, como leptina, adiponectina etc.

Fontes

Origem vegetal (devem ser preferidas): azeite de oliva, cremes vegetais (margarina *light*), óleos (soja, girassol, canola, milho, gergelim), abacate, nozes, avelã, castanha-de-caju, amendoim, amêndoas.

Origem animal (devem ser evitadas por serem ricas em colesterol e em gorduras saturadas): manteiga, nata, creme de leite, banha, toucinho, bacon.

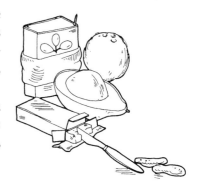

✦ VITAMINAS

1. Regulam o crescimento e o metabolismo.
2. Participam do mecanismo da visão.
3. Fixam cálcio e fósforo nos ossos.
4. Colaboram na formação dos tecidos e na defesa orgânica.
5. Reduzem a formação de radicais livres que promovem o envelhecimento das células.

Fontes

Todas as frutas e hortaliças (legumes e verduras), brotos de soja.

✦ SAIS MINERAIS

Destacamos: cálcio, fósforo, potássio, sódio, ferro, zinco, magnésio etc.

1. São importantes na formação dos tecidos.
2. Atuam no funcionamento das glândulas e músculos.
3. Participam na regulação do ritmo cardíaco e respiratório e na digestão e absorção dos alimentos.

Fontes

Encontrados em quase todos os alimentos de origem animal (leite inclusive) e vegetal (principalmente hortaliças).

Fibras alimentares e sua importância na alimentação do portador de diabetes

Destacamos item especial para as fibras alimentares, dada sua importância na alimentação do portador de diabetes. Veremos, a seguir, as vantagens e as aplicações dessas fibras, bem como o teor destas nos diferentes alimentos.

Fibras alimentares são, na sua grande maioria, constituídas de polissacarídeos (hidratos de carbono complexos) e lignina (parte lenhosa) dos vegetais. Não são digeridas pelas enzimas digestivas e, portanto, são pouco absorvidas. As fibras se classificam em solúveis e insolúveis em água.

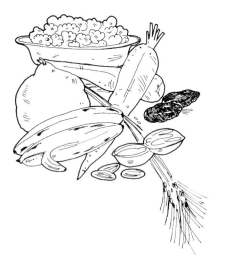

Fibras alimentares	Tipo	Fontes
Solúveis em água	Pectina	Pectina de frutas
	Gomas	Leguminosas, aveia, cevada
Insolúveis em água	Celulose	Trigo
	Hemicelulose	Grãos, hortaliças
	Lignina	Hortaliças

AÇÃO DAS FIBRAS SOLÚVEIS EM ÁGUA

1. Retardam o esvaziamento gástrico.
2. Aumentam o tempo de trânsito intestinal.
3. Tornam mais lenta a absorção de glicose.
4. Retardam a digestão (hidrólise ou quebra) do amido.
5. Reduzem os níveis elevados de colesterol sérico e da fração LDL-colesterol.
6. Melhoram a ação da insulina.

AÇÃO DAS FIBRAS INSOLÚVEIS EM ÁGUA

1. Diminuem o tempo do trânsito intestinal.
2. Aumentam o volume fecal.
3. Tornam mais lenta a absorção de glicose.
4. Retardam a digestão (hidrólise ou quebra) do amido.

Desde logo poderemos observar que tanto as fibras solúveis como as insolúveis na água retardam a absorção de glicose e a hidrólise do amido (encontrado em raízes, tubérculos e cereais). O significado desse fato é muito importante para o portador de diabetes. Esses efeitos resultam em redução da glicemia pós-alimentar, ou seja, reduzem os picos pós-absortivos (aumentos da glicemia após a alimentação), contribuindo para a melhora do controle do diabetes, a diminuição da A1c (hemoglobina glicosilada) e, conseqüentemente, para a redução das complicações relacionadas à elevação da glicemia, principalmente a cardiovascular (veja Glicemia pós-prandial, pág. 147).

Destacam-se a contribuição na redução de colesterol pela ingestão de fibras solúveis e a melhora do funcionamento do intestino pelas fibras insolúveis em água.

Alguns estudos sugerem que há menor incidência de câncer do intestino grosso (cólon) quando há um maior consumo de fibras, ou seja, nos povos em que predomina grande ingestão de fibras alimentares ocorre com menor freqüência esse tipo de câncer.

TEOR DE FIBRAS ALIMENTARES POR 100 GRAMAS DE ALIMENTO

▶ ATÉ 1 GRAMA DE FIBRA POR 100 GRAMAS DE:

Amido de milho	Suco de laranja
Arroz polido cozido	Suco de maçã
Maracujá	Suco de uva
Melancia	Melão
Pepino sem casca	Pimentão cozido

▶ DE 1 A 2 GRAMAS DE FIBRA POR 100 GRAMAS DE:

Abacaxi	Cogumelo cru
Abóbora cozida	Escarola
Abricó fresco	Inhame cozido
Aipo cru	Macarrão cozido
Alface	Mexerica
Alface romana	Morango
Ameixa fresca	Nectarina
Arroz integral cozido	Pão branco
Aspargo cozido	Pão de milho
Batata assada ou cozida	Pêssego sem casca
Cebola cozida	Pimentão cru
Cereja	

TEOR DE FIBRAS ALIMENTARES POR 100 GRAMAS DE ALIMENTO

▶ DE 2 A 3 GRAMAS DE FIBRA POR 100 GRAMAS DE:

Abacate
Abobrinha cozida
Agrião cru
Azeitona verde
Banana
Batata-doce cozida
Beterraba cozida
Brócolis cozido
Cenoura cozida
Cogumelo cozido
Couve cozida
Couve-flor cozida
Erva-doce (funcho)
Ervilha fresca cozida

Espinafre cozido ou cru
Farinha de trigo refinada
Figo fresco
Laranja
Maçã
Manga
Milho verde cozido
Nabo cozido
Pão italiano
Pêra
Pêssego com casca
Repolho cru
Vagem cozida

▶ DE 3 A 4 GRAMAS DE FIBRA POR 100 GRAMAS DE:

Amora fresca
Cebolinha crua
Cenoura crua
Couve-de-bruxelas cozida
Couve crua

Ervilha enlatada
Kiwi fresco
Lentilha cozida
Quiabo cru

▶ DE 4 A 6 GRAMAS DE FIBRA POR 100 GRAMAS DE:

Castanha cozida
Castanha-de-caju torrada
Couve-de-bruxelas crua
Ervilha seca cozida
Farinha de milho amarela

Fubá fino
Grão-de-bico cozido
Noz
Pasta de amendoim
Salsa crua

▶ DE 6 A 8 GRAMAS DE FIBRA POR 100 GRAMAS DE:

Amêndoa
Amendoim
Avelã
Feijão cozido
Feijão branco cozido

Pão de centeio
Pão de farinha integral
Tâmara
Uva-passa branca

▶ DE 8 A 10 GRAMAS DE FIBRA POR 100 GRAMAS DE:

Damasco seco
Farinha de trigo integral
Figo seco

Milho de pipoca estourado
Triguinho partido
Uva-passa preta

TEOR DE FIBRAS ALIMENTARES POR 100 GRAMAS DE ALIMENTO

▶ **MAIS DE 10 GRAMAS DE FIBRA POR 100 GRAMAS DE:**

Alimento	Gramas de fibra
Farelo de trigo não processado	42,4
All Bran® (Kellogg's)	30,8
Farelo de arroz	21,7
Coco fresco	19,0
Coco seco	13,7
Farelo de aveia	15,9
Germe de trigo tostado	12,9
Ameixa-preta seca	11,9
Aveia em flocos	10,9

Observação: conforme estudos realizados, recomenda-se ingestão mínima de 15 gramas por dia de fibras alimentares. Refeições que contenham leguminosas, frutas inteiras, hortaliças cruas e cereais integrais, geralmente, atingem ou ultrapassam essa recomendação, não necessitando suplementar com produtos industrializados.

Soja

Dada a importância que pode assumir na alimentação do portador de diabetes, este item é reservado a essa leguminosa rica em proteína e gordura vegetal. É chamada de "Ouro Alimentar".

A soja, além de ser o alimento vegetal mais completo, perfeito e concentrado que a natureza pôs ao alcance do homem, presta-se a toda sorte de aplicações culinárias. Pode ser utilizada por oferecer maior quantidade de proteínas que carne, ovos e laticínios, além de custar menos e se conservar por longo período sem sofrer alterações.

Composição aproximada de 100g de grãos de soja (crus):

40 a 45g de proteínas;

25 a 30g de gorduras;

18 a 20g de hidratos de carbono;

5g de substâncias minerais;

10g de água.

Uma xícara das de chá de soja cozida contém aproximadamente 260 a 300 calorias e:

25 a 29g de proteínas;

16 a 19g de hidratos de carbono;

12 a 13g de gordura.

É indicada como substituto de proteínas animais com grande vantagem alimentar e econômica.

Cabe lembrar que a soja não contém todos os aminoácidos essenciais (aqueles que nosso corpo não produz), razão pela qual sua ingestão deverá ser complementada com castanha-de-caju ou proteínas animais. Além de conter grande quantidade de proteínas, como foi dito, a soja é rica também em gorduras (óleo de soja) insaturadas, indicadas, em alguns casos, no tratamento do aumento de colesterol. Os grãos de soja contêm, também, potássio, fósforo, enxofre, sódio, cálcio, ferro, vitaminas (A, B1, B2, B6 etc.). O leite de soja contém muito menos cálcio que o leite animal.

A soja também contém isoflavonas que poderão ser úteis no climatério. Para tal fim, recomendam-se 25 a 40g de grãos de soja por dia, desde que o faça por períodos prolongados. Outros estudos demonstraram que a proteína da soja pode reduzir e melhorar a hiperfiltração renal (primeira alteração renal em portadores de diabetes – veja Microalbuminúria pág. 162), quando comparada às proteínas animais, principalmente carne "vermelha".

Em proteínas, 1kg de soja equivale aproximadamente a 2kg de carne bovina ou 11 litros de leite ou 70 ovos.

Pelo fato de a soja não ter sabor próprio, mas ter a propriedade de exacerbar o gosto dos temperos, devemos, em todas as receitas, reduzir a quantidade dos condimentos utilizados.

A SOJA NÃO NECESSITA DE RECEITAS ESPECIAIS.

No Apêndice B, pág. 61, explicamos como utilizá-la.

Índice glicêmico

Como veremos, a necessidade de hidratos de carbono na dieta do portador de diabetes deverá ser em torno de 50 a 60% do total calórico diário calculado.

A absorção dos alimentos contendo hidratos de carbono depende de sua complexidade estrutural, seu teor em fibras, sua apresentação (grãos íntegros, amassados, cozidos, em forma de farinhas, ou liquefeitos – sopas etc.). Isso resulta em graus variáveis de absorção da glicose neles contidos. A absorção alimentar pode ser medida e comparada à da glicose (um tipo de açúcar) pura. Sabemos que a absorção dessa glicose é total (100%) após sua ingestão, elevando-se a um determinado valor no sangue, dependendo da quantidade ingerida. Os alimentos possuem outros hidratos de carbono, geralmente de estrutura complexa, por exemplo amido, que não se comportam como a glicose. Sua absorção depende dos fatores acima mencionados, nunca alcançando 100%. A relação entre a glicose absorvida de determinado alimento isolado e a glicose pura denomina-se índice glicêmico. Vê-se, então, que os alimentos isolados ou associados apresentam diferentes possibilidades de influir sobre a glicemia e que isso pode ser comparado com um valor-padrão, representado pela glicose pura e expresso em percentuais.

Seria interessante anotar que, quando os alimentos ricos em carboidratos são ingeridos com outros alimentos do mesmo grupo ou principalmente de outros grupos como carnes, frutas, vegetais, alimentos gordurosos, certamente terão seus índices glicêmicos diferentes daqueles quando ingeridos isoladamente. Assim, os valores do índice glicêmico se referem tão-somente à ingestão do alimento isolado. Quando ingerido com outros grupos alimentares, o índice glicêmico de uma refeição específica terá valores próprios, contribuindo para a compreensão das elevações das glicemias pós-prandiais, após determinada combinação de diferentes alimentos.

Define-se, então, índice glicêmico como *a relação entre o incremento da glicose sangüínea a partir do alimento testado e o incremento da mesma quantidade de hidrato de carbono na forma de glicose, expresso em porcentagem.*

Quanto maior o teor de fibras do alimento e o retardo do esvaziamento do estômago, menor será a elevação de glicose no sangue após sua ingestão, refletindo-se em menor índice glicêmico. A "pré-digestão dos alimentos", como amassar, triturar, liquefazer, esmagar, ralar e excesso de cozimento, pode facilitar e aumentar a absorção de glicose na dependência de outros alimentos ingeridos na mesma refeição e, conseqüentemente, elevar o índice glicêmico. Deve-se procurar evitar a "pré-digestão dos alimentos".

Assim, o índice glicêmico correlaciona-se com as elevações (picos) de glicose pós-absortivas dos alimentos, refletindo-se no controle do diabetes e é expresso pelos valores da glicemia pós-prandial e/ou pela variação da A1c (hemoglobina glicosilada) (veja pág. 137).

Estudos brasileiros determinaram o índice glicêmico de alguns alimentos (quando ingeridos isolados) da dieta básica da nossa população, conforme podemos observar na Tabela 5. Na literatura estrangeira são descritos índices glicêmicos aproximados de outros alimentos (quando ingeridos isolados) (segundo Jenkins, Tabela 6).

Tabela 5 – Índices glicêmicos de alguns alimentos da dieta básica dos brasileiros.

Alimento	Índice glicêmico (%)
Glicose	100
Arroz branco cozido	24 a 40
Feijão carioquinha cozido	7 a 13
Banana	18 a 32
Mandioca cozida	40 a 64
Arroz mais feijão	28 a 46

Tabela 6 – Índices glicêmicos de alimentos segundo Jenkins.

80-90%	70-79%	60-69%	50-59%
Flocos de milho	Pão integral	Pão branco	Macarrão
Cenoura	Batata	Biscoitos de água	Pipoca
Batata amassada		Bananas-passas	All-Bran®
Maltose		Beterraba	Sacarose
Mel		Farelo de trigo	Batata chips
			Ervilha fresca
			Aveia
			Inhame
40-49%	**30-39%**	**20-29%**	**10-19%**
Espaguete	Maçã	Lentilha	Amendoim
Papa de aveia	Sorvete de creme	Frutose	Soja
Batata-doce	Leite		
Ervilhas secas	Iogurte		
Laranja	Sopa de tomate		
Suco de laranja			

Grupos alimentares – constituição e calorias

(P – proteínas; HC – hidratos de carbono; G – gorduras)

✦ CALORIAS

Caloria (cal) é a unidade de energia mais freqüentemente empregada em biologia, definida como a quantidade de energia na forma de calor necessária para aumentar 1 grau Celsius (de 14,5 a 15,5 graus) a temperatura de 1g de água.

1 quilocaloria (kcal) é igual a 1.000 calorias (cal).

Na prática utiliza-se caloria em vez de quilocaloria, significando numericamente 1.000cal. Assim, todas as vezes que mencionarmos cal (caloria), na realidade estamos nos referindo a kcal (quilocaloria). Todos os alimentos constituídos de proteínas, hidratos de carbono ou gordura, de origem vegetal ou animal, durante sua formação, acumulam energia calórica. Quando são decompostos ou digeridos por nosso corpo, liberam essas calorias acumuladas.

✦ PRODUÇÃO CALÓRICA DOS ALIMENTOS (aproximada)

A produção de calorias varia com a natureza do alimento. Assim:
> 1 grama de proteína produz 4 calorias.
> 1 grama de hidratos de carbono produz 4 calorias.
> 1 grama de gordura produz 9 calorias.

Podemos observar que as gorduras são altamente calóricas, pois produzem mais que o dobro do correspondente em peso de proteínas e hidratos de carbono (açúcares, glicose etc.). Apesar de não ser considerado alimento, 1 grama de álcool produz 7 calorias.

Equivalentes alimentares ou de substituição

Considerações gerais

A alimentação do portador de diabetes tem sofrido inúmeras transformações, tendo-se tentado, até o presente, vários métodos. Ainda hoje, muitos recomendam: "não comer raízes", "arroz branco é prejudicial", "evitar todas as massas", "feijão não pode", e assim por diante. Nos últimos anos, entretanto, conhecimentos mais precisos de nutrição e de métodos laboratoriais têm provado que muitos dos alimentos anteriormente proibidos não são tão prejudiciais, podendo ser ingeridos, facilitando, assim, o cardápio diário do portador de diabetes.

Os portadores de diabetes podem comer qualquer alimento, desde que orientado por nutricionista e/ou clínico, distribuindo-os pelas várias refeições, em quantidades adequadas e suficientes. Não há razão para pôr de lado alguns deles (salvo quando expressamente recomendados pelo clínico), só porque são ricos em hidratos de carbono, ou por qualquer outro motivo (veja Índice glicêmico, pág. 34).

Pode servir-se de todos alimentos utilizados pela família, embora em quantidades diferentes, conforme seu teor em hidratos de carbono, proteínas e gordura.

O portador de diabetes deve aprender a equivalência nutricional entre os vários alimentos do mesmo grupo (veja Tabela 7 – Equivalentes alimentares ou de substituição), para assim não ter que abandonar os alimentos habituais e de fácil aquisição.

Não há alimentos exclusivos para portadores de diabetes.

Concluindo, a sua *dieta*, melhor dizendo, *sua necessidade calórica diária total*, como será exposto logo a seguir, compõe-se não só de pão, batatas, massas, arroz e feijão, mas de todo alimento disponível.

A Tabela 7 ordena os diferentes grupos alimentares de acordo com seu valor nutricional. Assim todos os alimentos de um determinado grupo, nas quantidades mencionadas, apresentam o mesmo número de calorias e aproximadamente o mesmo teor de hidratos de carbono, gorduras e proteínas. Constituem, dessa forma, os equivalentes alimentares ou, como outros preferem, equivalentes de substituição. Assim, por exemplo, 2 colheres das de sopa cheias de arroz cozido poderão ser substituídas por meia xícara das de chá de macarrão cozido, pois pertencem ao mesmo grupo. Outro exemplo: 1 laranja pequena poderá ser substituída por 8 uvas ou por uma fatia pequena de mamão ou por 10 morangos, também por pertencerem ao mesmo grupo alimentar e conterem aproximadamente 40 calorias. O mesmo ocorre com o grupo de carnes, aves, peixes e ovos. Todos os alimentos do mesmo grupo ou do subgrupo, nas quantidades indicadas, contêm a mesma quantidade de calorias e aproximadamente a mesma quantidade de proteínas, hidratos de carbono e gorduras.

✦ SOPAS

As sopas feitas com caldo de carne de boi ou de frango e alimentos dos grupos 1 e 2 (veja Tabela 7), temperados a gosto (com exceção do sal em pacientes hipertensos), são úteis a qualquer tempo e, principalmente, durante o inverno. Podem ser utilizadas como alimento inicial de uma determinada refeição, por conterem poucas calorias, muito teor de fibras, sais minerais, algumas vitaminas, e por saciarem boa parte da fome. Quando adicionados outros alimentos, como por exemplo carnes, frango, arroz, feijão, macarrão, farinhas etc., deve-se fazer o cálculo calórico de acordo com a quantidade utilizada desses alimentos.

Ao ser servida determinada sopa, deve-se, após colocar no prato o caldo e os vegetais (de pouco teor calórico), anotar os alimentos adicionados à sopa, com medidas especificadas nos grupos de carnes e cereais e tubérculos (veja Tabela 7, grupos 3 e 4, respectivamente). Dessa maneira, se servirmos 2 colheres das de sopa de arroz deveremos contar 70 calorias, e 1 porção de frango, 82 calorias. Com outros eventuais alimentos dever-se-á proceder da mesma maneira, consultando a Tabela 7 – Equivalentes alimentares ou de substituição.

A seqüência dos grupos alimentares expostos na Tabela 7 está de acordo com a recomendação de vários diabetologistas. Inicialmente procurar ingerir alimentos dos grupos 1 e 2, crus, cozidos, em salada, a vinagrete, assados ou na forma de sopas, pois reduzem a fome, proporcionam maior ingestão de fibras alimentares e induzem lentamente a uma mudança de hábito, mais saudável. A seguir, procurar comer alimentos do grupo 3 com alimentos do grupo 4. Para sobremesa, dar preferência a frutas frescas, em vez de doces, compotas etc. Com o objetivo de facilitar a compreensão da escolha dos alimentos, modernamente, tem-se utilizado, principalmente por nutricionistas, a Pirâmide Alimentar que exporemos adiante.

Observação: na Tabela 7 usamos medidas caseiras por acharmos mais prático, apesar de menos preciso do que em gramas.

Tabela 7 – Equivalentes alimentares ou de substituição.
PROTEÍNAS (P)   HIDRATOS DE CARBONO (HC)   GORDURAS (G)

ALIMENTOS PERMITIDOS SEM RESTRIÇÕES

Os principais são: água, café e chá sem açúcar, caldo de carne magra, limão, vinagre, alho, canela, baunilha, cominho, louro, orégano, pimenta, sal (portadores de pressão alta deverão evitá-lo).

GRUPO 1

Hortaliças: praticamente sem calorias. Contêm menos de 5g de HC (menos de 20 calorias) em cada 100g. COMER À VONTADE.

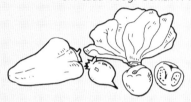

Acelga, agrião, aipo, alcachofra, alface, alho-porro, almeirão, aspargo, caruru, cebolinha, chicória, couve, escarola, espinafre, folhas de beterraba, jiló, maxixe, pepino, pimentão, rabanete, repolho, salsa, salsão, tomate.

GRUPO 2

Hortaliças: uma porção é igual a meia xícara das de chá e equivale a 35 calorias e contém aproximadamente: P = 2g, HC = 7g, G = 0

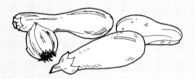

Abobrinha, abóbora, beringela, beterraba, brócolis, cenoura, cebola, chuchu, cogumelos, couve-flor, palmito, nabo, quiabo, vagem.

GRUPO 3

Carnes e ovos: uma porção referida equivale a 82 calorias e contém aproximadamente: P = 7g, HC = 0, G = 6g.

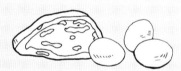

Aves em geral	1 porção pequena
Atum	½ colher das de sopa
Camarão fresco ou seco*	1 pires de chá
Carne de porco sem gordura*	1 fatia pequena
Carne de vaca sem gordura*	1 fatia pequena
Costela sem gordura*	1 fatia pequena
Fígado*	1 fatia pequena
Hambúrguer	1 pequeno (30 a 50g)
Lagosta*	1 porção pequena
Carne de avestruz*	1 fatia
Lingüiça*	1 pequena
Lula*	1 pires de chá
Mariscos limpos*	1 pires de chá
Miolo*	1 porção
Miúdos*	1 porção
Ostras, mexilhão*	5 médios
Ovo*	1 unidade
Peixe fresco ou em conserva	1 porção pequena
Peixe salgado ou hadoque	1 porção pequena
Presunto ou frios*	1 fatia
Sardinha fresca	4 unidades
Sardinha em tomate	2 médias
Salsicha*	1 média
Siri*	1 pires de chá
Vieira*	1 pires de chá

*Veja Conteúdo de colesterol e gorduras saturadas na pág. 45.

As "porções", "fatias" ou "pires de chá", referidas neste grupo alimentar, correspondem aproximadamente de 30 a 50g.

GRUPO 4

Cereais e tubérculos: uma porção referida equivale a 70 calorias e contém aproximadamente: P = 2g, HC = 15g, G = 0

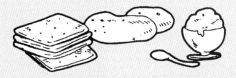

Arroz cozido	2 colheres das de sopa	Macarrão cozido	½ xícara das de chá
Arroz integral cozido	2 colheres das de sopa	Maisena (amido de milho)	2 colheres das de sopa
Aveia crua	2 colheres das de sopa	Mandioca	3 pedaços pequenos
Aveia cozida	4 colheres das de sopa	Pão comum ou torrado	1 fatia
		Pão de centeio ou torrado	1 fatia
Batata	1 média (tamanho de ovo)	Pão de forma ou torrado	1 fatia
		Pão de hambúrguer	½
Biscoito salgado	3 unidades	Pãozinho de padaria	½
Bolacha de água e sal	3 unidades	Pão de glúten ou torrado	1 fatia
Bolacha "cream cracker"	3 unidades	Pão sírio	½ (10cm de diâmetro)
Bolacha Maizena ou Maria	1 unidade		
Cereal em barra	1 unidade	Tapioca	2 colheres das de sopa rasa
Cereal "corn flacks"	1 colher das de sopa cheia	Tremoço	65 gramas
Cereal "sucrilhos"	1 colher das de sopa cheia	Tortilha	1 unidade (15cm de diâmetro)
Farinhas em geral	2 colheres das de sopa	Sagu	2 colheres das de sopa
Fubá	1 colher das de sopa	Sorvete de fruta	1 de palito ou 1 bola

SUBGRUPO 4A

Leguminosas: uma porção referida equivale a 70 calorias e contém aproximadamente: P = 4g, HC = 12g, G = 0,6g.

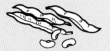

Feijão, ervilha ou lentilha	6 colheres das de sopa
Grão-de-bico	6 colheres das de sopa
Feijão-branco	5 colheres das de sopa
Ervilha fresca	6 colheres das de sopa
Milho	6 colheres das de sopa

SUBGRUPO 4B

Soja: uma porção referida equivale a 150 calorias e contém aproximadamente: P = 15g, HC = 9g, G = 6g.

Soja em grãos crus ou torrados	25g
Soja cozida	½ xícara das de chá
Tofu	90g

(Continua na pág. seguinte.)

Tabela 7 – Equivalentes alimentares ou de substituição (*continuação*).

GRUPO 5

Frutas: uma porção referida equivale a 40 calorias e contém aproximadamente:
HC = 10g, P = 0, G = 0.

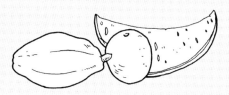

Abacate*	½ pequeno	Melancia	1 fatia pequena
Abacaxi	1 rodela pequena	Melão	1 fatia grande
Ameixa fresca	2 pequenas	Maçã	1 pequena
Ameixa seca	2 pequenas	Mamão	1 fatia pequena
Banana-nanica	1 pequena	Mamão-papaia	½ unidade
Banana-maçã	1 média	Manga	1 pequena
Caqui	1 pequeno	Manga-espada	2 pequenas
Damasco	2 médios	Morango	10 grandes
Figo fresco	1 médio	Pêra	1 pequena
Framboesa	10 unidades	Pêssego	1 médio
Goiaba	1 pequena	Suco de laranja	½ copo de 200ml
Grape-fruit (Toranja)	½ unidade	Tâmara	2 unidades
Jabuticaba	1 pires de chá	Tangerina	2 pequenas
Laranja	1 unidade	Uva natural ou passa	8 unidades
Maracujá	1 médio		

* Fruta oleaginosa rica em gordura monoinsaturada. Também pode conter carboidratos.
 Considerar o dobro do valor calórico deste grupo devido à presença de gordura.

Qualquer fruta, na quantidade referida, acrescida de água e transformada em suco, terá o mesmo conteúdo calórico, desde que não seja adicionado açúcar ou mel.

As frutas secas são desidratadas, isto é, com menos água, porém possuem a mesma quantidade calórica que as correspondentes frescas. Entre elas citamos: banana-passa, uva-passa, ameixa-preta, maçã, pêssego, nêspera, figo etc.

GRUPO 6

Gorduras: uma porção referida equivale a 45 calorias e contém aproximadamente:
P = 0, HC = 0, G = 5g.

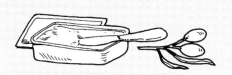

Óleo, azeite, banha*	1 colher das de chá
Manteiga* ou margarina	1 colher das de chá
Margarina *light*	2 colheres das de chá
Creme de leite*	1 colher das de sopa
Bacon*	1 fatia
Azeitona	30g
Toucinho*	1 fatia pequena

*Veja Conteúdo de colesterol e gordura saturada em alguns alimentos na pág. 45.

GRUPO 7

Leite e derivados: uma porção referida equivale a 150 calorias e contém aproximadamente:
P = 8g, HC = 12g, G = 8g.

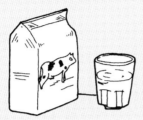

Leite de vaca tipo B* .... 1 copo (250ml)
Leite desnatado (2% de gordura) .... 1 ½ copo (370ml)
Coalhada com soro .... 1 copo (250ml)
Iogurte natural 150g
Iogurte desnatado 200g
Leite integral em pó* .... 3 medidas
Leite de soja .... 1 copo (250ml)

*Veja Conteúdo de colesterol e gordura saturada em alguns alimentos na pág. 45.

SUBGRUPO 7A

Queijos: uma porção referida equivale a 75 calorias e contém aproximadamente:
P = 7g, HC = 0, G = 5g

30 a 50g de qualquer queijo que corresponde a uma fatia pequena
2 fatias pequenas de queijo fresco *light*
1 colher das de sobremesa de requeijão
1 colher das de sopa cheia de requeijão *light*
1 fatia média de ricota (praticamente isenta de gordura animal)

Observação: os queijos tipo Brie, cheddar, provolone, suíço e os pasteurizados apresentam maior quantidade de colesterol, gorduras e sal.

Em virtude de haver, atualmente, inúmeros produtos derivados de leite e produtos e subprodutos de soja, cada qual com conteúdos calóricos próprios, recomendamos que consultem suas embalagens quanto a seu valor calórico total e a seu conteúdo de proteínas, hidratos de carbono e gorduras, para que possam adequá-los na alimentação diária.

✦ Outros alimentos	Quantidade	Calorias
Amêndoas, pistache,	50g ou	320
castanha-de-caju ou castanha-do-pará	7 unidades	45
Bife à milanesa	90	360
Big Mac	1	560
Batatas chips	50g	180
Bolachinhas de queijo	50g	250
Cheeseburger	1	310
Cebolinha em conserva	100g	55
Coxinha, empada ou pastel	1	180
Hambúrguer	1	260
Mac Chicken	1	490
Nuggets	6	290
Pipoca estourada	50g	210
Pinhão cozido	100g	210
Pizza grande	⅛	210
Pizza Hut (PAN) queijo	⅛	246
Pizza Hut (PAN) pepperoni	⅛	270

MANUAL DE DIABETES

✦ Bebidas não-alcoólicas	Volume em ml	Calorias	Hidratos de carbono (HC) em gramas
Refrigerantes			
Guaraná	250	112	28
Coca-Cola	250	120	30
Soda-limonada	250	100	25
Água-tônica	250	80	20
Outros			
Club-soda	250	0	0
Suco de tomate	250	60	15
Refrigerantes *diet* ou *light*	250	menos de 1	0
Refrescos naturais sem açúcar	250	32	8
Água de coco verde	200	40	10

✦ Bebidas alcoólicas	Volume em ml	Calorias	Hidratos de carbono em gramas	Álcool em g
Aguardente (pinga)	50	140	0	20
Cerveja comum	360 (1 lata)	162	16	14
Cerveja sem álcool	360 (1 lata)	84	15	2
Cerveja Malzbier	360 (1 lata)	207	36	9
Champanhe seco	100	81	1	11
Champanhe doce	100	117	10	11
Licores	50	175	17,5	15
Vermute seco	50	55	0,5	7,5
Vermute doce	50	77	6	7,5
Vinho do Porto	50	81	7	7,5
Vinho seco	200	140-210	0	20-30
Vinho Madeira	50	55	1,5	7
Uísque, rum, vodca	50	126-154	0	18-22
Gim, conhaque	50	126-154	0	18-22

✦ Molhos e temperos	1 colher das de sopa rasa de	Calorias
	Catchup	40
	Maionese*	140
	Molho a bolonhesa	90
	Molho de gergelim	170
	Molho inglês	45
	Molho de soja	45
	Molho tártaro	75
	Molho ao vinho	40
	Mostarda	70
	Shoyu	7,5

* Veja Conteúdo de colesterol e gordura saturada em alguns alimentos na pág. 45.

✦ Doces	Medida utilizada	Calorias
Açúcar refinado	1 colher das de sopa	75
Bala	1 unidade	35
Bolo comum	1 fatia media	180
Cereja em calda	2 colheres das de sopa	250
Chantilly caseiro	1 colher das de sopa	230
Chocolate	cada grama	5,5
Chicletes	1 unidade	35
Cocada	1 pequena	290
Doce de goiaba	2 colheres das de sopa	180
Doce de leite	2 colheres das de sopa	290
Doce de pêssego	2 unidades	90
Figo em calda	1 unidade	90
Gelatina dietética	1 taça grande	35
Gelatina Royal	1 taça grande	210
Geléia de damasco (com adoçante)	1 colher das de sopa	50
Geléia de frutas	1 colher das de sopa	100
Geléia de mocotó (dietética)	1 taça	110
Geléia de morango (com adoçante)	1 colher das de sopa	30
Mousse de chocolate	1 taça	372
Nescau®	1 colher das de sopa	70
Ovomaltine®	1 colher das de sopa	70
Pudim de leite	1 porção	300
Torta de maçã	1 fatia média	260
Toddy®	1 colher das de sopa	70
Sorvete de frutas	1 picolé ou bola	70
Sorvete com leite	1 picolé ou bola	180

✦ CONTEÚDO DE COLESTEROL E GORDURA SATURADA EM ALGUNS ALIMENTOS

O colesterol, classificado como um dos lípides, é quimicamente álcool, sólido, absorvido pelo intestino. Constitui a matéria-prima para a elaboração de sais biliares, hormônios esteróides (cortisol, estrógenos, progesterona, testosterona etc.) e é importante componente das membranas celulares.

Gordura saturada é aquela que apresenta ácidos graxos sem duplas ligações entre os átomos de carbono. Ocorre mais no reino animal.

Gordura insaturada é aquela que apresenta ácidos graxos com duplas ligações entre os átomos de carbono. Ocorre mais no reino vegetal.

Quanto maior a ingestão de gordura insaturada, tanto menor o aumento do colesterol no soro. Ao contrário, quanto maior a ingestão de gordura saturada, maior o aumento de colesterol no soro.

Existe a recomendação de se ingerir menos de 300mg de colesterol por dia e menos de 10% das calorias totais diárias sob a forma de gordura saturada.

Na Tabela 8 expomos o teor aproximado de colesterol e de gordura saturada em alguns alimentos. Os óleos vegetais, dependendo de sua origem (soja, milho, girassol, canola, oliva ou gergelim), também apresentam quantidades diferentes de gordura saturada.

A margarina é constituída de gordura vegetal, porém hidrogenada artificialmente (diminui o número de duplas ligações nos ácidos graxos) para melhorar o sabor e solidificar. Isso implica aumento final de gordura saturada. Quanto mais saturada, tanto mais sólida. Assim, as de pote são menos saturadas, e as de tabletes, mais saturadas. O teor de gordura saturada nas margarinas é variável com a marca.

Lançada recentemente no Brasil uma nova margarina com reduzido teor de gorduras e enriquecida com fitosteróis (esteróis vegetais), extraídos de óleo de soja e girassol, que reduzem a absorção de colesterol no intestino delgado e as frações de LDL-colesterol. Possui alto teor de gordura poliinsaturada e, portanto, é mais cremosa.

Ingestão recomendada: 1 colher das de sopa ou 20g por dia espalhada em pão, bolachas ou sobre alimentos quentes.

Nome comercial: Becel pro.activ®.

Os esteróis vegetais (sitosterol, campesterol e estigmasterol) são estruturalmente similares ao colesterol. Sua ingestão diária recomendável é de 200 a 400mg/dia. Geralmente não são absorvidos e "ocupam" o lugar do colesterol nas micelas e este é eliminado nas fezes. Fontes: óleos vegetais, margarina, frutas e vegetais.

Forma simplificada de diminuir substancialmente a ingestão de colesterol e aumentar a proporção de gordura poliinsaturada/saturada (ideal acima de 1)

ALIMENTOS PROIBIDOS	ALIMENTOS PERMITIDOS
• Leite comum, tipo B, tipo A e derivados desses leites: manteiga, creme de leite, queijos cremosos ou amarelos.	• Leite desnatado e derivados: iogurte desnatado, queijo tipo Quark e ricota.
• Gema do ovo.	• Queijo branco com alguma restrição.
• Frios e embutidos: salame, salaminho, presunto, mortadela, patê, salsicha, lingüiça, latarias, carnes embutidas etc.	• Margarinas cremosas e margarina Becel pro.activ®.
• Toucinho, bacon, carne de porco.	• Peixes.
• Óleos saturados: coco, babaçu, dendê.	• Aves (recomenda-se retirar a pele antes do preparo).
• Frutos do mar: ingerir apenas ocasionalmente, pois alguns são ricos em colesterol.	• Frutas.
	• Hortaliças (grupos 1 e 2 da Tabela 7).
	• Cereais: todos os do grupo 4 da Tabela 7.
	• Óleos vegetais: algodão, girassol, milho, canola, oliva, soja etc.
	• Carne sem gordura (retirar toda a gordura antes de preparar para fritar, assar ou cozinhar).

TRATAMENTO · ALIMENTAÇÃO

Tabela 8 – Teor aproximado de colesterol e de gordura saturada em alguns alimentos.

Alimentos	Colesterol em mg/100g de alimento	Gordura saturada em g/100g de alimento
Miolos de boi	2.078	2,9
Rim de boi	393	1,8
Fígado	393	1,1
Peito de frango (com pele)	296	8,2
Gema de ovo (uma)	274	1,7
Manteiga	220	50
Coração de boi	196	1,8
Camarão	196	0,3
Carne de vitela	165	2,5
Lingüiça de porco	156	11,1
Costela de porco	121	11,8
Queijos brie, cheddar, gruyére parmesão, roquefort	107	22
Sardinha em conserva	101	1,6
Lombo de porco	100	3,6
Peru	99	0,8
Pernil de porco	96	3,9
Carne de cordeiro	96	1,6
Sobrecoxa de frango (sem pele)	89	2,5
Bacon	86	17,9
Carne bovina magra	85	3,7
Salame	79	12,5
Salsicha	79	9,3
Peito de frango (sem pele)	79	1,1
Lagosta	71	—
Bacalhau, garoupa, linguado, pescada	57	0,3
Mussarela desengordurada	57	10,4
Presunto magro	54	1,8
Ricota integral	50	8,6
Creme de leite	42	13,3
Sorvete (10% gordura)	40	7
Carne de avestruz	37,8	—
Requeijão cremoso	15	2,9
Arenque	14	2,5
Leite integral (em 100ml)	13	2,1
Iogurte integral	12	2,1
Queijo cotage	6	1
Leite sem gordura (em 100ml)	1 a 2	0,1
Margarina	0	12
Óleo de coco	0	75
Margarina Becel pro.activ ®	0	10
Óleo de soja	0	14
Óleo de milho	0	12
Óleo de algodão	0	16
Óleo de girassol	0	10
Cacau	0	46
Clara de ovo	0	—

Tabela modificada do livro "Colesterol e Aterosclerose", Prof. Dr. Eder C.R. Quintão.

Pirâmide alimentar para o portador de diabetes

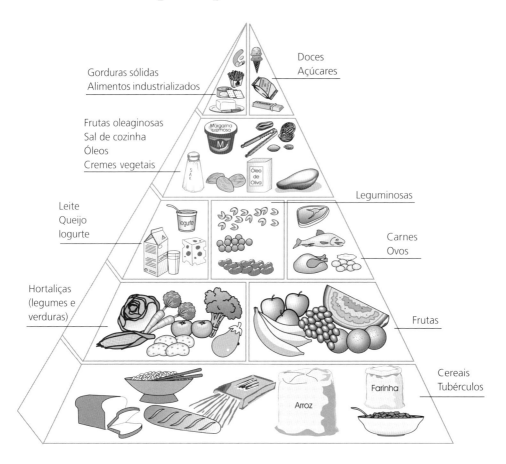

👉 COMPREENDENDO A PIRÂMIDE

A pirâmide alimentar exprime graficamente a qualidade e a quantidade dos diferentes grupos alimentares que deverão ser preferencialmente ingeridos. Por ser um plano saudável, é recomendada para os portadores de diabetes, para os portadores de aumento de colesterol ou triglicérides no sangue e também para qualquer pessoa que deseja alimentar-se saudavelmente.

A base da pirâmide é mais larga e significa que os alimentos aí existentes são os mais benéficos e poderão ser ingeridos em maior quantidade e preferencialmente. À medida que "subimos" para o ápice da pirâmide, os alimentos deverão ser menos ingeridos progressivamente, até o ápice, onde se encontram as gorduras animais, doces e alimentos industrializados que deverão ser evitados.

Assim, em cada nível da pirâmide, encontram-se nutrientes específicos de um ou mais grupos alimentares, que poderão ser substituídos pelos seus equivalentes.

A pirâmide é apresentada em cinco níveis: base ou 1º, 2º, 3º, 4º e topo ou 5º.

Recomenda-se ingerir uma alimentação balanceada seguindo a orientação da pirâmide, pelo menos no café da manhã, no almoço e no jantar.

▶ BASE DA PIRÂMIDE
Cereais e tubérculos

....

Alimentos do grupo 4
Consumo preferencial

Não devem ser excluídos ou restritos na dieta. Os cereais integrais são mais nutritivos do que os refinados.

▶ SEGUNDO NÍVEL
Hortaliças e frutas

....

Alimentos dos grupos 1, 2 e 5
Consumo preferencial

Escolha pelo menos um vegetal amarelo ou verde intenso. São as melhores fontes de vitamina A e flavonóides, que reduzem a formação de radicais livres e participam assim na prevenção de algumas complicações crônicas do diabetes, além de outras ações.

As frutas pertencem a outro grupo alimentar e possuem carboidratos. Recomenda-se consumir pelo menos uma cítrica, por ser fonte de vitamina C e, também, anti-radicais livres. As dessecadas como a uva-passa, a ameixa seca e outras oferecem potássio em maior quantidade.

A coloração vermelha do tomate e da melancia indica a presença de *licopeno,* uma substância importante para prevenção de doenças do coração e tumores.

▶ TERCEIRO NÍVEL
Leite, queijos e iogurte; carnes e ovos; leguminosas

....

Alimentos dos grupos 7, 7A, 3, 4A e 4B
Consumo com poucas restrições

Leite, queijos e iogurte são fontes de proteínas e as melhores fontes de cálcio (importantes para os períodos de crescimento, pós-menopáusico e envelhecimento). Procure optar pelas formas desnatadas ou as *light* (têm menos gordura mas com a mesma quantidade de cálcio).

Carnes e ovos são fontes de proteínas e ferro. Procure consumir carnes magras, frango sem pele e dê preferência aos peixes (veja Restrições aos portadores de colesterol elevado, pág. 166, e de alterações da função renal, pág. 160).

Leguminosas são as principais fontes de **proteínas vegetais** e fibras solúveis. São consideradas como a melhor fonte de fibras para o controle da glicemia e redução do colesterol.

▶ QUARTO NÍVEL
Óleos, cremes vegetais, frutas oleaginosas e sal de cozinha

....

Alimentos dos grupos 4, 6 e outros alimentos
Consumo moderado

Inclua, se possível, o óleo de oliva ou canola na alimentação diária e as frutas oleaginosas, como abacate, amêndoas, castanhas, por conterem **gordura monoinsaturada** que eleva os níveis do bom colesterol (HDL-colesterol), contribuindo na prevenção de doenças coronarianas. Os outros óleos, como soja, milho, girassol, também são importantes nessa prevenção. Os cremes vegetais (margarinas cremosas) devem ser preferidos.

Sal de cozinha deve ser usado com moderação durante o preparo dos alimentos e não adicionado depois de pronto. Evite deixar o saleiro na mesa, e tempere as saladas com temperos frescos, como limão, cebola, alho, orégano etc.

Recomenda-se, como opção, sal *light* que contém menor teor de sódio.

▶ TOPO DA PIRÂMIDE
Doces, gorduras sólidas, alimentos industrializados

....

Alimentos do grupo 6 e doces
Consumo esporádico

O açúcar e os doces podem prejudicar o controle do diabetes se consumidos em excesso e fora do esquema alimentar. **Não os utilize se não estiverem prescritos em sua dieta.**

O excesso de gorduras sólidas na temperatura ambiente e de sódio, presente nos conservantes de alimentos industrializados, colabora no aparecimento de doenças coronarianas.

Evite os alimentos industrializados (latarias, chips, biscoitos, carnes embutidas etc.) e as gorduras que se apresentam sólidas na temperatura ambiente, sejam de origem animal (toucinho, bacon, manteiga) ou vegetal (margarina, gordura hidrogenada, coco, leite de coco).

Necessidade calórica basal (sem exercícios adicionais)

Necessidade calórica basal corresponde ao mínimo de calorias que uma pessoa precisa ingerir durante 24 horas para manter sua atividade biológica normal (sem alterar seu peso).

De acordo com a idade e o sexo, a necessidade calórica varia. Crianças têm que ingerir proporcionalmente mais que adultos, e pessoas idosas progressivamente menos. Em pessoas idosas, no entanto, os alimentos ricos em cálcio deverão até ser aumentados. Observa-se que pessoas idosas tendem a aumentar o peso por ingerirem a mesma quantidade calórica de quando jovens e, paralelamente, diminuírem sua atividade física.

Para cálculo do peso ideal podemos utilizar a Tabela 9 e o índice de massa corpórea (IMC), veja pág. 155.

Tabela 9 – Tabela de referência de peso/altura – para adultos*.

Altura em metros	Homens peso em kg		Mulheres peso em kg	
	Média	Variação aceitável	Média	Variação aceitável
1,45			46	42-53
1,48			46,5	42-54
1,50			47	43-55
1,52			48,5	44-57
1,54			49,5	44-58
1,56			50,4	45-58
1,58	55,8	51-64	51,3	46-59
1,60	57,6	52-65	52,6	48-61
1,62	58,6	53-66	54	49-62
1,64	59,6	54-67	55,4	50-64
1,66	60	55-69	56,8	51-65
1,68	61,7	56-71	56,8	52-66
1,70	63,5	58-73	60	53-67
1,72	65	59-74	61,3	55-69
1,74	66,5	60-75	62,6	56-70
1,76	68	62-77	64	58-72
1,78	69,4	64-79	65,3	59-74
1,80	71	65-80		
1,82	72,6	66-82		
1,84	74,2	67-84		
1,86	75,8	69-86		
1,88	77,6	71-88		
1,90	79,3	73-90		
1,92	81	75-93		

*Adaptado da Tabela da Metropolitan Life Insurance Company.
Peso em trajes caseiros e após 25 anos de idade.

Além da Tabela 9 e do IMC, utiliza-se também o seguinte critério:

Homens: até 1,60m de altura = 58kg. A cada cm de altura superior a 1,60m, acrescentar 0,7kg aos 58kg.

Mulheres: até 1,50m de altura = 47kg. A cada cm de altura superior a 1,50m de altura, acrescentar 0,6kg aos 47kg.

Exemplos utilizando-se o critério acima exposto:

Um homem com 1,70m de altura terá como peso ideal aproximado: 1,70 – 1,60 = 10cm x 0,7 = 7kg + 58kg = 65kg.

Uma mulher com 1,60m de altura terá como peso ideal aproximado: 1,60 – 1,50 = 10cm x 0,6kg = 6kg + 47kg = 53kg.

Cálculo calórico aproximado para as diferentes idades

De 0 a 1 ano 100cal/kg

De 1 a 10 anos ... 90 a 70cal/kg (diminuindo com a idade)

Adolescentes .... 40 a 50cal/kg

Adultos .... Considerar peso referido na Tabela 9 ou no IMC
- Mulheres: peso x 20 a 30cal por kg
- Homens: peso x 30 a 40cal por kg

Outra maneira prática de calcular a necessidade calórica em crianças de 2 a 10 anos: 1.000cal + 100cal por ano de idade.

Uma criança com 8 anos de idade poderá ingerir, sem fazer esportes, 1.000cal mais 8 x 100cal, ou seja, 1.800cal por dia.

Uma mulher com peso ideal de 50kg poderá ingerir, com vida sedentária, 50 x 20cal a 50 x 30cal, totalizando 1.000 a 1.500cal de acordo com sua constituição física e atividade doméstica.

Observação: acrescentam-se no total calculado acima as calorias gastas quando praticar alguma atividade física recreativa, como caminhadas, natação, corrida, tênis, jogos etc. (veja pág. 102).

COMPOSIÇÃO E DISTRIBUIÇÃO DO TOTAL CALÓRICO CALCULADO

O total de calorias encontrado deverá ser distribuído em três refeições principais e em três lanches intermediários nas seguintes proporções:

café da manhã 20%	lanche da manhã 10%
almoço 30%	lanche da tarde 10%
jantar 20%	lanche ao deitar 10%

Exemplo: suponhamos que uma determinada pessoa necessita de 2.000cal por dia. Segundo o critério acima exposto, a divisão calórica das refeições será:

20% no café da manhã 400cal

30% no almoço 600cal

20% no jantar 400cal

10% em cada lanche (200cal x 3) 600cal

Algumas recomendações

1. Utilizar em cada refeição alimentos pertencentes aos diferentes grupos, e não somente a de um grupo determinado (veja no Apêndice A, pág. 55).
2. Procurar não comer somente 2 ou 3 vezes ao dia, como é hábito de nosso povo.
3. Nenhuma fruta faz mal ao diabético. Naturalmente, a ingestão demasiada em uma só refeição poderá causar aumento da glicemia decorrente principalmente da ingestão de outros alimentos ricos em hidratos de carbono, simultaneamente (veja Contagem de carboidratos, pág. 51).
4. Não ingerir menos de 100g de hidratos de carbonos por dia e aproximadamente 0,8g de proteína por kg de peso por dia. No entanto, a quantidade de proteínas poderá ser reduzida a critério do clínico.
5. Utilizar cereais sem triturá-los ou liquefazê-los, isto é, procurar não esmagar ou bater no liquidificador. O esmagamento ou liquefação dos alimentos (por alterar a característica do grão) favorecem a entrada rápida de glicose no sangue no período pós-alimentar, dificultando o controle da glicemia (veja Índice glicêmico, pág. 34).
6. Para as pessoas que utilizam insulina, o fracionamento das refeições deve obedecer a ação e a dose da(s) insulina(s) utilizadas (veja Contagem de carboidratos, pág. 51).

Alguns comentários

A composição da alimentação diária deverá conter aproximadamente (veja no Apêndice – Exemplos de cardápios):

50 a 60% de hidratos de carbono
25 a 30% de gorduras (vegetais de preferência)
10 a 15% de proteínas

A ingestão de vegetais dos grupos 1 e 2, bem como de frutas, além de fornecer vitaminas, sais minerais e fibras, sacia a fome e não altera significativamente a glicose no sangue.

A água de fervura de vegetais é rica em sais minerais, por esse motivo não devemos desprezá-la, e sim utilizá-la em sopas etc.

Pacientes que utilizam insulina, antes de exercícios intensos ou não-habituais, deverão ingerir sucos de frutas ou leite para evitar hipoglicemia (baixa de açúcar no sangue) durante ou logo após os exercícios. Pães, bolachas e alimentos dos grupos carnes e queijos podem reduzir os episódios de hipoglicemia tardia.

As bebidas alcoólicas potencializam (aumentam) a ação da insulina e dos comprimidos antidiabéticos. Podem causar *baixa de açúcar – hipoglicemia* (veja pág. 117). Recomenda-se que, quando utilizadas, sempre esporadicamente, o sejam *durante* as refeições.

Ao dirigir automóveis, alimente-se novamente, caso já tenha decorrido 2 horas ou mais da última ingestão alimentar.

Os portadores de diabetes do tipo 1 e todos aqueles que utilizam insulina não deverão ultrapassar 3 horas sem se alimentar.

Contagem de carboidratos

É mais uma forma de controlar o diabetes por meio da alimentação. É utilizada na Europa desde 1935 e, em nosso meio está sendo utilizada nos últimos cinco anos.

Consiste em contar os hidratos de carbono (HC) ou carboidratos existentes em uma determinada refeição. Essa contagem permite que se calcule com mais precisão a insulina a ser injetada, com o objetivo de evitar as elevações exageradas da glicemia após alimentação.

Os carboidratos, como já dissemos, são os nutrientes que mais elevam a glicemia, sejam eles simples, como os açúcares, frutas e mel, ou complexos, como o amido presente nos cereais, leguminosas e tubérculos. A digestão e a absorção dos carboidratos, apesar de rápidas, podem ser modificadas na dependência da presença de fibras alimentares, teor de gordura e proteínas de uma determinada refeição (veja Fibras alimentares e Índice glicêmico) e de características de cada pessoa.

Assim, o controle da glicemia baseia-se na contagem de carboidratos existentes em uma refeição específica. Os carboidratos provenientes dos alimentos são responsáveis pela maior parte da glicose circulante pós-alimentar. Observamos esse efeito ao medir a glicemia capilar ou venosa 2 horas após a refeição.

A contagem de carboidratos pode ser utilizada por portadores de diabetes tipo 1 ou tipo 2 e, obrigatoriamente, nos usuários de bomba de infusão de insulina. Com a contagem de carboidratos em determinada refeição, pode-se calcular a dose de insulina ultra-rápida ou, quando não disponível, a rápida, que deverá ser administrada antes da refeição. Em outras palavras, quantas gramas de carboidratos são metabolizados por 1 unidade de insulina. Essa relação varia para cada indivíduo (idade, tempo de diabetes, sensibilidade individual à insulina etc.) e depende principalmente do peso e do modo de preparo dos alimentos (veja Índice glicêmico). Pode variar também de acordo com a hora do dia. Deve-se levar em conta a possibilidade de ocorrer coincidências entre os picos de ação das insulinas intermediárias (NPH) e o da insulina de ação ultra-rápida ou rápida a serem administradas antes das refeições.

O esquema abaixo é um dos exemplos que poderá ser seguido. Os clínicos e/ou nutricionistas poderão fazer os ajustes individuais.

Peso em kg	1 unidade de insulina ultra-rápida ou rápida para "x" gramas de carboidratos (HC)
45 a 49	16
49,5 a 58	15
58,5 a 62,5	14
63 a 67	13
67,5 a 76	12
76,5 a 80,5	11
81 a 85	10
85,5 a 89,5	9
90 a 98,5	8
99 a 107,5	7
Mais de 108	6

Este esquema somente poderá ser utilizado se o paciente fizer monitorizações freqüentes (dosagens de glicemia), principalmente pós-prandiais (2 horas após as refeições) para calcular a sua própria relação de 1 unidade de insulina e gramas de carboidratos. Por exemplo, pessoas com 50kg, uma unidade de insulina metaboliza 15 gramas de carboidrato (veja esquema na pág. anterior). Caso a refeição contenha 75g de HC, ele deverá aplicar (75 ÷ 15 = 5) 5 unidades de insulina regular (30 minutos) ou ultra-rápida (5 a 10 minutos) antes dessa refeição. Veja o exemplo abaixo.

Alimentos	Medida caseira	Gramas de carboidrato
Leite	1 copo	12
Pão francês (de padaria)	1 unidade	28
Manteiga	2 colhes das de chá	0
Aveia em flocos	2 colheres das de sopa	20
Banana-nanica	1 média	15
Total		75

De uma maneira mais prática, pode ser utilizada a seguinte relação entre insulina e gramas de carboidratos:

Crianças: 1 unidade de insulina para 15 a 20g de carboidrato.
Adultos: 1 unidade de insulina para 10 a 15g de carboidrato.

Caso ocorram, como dissemos anteriormente, coincidências de picos de ação entre insulina intermediária (NPH) e de ação ultra-rápida ou rápida (veja Tempo de ação das insulinas), pode-se utilizar a seguinte relação:

Crianças: 1 unidade de insulina para 20 a 30g de carboidrato.
Adultos: 1 unidade de insulina para 15 a 25g de carboidrato.

No caso de crianças geralmente abaixo de 6 anos, é aconselhável realizar a contagem de carboidratos após a ingestão completa da refeição, para não correr o risco de administrar-se insulina em dose maior (prevista) do que a quantidade de alimentos realmente ingerida, pois a criança poderá não comer o total planejado. Nesse caso, utiliza-se a insulina ultra-rápida logo após a refeição.

É conveniente lembrar que as gorduras e as proteínas ingeridas também se transformam em glicose, porém lentamente. Aproximadamente 10% das gorduras e 60% das proteínas se convertem em glicose após a digestão. Essa contagem, porém, não deverá ser levada em conta no cálculo da dose da insulina a ser administrada, exceto se forem ingeridas em grande quantidade de uma só vez, o que não é recomendável.

As fibras alimentares também interferem no metabolismo dos carboidratos, diminuindo sua absorção, por isso são úteis (veja Fibras alimentares). Caso a quantidade de fibras ingeridas de uma só vez for maior que 5 gramas, devemos descontar o correspondente em gramas da quantidade total dos carboidratos contados.

Esse é um método que possibilita ao portador de diabetes uma maior flexibilidade na sua alimentação, ou seja, poderá variar a quantidade de hidratos de carbono ingerida e aplicar a insulina correspondente sem alterar substancialmente a glicemia pós-alimentar. Esse método, aparentemente complicado por necessitar de consultas a uma tabela referente à quantidade de carboidratos em determinado tipo de alimento, com o uso contínuo, acaba tornando-se fácil, pela memorização que ele possibilita ao seu usuário. Existem tabelas específicas que indicam a quantidade de carboidratos existentes em cada alimento.

Edulcorantes (adoçantes)

Sabemos que muitos alimentos não necessitam de adoçantes, pois na sua composição já contêm quantidades adequadas de açúcar natural. É o caso das frutas, leite etc. Acreditamos que o portador de diabetes, como qualquer pessoa, poderá criar o hábito de não usar açúcar ou quaisquer adoçantes. No entanto, os adoçantes naturais ou artificiais poderão ser usados pelos portadores de diabetes, no lugar do açúcar comum (veja Tabela 10).

Alimentos dietéticos (*diet* ou *light*)

São alimentos para fins dietéticos específicos, especialmente formulados e/ou produzidos, para que sua composição atenda às necessidades dietoterápicas particulares relativas às exigências físicas, metabólicas, fisiológicas ou patológicas.

Os alimentos *diet* para portadores de diabetes apresentam na sua composição redução ou ausência de açúcar, glicose ou frutose e muitas vezes com redução das calorias totais. Existem produtos que contêm na sua fórmula frutose ou sorbitol, que também são açúcares e contêm calorias (Tabela 10).

Tabela 10 – Alguns tipos de edulcorantes.

Edulcorante	IDA – ingestão diária aceitável[1] mg/kg/dia	Calorias por grama	Poder de adoçar em relação ao açúcar comum
Frutose[2]	30	4	1,8
Aspartame[3]	40 a 50	4	43 a 400
Acesulfame K[4]	15	0	180 a 200
Sucralose[5]	1.500	4	400 a 800
Ciclamato[6]	11	0	30 a 40
Sacarina[6]	2,5	0	200 a 700
Stevia[7]	5,5	0	110 a 300
Sorbitol[8]	30 a 40	2,4	0,5 a 0,7

Observações:

(1) Geralmente a quantidade ingerida por dia de qualquer edulcorante é bem inferior à IDA = ingestão diária aceitável segundo FAO/OMS.

(2) Frutose deve ser evitada em portadores de diabetes mal controlados. Naqueles controlados, não é prejudicial. Pode ser utilizado por mulheres grávidas e crianças. Apresentada em pó isolada (frutose) ou associada ao ciclamato (Frutak®).

(3) Contra-indicado em pacientes portadores de fenilcetonúria. Pode ser utilizado por crianças e mulheres grávidas. Cada pacotinho contém 40mg; cada comprimido, 20mg, e cada 5 gotas, 20mg. Nome comercial Gold®, Finn® etc.

(4) Aspartame + acesulfame é mais estável em água e resiste ao calor, razão por que poderá ser usado no preparo de alimentos quentes, ou os que necessitam de aquecimento, fato que não ocorre com o aspartame isoladamente.

Contra-indicado em pacientes portadores de fenilcetonúria.

(5) A sucralose (nome comercial Linea® – associado ao Acesulfame K) é derivada da sacarose (açúcar comum) por meio de modificação química, resultando em um produto estável, com grande poder adoçante. Não é metabolizada no organismo como o açúcar comum e pode ser utilizada em temperaturas de até 230ºC sem perder suas características. Pode ser usada por crianças, mulheres grávidas e fenilcetonúricos.

(6) Habitualmente no comércio, usa-se associação de ciclamato e sacarina no mesmo produto, na proporção de 2:1 (Assugrin®) ou 1:1 (Doce menor®).

(7) Apresenta sinergia com aspartame, acesulfame K e ciclamato, mas não com sacarina.

(8) Contra-indicado em portadores de neuropatia gastrointestinal.

Os alimentos *light* apresentam redução média de um de seus componentes em 30%. Os alimentos dietéticos para portadores de diabetes apresentam na sua composição hidratos de carbono, proteínas e gorduras, que deverão ser criteriosamente observados, anotados e computados, quando ingeridos, no total calórico calculado. Assim, não poderão ser ingeridos livremente, como muitos pensam.

Considerações finais – o ABC da boa alimentação

- Água de fervura dos vegetais é rica em sais minerais.
- Alimentar-se com alimentos variados.
- Alimentar-se em lugar calmo.
- Aprender a contar os carboidratos da alimentação.
- Beber poucos líquidos durante as refeições.
- Comer pouco por vez e várias vezes por dia.
- Conhecer a pirâmide alimentar.
- Conhecer o valor calórico dos alimentos ingeridos.
- Considerar hortaliças, legumes e verduras na alimentação.
- Contar as calorias dos alimentos *diet* ou *light*.
- Dar preferência a alimentos não-industrializados.
- Dar preferência a queijo branco, ricota e cottage.
- Dar preferência a refrigerantes *diet* ou *light*.
- Dar preferência a carnes brancas.
- Dar preferência a óleos vegetais.
- Evitar alimentos açucarados.
- Evitar ingerir alimentos gordurosos ao deitar.
- Evitar chás caseiros que dizem que "reduzem a glicemia".
- Evitar excesso de sal.
- Evitar gorduras de origem animal.
- Evitar, tanto quanto possível, a pré-digestão dos alimentos.
- Ingerir frutas frescas ou secas.
- Lembrar de acrescentar alimentos com proteína (tipo queijo etc.) no lanche noturno.
- Ler o rótulo de produtos industrializados – informação nutricional.
- Mastigar bem os alimentos.
- Não assistir à televisão ou ler jornais e revistas durante as refeições.
- Não substituir frutas frescas por sucos industrializados.
- No crescimento e no envelhecimento aumentar a quantidade de leite, iogurte, coalhada ou queijos.
- No inverno utilizar sopas de vegetais.
- Procurar ingerir fibras alimentares regularmente.
- Procurar inserir no cardápio alimentos com soja.
- Procurar ingerir peixes três vezes por semana.
- Reduzir os alimentos ricos em colesterol.
- Utilizar adoçantes artificiais.
- Utilizar leite, iogurte e coalhada desnatados.
- Utilizar margarinas cremosas.

TRATAMENTO · ALIMENTAÇÃO

APÊNDICE A

Exemplos de cardápios

Sugestões de distribuição dos alimentos durante as refeições
(Consultar tabela de equivalentes alimentares ou de substituição)

Com o objetivo de facilitar a composição dos alimentos que farão parte do total calórico calculado, respeitando o percentual recomendado de hidratos de carbono (HC), proteínas (P) e gorduras (G), exporemos algumas sugestões de cardápios contendo 1.200, 1.400, 1.800, 2.000 e 2.200 calorias. Esses cardápios são bem gerais. Não representam os alimentos que deverão ser obrigatoriamente ingeridos, mas sim sugestões de como distribuir os alimentos pertencentes aos diferentes grupos. Caberá ao clínico e/ou nutricionista a orientação específica para cada pessoa.

Em cada refeição, como é recomendado, procuramos utilizar alimentos pertencentes a diferentes grupos.

Nas colunas à direita, de substituição ou equivalência, estão anotados quantas porções de alimentos de determinado grupo poderão ser substituídos por outras do mesmo grupo alimentar. Para tal, a pessoa terá que consultar a tabela de equivalência alimentar ou de substituição. Por exemplo, 2 colheres de arroz poderão ser substituídas por 1 porção do grupo 4; isso significa que, se naquela determinada refeição não se quiser comer arroz, poderá utilizar 1 porção de qualquer alimento pertencente a esse grupo 4, ou seja, ½ xícara das de chá de macarrão, 1 fatia de pão etc. Com alimentos pertencentes a outros grupos alimentares poderá proceder-se da mesma maneira.

Com a prática diária, a compreensão dos cardápios (aparentemente difícil no início) tornar-se-á paulatinamente mais fácil como, de resto, acontece em todo empreendimento humano. Não desanime!

Exemplo de cardápio de **1.200 calorias por dia**

		Poderá ser substituído por
Café da manhã	½ copo de leite comum ou ¾ copo de leite desnatado	½ Porção do grupo 7
	1 fatia de pão	1 Porção do grupo 4
	1 fatia de queijo	1 Porção do grupo 3
	1 colher das de chá de margarina	1 Porção do grupo 6
Lanche	1 maçã	1 Porção do grupo 5
Almoço	½ xícara das de chá de couve, beterraba ou cenoura	1 Porção do grupo 2
	½ xícara das de chá de vagem ou chuchu	1 Porção do grupo 2
	2 porções de frango sem pele (100g)	2 Porções do grupo 3
	2 colheres das de sopa de arroz	1 Porção do grupo 4
	1 batata frita cozida ou assada	1 Porção do grupo 4
	1 laranja ou 1 banana	1 Porção do grupo 5
Lanche da tarde	½ iogurte natural	½ Porção do grupo 7
	1 fruta	1 Porção do grupo 5
Jantar	Sopa de caldo de carne ou de frango com ½ xícara das de chá de brócolis e de cenoura	2 Porções do grupo 2
	½ xícara das de chá de macarrão	1 Porção do grupo 4
Lanche da noite	1 fatia de queijo branco	1 Porção do grupo 7A
	1 banana	1 Porção do grupo 5
	¾ de copo de leite desnatado	½ Porção do grupo 7

TRATAMENTO · ALIMENTAÇÃO

Exemplo de cardápio de **1.400 calorias por dia**

		Poderá ser substituído por
Café da manhã	1 copo de leite comum ou	1 Porção do grupo 7
	1 ½ copo de leite desnatado	
	1 fatia de pão	1 Porção do grupo 4
	1 fatia de queijo	1 Porção do grupo 7A
	1 colher das de chá de margarina	1 Porção do grupo 6
	1 fatia de melão	1 Porção do grupo 5
Lanche	1 laranja	1 Porção do grupo 5
Almoço	1 xícara das de chá de beterraba ou cenoura	2 Porções do grupo 2
	1 xícara das de chá de vagem ou chuchu	2 Porções do grupo 2
	1 porção de frango sem pele (50g)	1 Porção do grupo 3
	2 colheres das de sopa de arroz	1 Porção do grupo 4
	6 colheres das de sopa de feijão	1 Porção do grupo 4A
	½ xícara das de chá de soja cozida	1 Porção do grupo 4B
	1 laranja ou 1 banana	1 Porção do grupo 5
Lanche da tarde	8 uvas ou	1 Porção do grupo 5
	duas bolachas	1 Porção do grupo 4
Jantar	1 xícara das de chá de brócolis, ou de cenoura refogada, em sopa ou em salada	2 Porções do grupo 2
	½ xícara das de chá de macarrão	1 Porção do grupo 4
	1 batata	1 Porção do grupo 4
	1 porção de peixe ou 50g de carne ou	1 Porção do grupo 3 ou
	½ xícara das de chá de soja cozida	1 Porção do grupo 4B
	1 laranja	1 Porção do grupo 5
Lanche da noite	1 fatia de pão	1 Porção do grupo 4
	1 colher das de chá de margarina	1 Porção do grupo 6
	¾ de copo de leite desnatado ou	½ Porção do grupo 7
	½ copo de leite comum	

Exemplo de cardápio de **1.800 calorias por dia**

		Poderá ser substituído por
Café da manhã	1 copo de leite comum ou	1 Porção do grupo 7
	1 ½ copo de leite desnatado	
	1 fatia de pão	1 Porção do grupo 4
	1 fatia de queijo	1 Porção do grupo 7A
	1 colher das de chá de margarina	1 Porção do grupo 6
	1 copo de suco de laranja	2 Porções do grupo 5
Lanche	2 laranjas	2 Porções do grupo 5
Almoço	1 xícara das de chá de brócolis, beterraba ou cenoura	2 Porções do grupo 2
	½ xícara das de chá de vagem ou chuchu	1 Porção do grupo 2
	2 porções de frango sem pele (100g)	2 Porções do grupo 3
	2 colheres das de sopa de arroz	1 Porção do grupo 4
	6 colheres das de sopa de feijão	1 Porção do grupo 4A
	½ xícara das de chá de soja cozida	1 Porção do grupo 4B
	1 laranja ou 1 banana	1 Porção do grupo 5
Lanche da tarde	10 morangos ou	1 Porção do grupo 5
	3 bolachas	1 Porção do grupo 4
Jantar	1 e ½ xícaras das de chá de brócolis, abobrinha e vagem	3 Porções do grupo 2
	1 xícara das de chá de macarrão	1 Porção do grupo 4
	1 batata	1 Porção do grupo 4
	50g peixe, carne, frango ou	1 Porção do grupo 3 ou
	½ xícara das de chá de soja cozida	1 Porção do grupo 4B
	1 laranja	1 Porção do grupo 5
Lanche da noite	1 fatia de queijo	1 Porção do grupo 7A
	1 colher das de chá de margarina	1 Porção do grupo 6
	1 ½ copo de leite desnatado ou 1 copo de leite comum	1 Porção do grupo 7

Exemplo de cardápio de **2.000 calorias por dia**

Poderá ser substituído por

Café da manhã
1 copo de leite comum ou .... 1 Porção do grupo 7
1 ½ copo de leite desnatado
1 fatia de pão .... 1 Porção do grupo 4
1 fatia de queijo.................................... 1 Porção do grupo 7A
1 colher das de chá de margarina .... 1 Porção do grupo 6
1 fatia de mamão .... 1 Porção do grupo 5

Lanche
2 laranjas .... 2 Porções do grupo 5

Almoço
1 xícara das de chá de brócolis, ... 2 Porções do grupo 2
beterraba ou cenoura
½ xícara das de chá de vagem
ou chuchu .... 1 Porção do grupo 2
½ xícara das de chá de palmito .... 1 Porção do grupo 2
2 porções de frango sem pele (100g)..... 2 Porções do grupo 3
4 colheres das de sopa de arroz .... 2 Porções do grupo 4
6 colheres das de sopa de feijão .... 1 Porção do grupo 4A
½ xícara das de chá de soja cozida .... 1 Porção do grupo 4B
1 colher das de chá de óleo vegetal ou .. 1 Porção do grupo 6
azeite na salada
1 laranja ou 1 banana .... 1 Porção do grupo 5

Lanche da tarde
1 fruta ou .... 1 Porção do grupo 5
3 bolachas .... 1 Porção do grupo 4
½ copo de leite comum .... ½ Porção do grupo 7

Jantar
1 ½ xícara das de chá de palmito, ... 3 Porções do grupo 2
abobrinha e vagem
½ xícara das de chá de macarrão .... 1 Porção do grupo 4
100g de peixe, carne, frango ou .... 2 Porções do grupo 3 ou
1 xícara das de chá de soja cozida .... 2 Porções do grupo 4B
1 laranja .... 1 Porção do grupo 5

Lanche da noite
1 fatia de queijo..................................... 1 Porção do grupo 7A
1 fatia de pão .... 1 Porção do grupo 4
1 colher das de chá de margarina .... 1 Porção do grupo 6
¾ de copo de leite desnatado ou .... ½ Porção do grupo 7
½ copo de leite comum

Exemplo de cardápio de **2.200 calorias por dia**

		Poderá ser substituído por
Café da manhã	1 copo de leite comum ou	1 Porção do grupo 7
	1 ½ copo de leite desnatado	
	1 fatia de pão	1 Porção do grupo 4
	1 fatia de queijo	1 Porção do grupo 7A
	1 colher das de chá de margarina	1 Porção do grupo 6
	½ copo de suco de laranja	1 Porção do grupo 5
	1 maçã pequena	1 Porção do grupo 5
Lanche	2 laranjas	2 Porções do grupo 5
Almoço	1 xícara das de chá de abobrinha, beterraba ou cenoura	2 Porções do grupo 2
	½ xícara das de chá de vagem ou chuchu	1 Porção do grupo 2
	½ xícara das de chá de palmito	1 Porção do grupo 2
	2 porções de frango sem pele (100g)	2 Porções do grupo 3
	4 colheres das de sopa de arroz	2 Porções do grupo 4
	6 colheres das de sopa de feijão	1 Porção do grupo 4A
	½ xícara das de chá de soja cozida	1 Porção do grupo 4B
	1 colher das de chá de óleo vegetal ou azeite na salada	1 Porção do grupo 6
	1 laranja ou 1 banana	1 Porção do grupo 5
Lanche da tarde	1 pêra ou	1 Porção do grupo 5
	3 bolachas	1 Porção do grupo 4
	1 copo de leite comum	1 Porção do grupo 7
Jantar	2 xícaras das de chá de abobrinha, vagem ou palmito	4 Porções do grupo 2
	½ xícara das de chá de macarrão	1 Porção do grupo 4
	50g de peixe, carne, frango ou	1 Porção do grupo 3 ou
	½ xícara das de chá de soja cozida	1 Porção do grupo 4B
	1 laranja	1 Porção do grupo 5
Lanche da noite	1 fatia de queijo	1 Porção do grupo 7A
	1 fatia de pão	1 Porção do grupo 4
	1 colher das de chá de margarina	1 Porção do grupo 6
	1 ½ copo de leite desnatado	1 Porção do grupo 7
	1 fatia de mamão	1 Porção do grupo 4

APÊNDICE B

Como utilizar a soja

A grande limitação encontrada para o uso do grão de soja é seu gosto ligeiramente amargo.

1. Para eliminar esse gosto e amaciá-la, recomenda-se deixar de molho em água por 1 dia (250g de soja em 2 litros de água). No dia seguinte, trocar a água (2 litros) e levar a soja ao fogo, em panela de pressão. Quando começar a sair vapor, desligar. Deixar esfriar. Trocar a água (2 litros) e repetir a operação mais duas vezes. As cascas podem entupir a válvula da panela, razão por que se recomenda desligar o fogo tão logo comece a sair vapor. Caso preferir, poderá usar panela comum em vez de panela de pressão.

2. Se achar conveniente, a soja poderá ser mais cozida. Durante o cozimento, os grãos costumam crescer; se o fizer em panela de pressão, utilizar o volume equivalente a menos da metade daquele do feijão comum.

3. Para retirar-se as cascas, agita-se um pouco a água: elas se desprenderão e boiarão.

4. Cozida, a soja pode ser usada em saladas; pode ser tratada como macarrão com todos os seus temperos. Para enriquecer o feijão comum adiciona-se uma pequena parte de soja cozida.

5. Procedendo-se da mesma forma que a do amendoim, pode-se torrá-la, com adição lenta de salmoura.

6. Os grãos cozidos poderão ser torrados e moídos – farinha de soja – substituindo com grande vantagem as farinhas de rosca ou de mandioca.

7. Podemos espremê-la em espremedor de batatas ou triturá-la em máquina de moer carne para conseguir a "massa de soja". Essa "massa de soja" poderá ser guardada em geladeira por 2 a 3 dias, desde que envolvida em invólucros isolantes (a permanência de mais dias é desaconselhável). Pode ainda a "massa de soja" substituir $1/5$ a $1/3$ do total de qualquer farinha (trigo, milho ou mandioca) para o preparo de macarrão, bolinhos, empada, pizza, bolos, tortas e pudins.

8. Adicionando-se caldo de carne e um pouco de farinha de trigo à massa de soja, obtém-se a "carne de soja".

9. Juntando-se 1 parte de carne moída com 3 partes de massa de soja, obtém-se maior rendimento da carne moída, com melhor valor nutritivo; o conjunto pode ser preparado com os temperos habituais. O produto final tem gosto da carne.

10. Atualmente dispomos de inúmeros produtos industrializados e prontos para o consumo, como sucos, leite, farinha, grãos torrados, tofu, carne, charuto, quibe, entre outros.

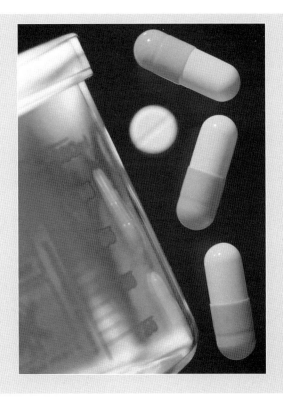

Medicamentos

Tratamento com medicamentos de uso oral
  Efeito incretina
  Incretinas de interesse para o portador de diabetes
  Sulfoniluréias
  Biguanidas (metforminas)
  Glitazonas (thiazolidinedionas)
  Acarbose (inibidores das alfa-glicosidases)
  Metiglinidas (glinidas)
  Gliptinas
  Exanatida
  Liraglutide
  Medicamentos orais utilizados
  Combinações terapêuticas
  Pramlintide
Tratamento com insulina
  Indicações gerais de insulina
  Insulina ultra-rápida (Lispro – Asparte – Glulisina)
  Insulina regular (R), rápida ou cristalina
  Insulina intermediária NPH (N)
  Insulina pré-mistura
  Insulinas glargina e detemir
  Nomes comerciais e fontes
  Tempo de ação – efeito hipoglicemiante das insulinas em horas
  Apresentações das insulinas
  Aplicação de insulina
  Técnica de mistura de insulina
  Aparelhos para injetar insulina – canetas
  Sistemas de infusão contínua de insulina (SIC) ou bombas de infusão de insulina
  Complicações e efeitos colaterais

Tratamento com medicamentos de uso oral

Quando a orientação alimentar, os exercícios físicos e, eventualmente, a redução do peso não forem suficientes para a normalização da glicemia em portadores de diabetes tipo 2, utilizam-se medicamentos que têm como finalidade atuar na produção e/ou na ação da insulina; e outros, na absorção de amido e açúcar no intestino.

Saliente-se que as plantas utilizadas na forma de chás ou quaisquer outras formas, para portadores de diabetes, não apresentam nenhum benefício, conforme foi provado por estudos sérios, realizados em várias regiões do País por pesquisadores competentes. Além de se ter provado que "não existem plantas que melhoram ou curam o diabetes", demostrou-se que algumas até o fazem piorar.

Os medicamentos de uso oral utilizados no tratamento do diabetes são substâncias derivadas das sulfoniluréias (aparentadas quimicamente com as sulfas), das biguanidas (metforminas), dos inibidores das alfa-glicosidases (acarbose), das glitazonas (thiazolidinedionas), das metiglinidas (simplificadamente glinidas), substâncias derivadas do ácido benzóico ou da fenilalanina, e recentemente das incretinas (exanatida e gliptinas). As sulfoniluréias atuam basicamente no estímulo à fabricação de insulina pelo pâncreas, e também no aumento de receptores ("encaixes") de insulina em músculo e tecido gorduroso, e na redução da produção de glicose pelo fígado. As biguanidas (metforminas) não atuam na produção de insulina, elas o fazem principalmente na potencialização (aumento) da ação da insulina, pelo aumento do número de receptores ("encaixes" da insulina), diminuição de formação de glicose pelo fígado e da sua absorção intestinal. As glitazonas, também não atuam na produção de insulina, mas sim na potencialização de sua ação, por aumento da sensibilidade dos receptores de insulina em músculo e tecido gorduroso e na redução da produção de glicose pelo fígado. A acarbose, contrariamente às anteriores, não é absorvida pelo intestino. Atua basicamente no bloqueio por competição em receptores de enzimas digestivos (alfa-glicosidases), situados na membrana ciliada do intestino delgado, que hidrolisam (quebram em partículas ou moléculas menores) o amido e a sacarose (açúcar comum) em monossacarídeos (por exemplo, frutose e glicose). As glinidas atuam na liberação de insulina pelo pâncreas, agindo em locais diferentes daqueles que o fazem as sulfoniluréias, de forma rápida e de curta duração. Dessa forma, quando ingeridos minutos antes de uma refeição, proporcionam a liberação de insulina, muito semelhante ao que ocorre com o pâncreas normal. As gliptinas (incretina de uso oral) agem preferencialmente na disfunção das células pancreáticas.

Vale destacar alguns mecanismos de ação das incretinas:

Efeito incretina

Quando ingerimos determinada quantidade de glicose ocorre normalmente um aumento de insulina no sangue durante 2 a 3 horas (equivalente à curva glicêmica) e quando injetamos quantidade igual de glicose endovenosa também se verifica aumento de insulina no sangue, porém menor. A diferença entre o aumento de insulina no sangue após glicose oral e endovenosa é denominada efeito incretina. Em portadores de diabetes este efeito está diminuído.

As incretinas são hormônios normalmente produzidos no intestino delgado após ingestão alimentar. Suas principais funções básicas: estimulam a produção de insulina pelas células beta-pancreática, de forma glicose-dependente (ou seja, necessita da presença de glicose para agir) e suprimem a produção de glucagon pelas células alfa-pancreática, também de forma glicose-dependente. O glucagon encontra-se aumentado anormalmente após a alimentação (pós-prandial) em portadores de diabetes, sendo co-responsável pelo aumento da glicemia após alimentação.

Incretinas de interesse para o portador de diabetes

GLP-1 (*glucagon like peptide 1*) peptídeo 1 semelhante ao glucagon e GIP (*glucose dependent insulinotropic peptide*) peptídeo insulinotrópico dependente de glicose. São produzidos e secretados em resposta à alimentação: o GLP-1 pelas células L do intestino delgado distal – íleo, e o GIP pelas células K do intestino proximal – jejuno. Em portadores de diabetes, o GLP-1 está ativo, porém em menor quantidade. Após sua secreção, a vida média do GLP-1 é de 2 a 3 minutos, pois é inativado por uma enzima também presente no aparelho digestivo – DPP-4 (*dipeptidyl peptidase 4*).

Destacamos as principais ações do GLP-1:
a) aumenta a produção de insulina e, como conseqüência, aumenta a captação de glicose pelo fígado, músculo e tecido gorduroso.
b) Reduz a secreção de glucagon contribuindo para a redução da produção hepática de glicose (importante nos níveis de glicemia de jejum) e para a diminuição da glicemia pós-prandial.
c) Retarda o esvaziamento gástrico (digestão mais demorada).
d) Em nível cerebral, aumenta a saciedade, contribuindo para a redução da quantidade de alimentos ingeridos em cada refeição (vide gráfico abaixo).

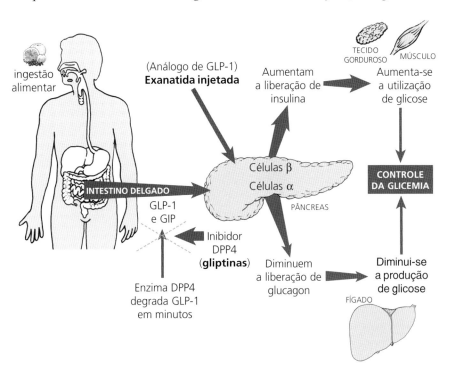

Na prática os medicamentos orais que inibem a DPP-4 são as gliptinas. O análogo (substância semelhante ao GLP-1), representado pela exanatida, é injetado por via subcutânea. Ambos aumentam os níveis de GLP-1 no sangue e por tempo prolongado.

As SULFONILURÉIAS estão indicadas, geralmente, em diabetes tipo 2, sem tendência à cetoacidose, quando existem as seguintes condições isoladas ou combinadas:

1. Glicemia inferior a 270mg/dl.
2. Alimentação adequada e prática de exercícios físicos não são suficientes para reduzir a glicemia a níveis normais.
3. Portadores de diabetes com peso normal ou aumentado.
4. Portadores de diabetes sem infecção.
5. Em associação com a insulina, metforminas, acarbose, glitazonas ou gliptinas.
6. Em portadores de doença cardiovascular e/ou aterosclerose é preferível utilizar a glicazida e a glimepirida.

As BIGUANIDAS (metforminas) podem ser usadas isoladas ou em associação com sulfoniluréias, glitazonas, acarbose, metiglinidas, insulina e com as incretinas (exanatida e gliptinas), pois, como foi explicado, elas não aumentam a produção de insulina, mas potencializam sua ação.

As indicações mais freqüentes são:

1. Em portadores de diabetes tipo 2 obesos (sua principal indicação), mesmo usadas isoladamente, pois facilitam a ação da insulina (freqüentemente aumentada nos obesos por aumento da resistência periférica) e também contribuem para reduzir o peso gradativamente.
2. Em portadores de diabetes tipo 2 com peso próximo ao normal, associadas às sulfoniluréias.
3. Em portadores de diabetes tipo 1, quando poderão ser usadas associadas à insulina nos casos de diabetes muito instável.

As GLITAZONAS (thiazolidinedionas) apresentam um efeito particular: melhoram a ação da insulina estimulando os transportadores de glicose dentro das células – GLUT 4. Assim, só poderão ser utilizadas em pacientes que tenham produção própria de insulina ou a injetam, e não, como muitos supõem, como substitutos de insulina.

Em virtude de serem metabolizadas e eliminadas quase totalmente pelo fígado, poderão ser utilizadas nos pacientes que apresentam elevação de uréia e/ou creatinina no sangue e até mesmo nos portadores de insuficiência renal, com os devidos cuidados.

As indicações sugeridas são:

1. Em portadores de diabetes tipo 2 com aumento de insulina própria no sangue decorrente do aumento da resistência periférica à insulina.
2. Em portadores de diabetes tipo 2 ou tipo 1, em uso de insulina (com doses diárias superiores a 30U) e não bem controlados (veja Controle domiciliar de diabetes, pág. 127, e Hemoglobina glicosilada, pág. 137) e sem fatores de piora do diabetes (veja Causas de hiperglicemia, pág. 114).

3. Como uma das estratégias de prevenção de diabetes tipo 2 associada à redução de peso e ao aumento de atividades físicas e/ou exercícios.

Algumas vantagens que podem ser observadas durante o uso das glitazonas:

1. Podem reduzir significativamente (próximo de 25%) a dose diária de insulina necessária para um bom controle (veja Controle domiciliar de diabetes, pág. 127).
2. Podem reduzir modestamente a pressão arterial.
3. Podem diminuir o próprio nível da insulina.
4. Podem reduzir o número de aplicações diárias de insulina (quando superior a 2).
5. Mulheres em idade fértil, portadoras de síndrome dos ovários policísticos e sem ovulação (veja Tipos de diabetes, pág. 8) e com aumento de insulina no sangue poderão beneficiar-se com a sua redução e em muitas ocasiões com resultante volta da ovulação e conseqüente gravidez.
6. A pioglitazona pode reduzir os triglicérides, aumentar o HDL-colesterol e não alterar o colesterol total.

A ACARBOSE (inibidores das alfa-glicosidases) não é absorvida pelo intestino; portanto, não altera a fabricação e/ou a ação da insulina.

Atua, como dissemos, na inibição ou no bloqueio por competição em receptores de enzimas digestivos responsáveis pela degradação de 90% dos hidratos de carbono ingeridos na forma de amidos (presentes em cereais, leguminosas, farinhas etc.) e sacarose (açúcar comum). Somente os produtos finais dessa degradação (digestão) – frutose e glicose (monossacarídeos) – é que são absorvidos pelo intestino.

Deve ser usada sempre junto à primeira porção ou bocado da cada refeição. A dose inicial deverá ser 25mg ($1/2$ comprimido de 50mg) a cada refeição, aumentando-se a cada 4 a 8 semanas, até o máximo de 100mg, 3 vezes ao dia, para adultos com mais de 60kg.

Está indicada isoladamente ou associada às sulfoniluréias, às biguanidas e, eventualmente, à insulina quando se pretende reduzir o pico de glicemia pós-prandial (vide Hipoglicemia e acarbose, pág. 72).

As METIGLINIDAS (glinidas) são substâncias indicadas para a correção das hiperglicemias pós-prandiais (após as refeições). É bom lembrar que para sua ação é necessária a presença de glicose, ou seja, é necessário alimentar-se. Quando não houver ingestão de alimentos, não deverão ser tomadas. Assim, preconiza-se em uma refeição uma dose (considerar como refeição pelo menos ingestão de 25% do total calórico diário médio do paciente); quando não ingerir alimentos, não utilizar as glinidas (veja Necessidade calórica basal, pág. 48).

Doses recomendadas:

1. Considerar as doses de repaglinida: 0,5mg em casos iniciais sem tratamento prévio com outros hipoglicemiantes ou A1c com valores até 2% acima do limite superior do método; 1mg quando já estava utilizando outro hipoglicemiante ou A1c com valores maiores de 2% do limite superior do método, e 2mg em pacientes com maior dificuldade para atingir o controle glicêmico. Utilizar a dose máxima de 4mg somente nas refeições principais.

2. As doses de nateglinida variam de 60 a 120mg por refeição, não necessitando de titulação da dose como a repaglinida.

A eliminação das glinidas é feita pelo fígado e vias biliares (bile), o que permite que sejam utilizadas com segurança em pacientes com alteração da função renal (uréia e creatinina elevadas).

As indicações mais freqüentes são:

1. Nos portadores de diabetes tipo 2 em que somente a dieta, a redução de peso e a prática de exercícios físicos não foram suficientes para controlar a glicemia de jejum e a pós-prandial (após a alimentação).
2. Em portadores de diabetes tipo 2, com hiperglicemia pós-prandial (duas horas) superior a 140mg/dl de glicose no sangue.
3. Nos portadores de diabetes tipo 2 em uso de metformina, cujo controle não esteja sendo satisfatório. Assinala-se que é nessa associação em que se verificam as maiores reduções de hemoglobina glicada, ou seja, reduz a glicotoxicidade (veja Hiperglicemia e glicotoxicidade, pág. 144).
4. Podem ser utilizadas em idosos e portadores de alterações moderadas da função renal e/ou hepática.

Fatos importantes a serem lembrados a respeito das glinidas:

• Contribuem também, com uso continuado, na redução da glicemia de jejum em até 72mg/dl.
• Podem diminuir a glicemia pós-prandial em até 108mg/dl.
• Podem reduzir a hemoglobina glicada em até 2%.
• Contribuem significativamente na redução do risco de complicações cardiovasculares (veja Glicemia pós-prandial, pág. 147).
• Podem ser associadas às glitazonas e à metformina desde que criteriosamente indicadas.

As GLIPTINAS são medicamentos que atuam principalmente no bloqueio da enzima DPP-4, a qual promove a inativação rápida do GLP-1 como já foi mencionado. Assim com DPP-4 bloqueado, o GLP-1, além de aumentar sua concentração no sangue, fica ativo por um período prolongado e, em decorrência da sua ação nas células α e β do pâncreas, reduz a glicemia de jejum e a glicemia pósprandial. Como já visto, sua ação é glicose-dependente, ou seja, precisa da presença de glicose para atuar.

Outros efeitos benéficos das gliptinas:

1. Reduzem a A1c – hemoglobina glicada.
2. Quando utilizadas isoladamente não causam hipoglicemia.
3. Efeitos favoráveis sobre o nível de lípides no sangue.
4. Podem diminuir a pressão arterial.
5. Podem ser utilizadas em idosos.

A EXANATIDA, é uma amina peptídica de 39 aminoácidos, análogo sintético de GLP-1, ou seja, substância de estrutura muito semelhante ao GLP-1, liga-se e ativa receptores para GLP-1, não é degradada ou destruída pela enzima DPP-4,

MEDICAMENTOS ORAIS UTILIZADOS

	Nome comercial	Comprimido (em mg)	Dose diária habitual em mg	Ação em horas
SULFONILURÉIAS				
Clorpropamida	Diabinese®	250	125 a 500	40 a 60
Glibenclamida	Daonil®, Lisaglucon®, Euglucon®	5	2,5 a 20	6 a12
Glipizida	Minidiab®	5	2,5 a 20	4 a 10
Gliclazida	Azukon MR®, Diamicron® MR	30	30 a 120	até 24
Glimepirida	Amaryl®, Azulix®, Glimesec®, Bioglic®	1, 2 e 4	1 a 8	até 24
BIGUANIDAS				
Metformina	Glucoformin®	500 e 850	500 a 2.550	2 a 12
	Dimefor®	850		
	Glifage®	500, 850 e 1.000		
	Glifage® XR, Metta SR®	500	500 a 2.500	até 24
INIBIDOR DAS ALFA-GLICOSIDASES				
Acarbose	Glucobay®, Aglucose®	50 e 100	50 a 300	Período pós-alimentar
GLITAZONAS				
Rosiglitazona	Avandia®	4 e 8	2 a 8	até 24
Pioglitazona	Actos®	15, 30 e 45	15 a 45	até 24
METIGLINIDAS				
Repaglinida	Prandin®, Novonorm®	0,5-1-2	0,5 a 16	3 a 5
Nateglinida	Starlix®	120	60 a 360	2
GLIPTINAS				
Sitagliptina	Januvia®	25, 50 e 100	25 a 100	até 24
Vildagliptina	Galvus®	50	50 a 100	12 a 24

ANÁLOGOS UTILIZADOS

	Nome comercial	Apresentação	Dose diária habitual	Duração da ação
ANÁLOGOS DE GLP-1				
Exanatida	Byetta®	*Seringas com 60 doses de 5μg 60 doses de 10μg	1º mês 2x 5μg A partir do 2º mês 2x 10μg	12 horas
Liraglutide®**		Injetável		
ANÁLOGOS DA AMILINA				
Pramlintide	Symlin®**	Injetável	15 a 60μg antes das refeições	2 a 4 horas

** Lançamentos futuros
 * O fabricante recomenda descartar a seringa após 1 mês do início da utilização, mesmo que não tenha sido totalmente esgotada.

permanecendo ativa por tempo prolongado no corpo, tendo efeito semelhante às gliptinas, porém, muito mais intenso, além de atuar, como já mencionamos, no aumento do tempo do esvaziamento gástrico, no aumento da saciedade e na redução da ingestão alimentar, favorecendo a perda de peso. Somente pode ser injetada.

A LIRAGLUTIDE é um novo análogo do GLP-1, com ação semelhante à da exanatida, porém mais prolongada, podendo ser injetada a cada 7 dias. Será lançada em futuro próximo.

Associações de diferentes classes de antidiabéticos orais

Com objetivo de otimizar as diferentes ações complementares, muitas vezes benéficas no controle do diabetes, em uma única apresentação, estão disponíveis os seguintes produtos:

Produtos	Nome comercial	Apresentação em mg
Glibenclamida + metformina	Glucovance	250/2,5 500/2,5 500/5
Nateglinida + metformina	Starform	120 + 500 120 + 850
Rosiglitazona + metformina	Avandamet	2/500 4/500
Sitagliptina + metformina	Janumet®	50/500* 50/850* 50/1.000*
Vildagliptina + metformina	Galvus® Met	50 + 500** 50 + 850**
Glimepirida + metformina	Amaryl® Flex	1 + 500** 2 + 500**

* Um só comprimido.
** Dois comprimidos.

☞ SULFONILURÉIAS

Precauções · Efeitos colaterais · Contra-indicações

Recomenda-se ingeri-las antes das refeições.

Os efeitos colaterais podem ocorrer em 3% dos pacientes que as utilizam. Entre eles destacamos:

1. Anemia hemolítica (por ruptura dos glóbulos vermelhos).
2. Reações alérgicas do tipo urticariforme, dermatite esfoliativa ou coceiras no corpo.
3. Náuseas e vômitos. Dor de cabeça, vertigem e parestesias.
4. Reações desagradáveis, geralmente inócuas, com bebidas alcoólicas. Principalmente com o uso de Diabinese® cerca de 15% dos portadores de diabetes apresentam sensação de calor no rosto, vermelhidão e mal-estar geral.
5. Depressão da medula, onde são fabricados os glóbulos brancos e vermelhos, com redução desses elementos.

6. Em idosos portadores de diabetes com diminuição da função renal, poderá ocorrer hipoglicemia (principalmente em relação à clorpropamida). As sulfoniluréias são eliminadas pelo rim, o que não se faz plenamente nesses pacientes; conseqüentemente, há acúmulo desses medicamentos no sangue e, portanto, maior ação hipoglicemiante. Nesses casos, dever-se-á reduzir a dose diária, interrompê-las e/ou trocá-las. Estudos têm demonstrado, no entanto, que a gliclazida (Diamicron® MR e Azukon® MR) apresenta menos efeitos hipoglicêmicos nesse grupo de pessoas.
7. Icterícia colestática: icterícia (olhos e pele amarelos) devido à estase da bile nos canalículos biliares intra-hepáticos.
8. A clorpropamida (Diabinese®) tem efeito antidiurético, ou seja, reduz a eliminação de água no corpo. Porém, raramente ocorre "intoxicação aquosa".

> TODOS OS EFEITOS COLATERAIS DESAPARECEM COM A INTERRUPÇÃO DAS SULFONILURÉIAS.

Drogas que potencializam a ação das sulfoniluréias

As drogas que potencializam o efeito hipoglicemiante das sulfoniluréias, principalmente nas pessoas com diabetes bem controlado, são:
1. Salicilatos (4 a 5g por dia), por exemplo aspirina.
2. Heparina (anticoagulante natural) e anticoagulantes não-heparínicos.
3. Pentoxifilina, PAS e inibidores da ECA.
4. Fenilbutazona e oxifenilbutazona (antiinflamatórios).
5. Sulfonamidas (sulfas): sulfisozaxol, sulfafenazol e sulfadimidina.
6. Fibratos (usado para redução dos triglicérides).
7. Propranolol (utilizado em doenças cardíacas, hipertensão arterial, enxaqueca).
8. Probenecid, alopurinol, esteróides anabolizantes (hormônios masculinos), cloranfenicol e tetraciclinas (antibióticos), inibidores da MAO (antidepressivos).
9. Bebidas alcoólicas e fluoxetina.

☞ BIGUANIDAS

Substâncias que apresentam alguns efeitos colaterais, bem como contra-indicações específicas. Recomenda-se utilizá-las sempre durante as refeições. Recomendamos atenção especial para os que a utilizam.

Efeitos colaterais mais freqüentes
1. Náuseas e vômitos.
2. Gosto metálico.
3. Diarréia (passageira).
4. Queimação no estômago e azia. Para evitar esses efeitos, recomenda-se a ingestão de metformina em cápsulas entéricas.

Contra-indicações e limitação a seu uso
As metforminas não podem ser usadas em pacientes que apresentam:
1. aumento de uréia e creatinina no soro;
2. insuficiência hepática ou respiratória;

3. insuficiência cardíaca congestiva;
4. infarto do miocárdio recente;
5. acidose lática;
6. gravidez (em casos selecionados poderão ser utilizadas);
7. alcoolismo;
8. gastrite, úlcera gastroduodenal etc.;
9. anemia intensa;
10. hemorragias importantes;
11. gangrena;
12. choque circulatório;
13. cetoacidose diabética.

Elas deverão ser suspensas:
1. em cirurgias;
2. nas infecções graves e nas infecções urinárias;
3. nas hemorragias importantes e na anemia avançada;
4. quando da realização de urografia excretora e tomografia computado-rizada com contraste. Nesses casos, reintroduzi-las após 2 ou mais dias.

☞ INIBIDORES DAS ALFA-GLICOSIDASES (ACARBOSE)

Por não serem absorvidos, apresentam alguns efeitos colaterais atribuídos ao aumento de fermentação de carboidratos não digeridos no cólon (intestino grosso), que poderão ser reduzidos com a diminuição da dose e da ingestão de amidos e açúcar. Muitas vezes, após 4 a 8 semanas de tratamento, os sintomas diminuem.

Efeitos colaterais mais freqüentes
1. Aumento de gases intestinais.
2. Distensão abdominal.
3. Cólicas abdominais.
4. Diarréia.

Contra-indicações e limitação a seu uso
Deverão ser evitados em pacientes com:
1. Cetoacidose diabética.
2. Doenças inflamatórias do intestino.
3. Úlceras de intestino grosso (cólon).
4. Obstrução intestinal parcial.
5. Predisposição à obstrução intestinal.
6. Cirrose hepática.
7. Gravidez.
8. Em período de amamentação.

Hipoglicemia e acarbose
Apesar de a acarbose não causar hipoglicemia por si só, esta poderá ocorrer nos portadores de diabetes que as utilizam em associação às sulfoniluréias e/ou à insulina.

Chamamos a atenção de que a hipoglicemia sempre deverá ser corrigida e tratada com glicose oral ou endovenosa, pois a sacarose (açúcar comum) não será absorvida rapidamente (veja Hipoglicemia, pág. 117).

Alguns medicamentos que diminuem o efeito da acarbose

1. Antiácidos.
2. Colestiramina (Questram).
3. Adsorventes intestinais (por exemplo carvão ativado).
4. Compostos com enzimas digestivos.

☞ GLITAZONAS (Thiazolidinedionas)

Recomenda-se ingerir com alimentos e em uma única tomada diária.

Efeitos colaterais mais freqüentes

1. Aumento do colesterol total à custa de LDL-colesterol e HDL-colesterol em proporções iguais. A pioglitazona não possui esse efeito.
2. Podem aumentar a retenção de líquidos e causar edema (inchaço).
3. Podem ocasionar cefaléia, dores musculares e anemia.
4. Icterícia (olhos amarelados).
5. Podem impedir a redução de peso e/ou aumento de peso de 2 a 3kg.

Contra-indicações e limitações a seu uso

As glitazonas deverão ser evitadas:

1. Na presença de cetoacidose diabética.
2. Na presença de hepatite aguda ou crônica.
3. Na presença de icterícia obstrutiva.
4. Em portadores de transaminases elevadas (2,5 ou mais vezes o limite superior do método empregado).
5. Como único medicamento em diabetes tipo 1.
6. Até o presente, deverão ser evitadas em crianças e adolescentes menores de 18 anos, na gravidez e na amamentação.
7. Com o uso de colestiramina (Questram).
8. Na presença de insuficiência cardíaca moderada ou grave.

Observação: é recomendável dosar as transaminases hepáticas no sangue antes de se iniciar o tratamento com as glitazonas. Elas deverão ser normais ou até 2,5 vezes o valor superior do método para que se inicie a tomada. No primeiro ano, recomenda-se dosar as transaminases hepáticas a cada 2 meses. Caso ocorra icterícia ou elevação dessas transaminases de 3 vezes ou mais o limite superior do método, essa medicação deverá ser interrompida.

Hipoglicemia, insulina e glitazonas

As glitazonas por si só não produzem hipoglicemia. Porém, em virtude de seu efeito em facilitar a ação da insulina, esta, quando utilizada em associação às glitazonas, deverá ser reduzida paulatinamente, sob orientação médica, sempre de acordo com controle domiciliar da glicemia e/ou glicosúria para que a hipoglicemia não ocorra (veja Medidas práticas na prevenção da hipoglicemia, pág. 120).

Também sugere-se uma redução de 10 a 25% do total de insulina, quando a glicemia em jejum estiver em valores iguais ou inferiores a 120mg/dl. Entretanto, nunca é demais repetir que a redução da insulina deverá ser sempre amparada em exames de glicemia e/ou glicosúria, executados ou não pelo próprio paciente e familiares, e sob orientação do clínico ou orientador/educador habilitado para tal fim.

☛ METIGLINIDAS (Glinidas)

Precauções · Efeitos colaterais

Recomenda-se ingeri-las 10 a 30 minutos antes de cada vez que for comer. Quando utilizadas isoladamente, raramente ocorre hipoglicemia (dependendo da alimentação, exercícios e/ou estresse). Quando associadas às glitazonas ou à metformina, a hipoglicemia poderá ocorrer por somação de efeitos (veja Hipoglicemia, pág. 117).

Contra-indicações

1. Em portadores de diabetes tipo 1.
2. Em cetoacidose diabética.
3. Durante a gravidez e a lactação.
4. Em crianças menores de 12 anos.
5. Na insuficiência renal e hepática grave.
6. Não se recomenda o uso de glinidas em qualquer portador de diabetes que utiliza preferencialmente a insulina para seu bom controle (veja Indicações de insulina, pág. 76), isso porque muitos desses pacientes estão com baixa reserva pancreática de insulina, não respondendo, como já mencionado anteriormente, também às sulfoniluréias.

☛ GLIPTINAS

Precauções · Efeitos colaterais

Seus efeitos colaterais são raros. Podem ser utilizadas isoladamente em uma ou duas tomadas, geralmente não ultrapassando a dose de 100mg por dia.

Em virtude da vildagliptina, na dose de 100mg uma vez ao dia, poder aumentar as transaminases hepáticas, é recomendado que este produto não ultrapasse 50mg em cada tomada.

Em idosos recomenda-se iniciar com doses menores.

Pode-se utilizar associadas às sulfoniluréias, glitazonas, acarbose, glinidas, metformina e mesmo com insulinas. Nestes casos, recomenda-se a ingestão alimentar freqüente e em pequena quantidade para se evitar a hipoglicemia, além de fazer ajustes de doses, freqüentemente para menos, dos produtos associados utilizados.

Pacientes com creatinina sérica inferior a 1,7mg/dl não necessitam ajustes de doses das duas gliptinas.

A siltagliptina deverá ser reduzida para 50mg por dia, quando a creatinina sérica estiver entre 1,7 e 3mg/dl, e reduzida para 25mg por dia, quando a creatinina sérica estiver acima de 3mg/dl, ou naqueles que necessitam diálise.

A vildagliptina deverá ser reduzida para 50mg somente quando a creatinina sérica estiver acima de 3mg/dl ou naqueles que necessitam diálise.

☛ EXANATIDA

Precauções · Efeitos colaterais

Recomenda-se injetar no subcutâneo (semelhante à insulina) até 1 hora antes do almoço e jantar ou como algumas pessoas preferem 1 hora antes do café da manhã e do jantar.

TRATAMENTO · MEDICAMENTOS

Iniciar no 1º mês com a dose de 5µg (microgramas) duas vezes ao dia e nos meses subseqüentes 10µg (microgramas) também duas vezes ao dia.

Pode-se utilizar associada às sulfoniluréias, glitazonas, acarbose, glinidas, metformina e mesmo com insulina. Nestes casos, recomenda-se a ingestão alimentar freqüente e em pequena quantidade para se evitar a hipoglicemia, além de fazer ajustes de doses, freqüentemente para menos dos produtos associados utilizados. Quando não associada a essas medicações não provoca hipoglicemia.

Os efeitos colaterais mais freqüentes são náuseas e vômitos, os quais, geralmente, reduzem ou desaparecem após o 1º mês de tratamento. Para minimizar estes efeitos é sugerido mascar ou ingerir gengibre cru, pois tem ação de anti-GLP-1.

COMBINAÇÕES TERAPÊUTICAS

As combinações terapêuticas das várias classes de hipoglicemiantes orais ou destes com insulina, principalmente para o tratamento de diabetes tipo 2, têm sido utilizadas cada vez mais em virtude de poder reduzir significativamente a hemoglobina glicada (A1c) e obter melhor controle glicêmico – objetivos básicos do tratamento do diabetes.

Muitos diabetólogos têm indicado, desde o início do diagnóstico, a associação de duas classes de antidiabéticos orais como, por exemplo, a associação de sulfoniluréias com metformina, glinidas com metformina, glitazonas e metformina e, mais recentemente, as gliptinas com metforminas etc. (vide pág. 70).

Devem-se considerar sempre a presença ou não da resistência periférica à insulina e a reserva pancreática em secretar insulina para escolher a melhor combinação. Geralmente são utilizadas as sulfoniluréias, as glinidas e/ou insulina em indivíduos magros e as metforminas, glitazonas, gliptinas e/ou exanatida em obesos. A adição de acarbose tem sua indicação clínica.

Quando, apesar da associação de duas ou mais classes de hipoglicemiantes, não se conseguir bom controle, é recomendável a adição de pequenas doses de insulina N, glargina ou detemir noturnas.

☞ PRAMLINTIDE

Substância análoga à amilina produzida pelas células beta-pancreáticas. Suprime a secreção de glucagon pelo pâncreas (exagerada em portadores de diabetes) após as refeições, melhorando, assim, a glicemia pós-prandial e seus efeitos dela decorrentes (vide pag. 147).

Deve ser injetada no SC, na dose de 15µg (dose limite 60µg), antes das principais refeições.

Está indicada em diabetes tipo 1 e tipo 2.

Nome comercial – Symlin®.

Tratamento com insulina

Insulina é um hormônio protéico, constituído por 51 aminoácidos, distribuídos em duas cadeias, A e B, unidas entre si por duas pontes sulfidrílicas, produzido pelo pâncreas e que tem como função básica a manutenção da glicemia dentro dos limites de normalidade. A insulina para uso em humanos era extraída somente de pâncreas de boi e de porco. Nas últimas décadas, tem-se conseguido essa insulina purificada (com extração de contaminantes no processo de fabricação). Modificando-se um aminoácido da insulina de porco (suína ou S), obteve-se a insulina humana semi-sintética. Através de síntese bacteriana ou por leveduras e da técnica do DNA recombinante, obteve-se a insulina humana sintética ou simplesmente humana. Também, através da técnica do DNA recombinante, modificando-se a posição de dois aminoácidos (lisina e prolina) nas posições 28 e 29 na cadeia B da insulina, obteve-se um análogo da insulina humana (Lispro) com ação ultra-rápida mais semelhante à produzida pelo pâncreas normal. Substituindo-se o aminoácido prolina pelo ácido aspártico na posição 28 da cadeia B da insulina, obteve-se um outro análogo, também de ação ultra-rápida (Asparte). Recentemente, substituindo-se os aminoácidos asparagina por lisina na posição B3 e lisina por ácido glutâmico na posição B29, obeve-se um análogo de ação ultra-rápida (Glulisina). Com outra técnica, ainda utilizando DNA recombinante, trocando-se a asparagina na posição 21 da cadeia A por outro aminoácido glicina e adicionando-se duas argininas na extremidade da cadeia B, foi conseguida a insulina glargina. Com a remoção do aminoácido treonina na posição B30 e acilando o ácido graxo de 14 carbonos (ácido mirístico) ao aminoácido lisina na posição B29 da insulina humana, obteve-se a insulina detemir, de ação lenta, cuja característica é a ligação reversível (98%) com a albumina do sangue, liberando a insulina (fração livre) gradualmente, conferindo a ação prolongada da insulina detemir.

Todas as insulinas humanas são monocomponentes e idênticas à produzida pelo ser humano e os análogos de insulina humana com ação semelhante à insulina humana.

INDICAÇÕES GERAIS DE INSULINA

1. Nos portadores de diabetes tipo 1.
2. Em casos de coma hiperglicêmico.
3. Na cetoacidose.
4. Na gestante portadora de diabetes.
5. Na correção de picos glicêmicos pós-alimentares.
6. Associada ao uso de comprimidos orais, ou substituindo-os, quando deixam de ser eficazes por si sós no controle do diabetes.
7. Terapia temporária com insulina em diabetes tipo 2: para obter-se um bom controle naqueles inicialmente com hiperglicemia severa; para reduzir a glicotoxicidade.
8. Na vigência de algumas infecções no portador de diabetes tipo 2.
9. Para recuperação de peso, em diabetes tipo 2, quando extremamente baixo.
10. Antes, durante e após cirurgias.
11. Na correção da hiperglicemia noturna (fenômeno de Dawn).

✦ INSULINA ULTRA-RÁPIDA (LISPRO – ASPARTE – GLULISINA)

Assemelha-se à água de rocha, cristalina e transparente. É injetada na gordura subcutânea (SC) ou endovenosa (EV). Não contém protamina ou zinco. Age de maneira mais semelhante à produzida pelo pâncreas normal.

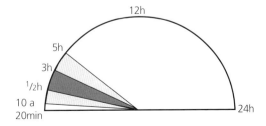

LISPRO: sua ação se inicia em 1 a 5 minutos; atinge o pico máximo no sangue em 30 minutos; período máximo de ação persiste até 2,5 horas e dura de 3 a 4 horas.
Nome comercial, veja Quadro 1.

ASPARTE: sua ação se inicia em 10 a 20 minutos; atinge o pico máximo no sangue em 1 a 3 horas e dura de 3 a 5 horas.
Nome comercial, veja Quadro 1.

GLULISINA: sua ação se inicia em 1 a 5 minutos; atinge o pico máximo no sangue em 30 minutos; período máximo de ação persiste até 2,5 horas e dura de 3 a 4 horas. Nome comercial, veja Quadro 1.

Indicações

1. Para reduzir os picos (elevações) da glicemia após qualquer refeição (melhor controle pós-prandial).
2. Pode ser injetada 5 a 20 minutos antes ou após qualquer refeição, sendo mais flexível no mesmo horário que o da regular (R). Em crianças menores, como garantia da dose/efeito, é recomendado injetar as unidades de insulina correspondente à porção alimentar ingerida, logo após a alimentação (veja Contagem de carboidratos).
3. Complementação da insulina NPH (N de qualquer marca) glargina ou detemir.
4. Pode ser misturada na mesma seringa com insulina humana NPH (N) desde que seja injetada imediatamente após o preparo (veja Técnica de mistura de insulina, pág. 88). Essa mistura não pode ser feita com as insulinas glargina e detemir e devem ser aplicadas separadamente. Atenção: os fabricantes recomendam essa mistura somente com insulina humana de ação intermediária imediatamente antes do uso (procedimento não recomendável). Atualmente existem pré-misturas (veja pág. 80).
5. Quando se deseja reduzir as hipoglicemias tardias que possam ocorrer com uso de insulina regular (R). Por exemplo: quando utilizadas à noite, as ultra-rápidas diminuem as hipoglicemias noturnas.
6. Não deve ser usada isoladamente para o controle rotineiro (diário) do diabetes, a não ser em bombas de infusão de insulina.
7. Em bombas de insulina (veja mais adiante neste capítulo).

CONSULTE SEU CLÍNICO PARA ORIENTAÇÕES PESSOAIS.

✦ INSULINA REGULAR (R), RÁPIDA OU CRISTALINA

Assemelha-se à água de rocha, cristalina e transparente.
Pode ser injetada no músculo (IM), na gordura subcutânea (SC) e também na veia (EV). Sua ação se inicia em 30 a 60 minutos, atinge o máximo no sangue em 2 a 4 horas e dura de 6 a 10 horas. Quan-

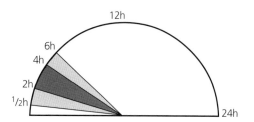

do injetadas na veia, esses tempos são menores. Variações de tempo de ação são verificadas de acordo com a origem da insulina, animal ou humana (veja Tempo de ação). Nomes comerciais, veja Quadro 1.

Indicações

1. Complementação da insulina NPH (N). Usá-la ½ hora antes da refeição. Quando misturada na mesma seringa, somente com insulina NPH (N), pode-se injetá-la antes do café da manhã e/ou antes do jantar.
2. Em quaisquer cirurgias.
3. Em urgências (infecções, traumas etc.).
4. Em cetoacidose e coma cetoacidótico.
5. Não deve ser usada isoladamente para o controle rotineiro (diário) do diabetes.

◆ INSULINA INTERMEDIÁRIA NPH (N)

O conteúdo é leitoso, turvo, em decorrência de substâncias adicionadas que retardam a absorção e prolongam seus efeitos. A insulina NPH (N) é preparada com protamina.

Deve ser injetada no subcutâneo (SC) preferencialmente. Pode ser injetada no músculo (IM), apesar de não recomendado. Nunca injetar na veia. Sua ação inicia-se em 2 a 6 horas, atinge o máximo no sangue (pico) em 6 a 14 horas e dura

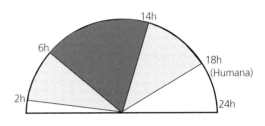

de 14 a 18 horas. Assim, se injetarmos em torno das 6 horas da manhã, teremos o pico próximo das 12 às 20 horas (almoço e após o almoço), perdurando até as 20 horas do mesmo dia (jantar), encerrando-se sua ação em torno das 24 horas. Deve-se mencionar que existe grande variação em todos esses tempos, de acordo com o local de aplicação e com as características de cada paciente (veja Tempo de ação, adiante).

Indicações

1. Nos portadores de diabetes tipo 1.
2. Nos portadores de diabetes tipo 2 (veja Indicações gerais de insulina, pág. 76).
3. No controle de diabetes gestacional.

◆ INSULINA PRÉ-MISTURA

Insulina humana: consiste na associação, no mesmo frasco, de insulina regular (R) com NPH (N). Sua ação inicia-se em 0,5 a 1 hora, atinge o máximo 6 a 10 horas e dura de 14 a 18 horas. Em virtude de

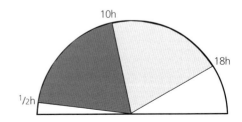

78

conter insulina regular, recomenda-se injetar, aproximadamente, 30 a 45 minutos antes da refeição. Pode ser injetada no músculo (IM) e por via subcutânea (SC). Nunca injetar na veia.

Insulina análogo

- **Insulina lispro**: consiste na associação, no mesmo frasco, de insulina lispro (25%) com NPL ("Neutral Protamine Lispro") (75%) ou lispro (50%) com NPL ("Neutral Protamine Lispro") (50%). Recomenda-se injeção subcutânea. Sua ação inicia-se em 15 minutos, atinge o pico em 1 hora e dura de 10 a 14 horas. Em virtude de conter insulina lispro, recomenda-se injetar, aproximadamente, 15 minutos antes da refeição.

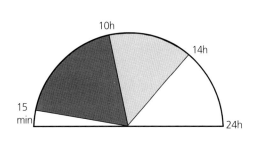

- **Insulina asparte**: consiste na associação, no mesmo frasco, de insulina asparte (30%) com NPA (Neutral Protamine Asparte) (70%). Recomenda-se injeção subcutânea. Sua ação inicia-se em 10 a 20 minutos, atinge o pico em 2 a 4 horas e dura até 24 horas. Em virtude de conter insulina asparte, recomenda-se injetar, aproximadamente, 15 minutos antes da refeição.

✦ INSULINAS GLARGINA E DETEMIR

O conteúdo é transparente (apesar de ação prolongada), pois não contém substâncias que retardam sua ação. As modificações estruturais da insulina lhes conferem ação prolongada.

Deve ser injetada sempre no subcutâneo (SC). Nunca injetar na veia. Sua ação inicia-se em 1 a 2 horas e, a partir de 3 a 4 horas, mantém-se constante (sem picos ou efeitos máximos) até 24 horas. É uma insulina que difere de todas por essa característica de ação prolongada e sem picos.

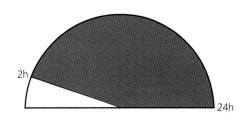

Não deve ser diluída ou misturada com qualquer outra insulina na mesma seringa. Sugerem-se, no entanto, recomendações e cuidados iguais aos das outras insulinas N.

Indicações e características

1. Nos portadores de diabetes tipo 1, ou seja, que necessitam usar doses diárias de insulina, com idade superior a 6 anos.
2. Nos portadores de diabetes que necessitam, por qualquer motivo, de uso temporário ou indefinido de insulina.

3. Em outras indicações de insulina, excluindo-se as já mencionadas no uso da insulina regular ou ultra-rápida.
4. Produz menos episódios de hipoglicemias noturnas em portadores de diabetes tipo 1 e tipo 2 do que com as outras insulinas humanas.
5. Quando associada aos hipoglicemiantes orais tem melhor efeito do que a insulina NPH (N).
6. Quando indicada, a substituição de insulina N por insulina glargina ou detemir poderá seguir as seguintes observações: naqueles que utilizam uma aplicação por dia de insulina N, iniciar com a mesmo número de unidades de insulina glargina ou detemir. Nas pessoas que utilizam mais de uma dose de insulina N, iniciar com uma redução de 20 a 30% do total de unidades de N por insulina glargina ou detemir.
7. Apesar de sua ação prolongada, próximo de 24 horas, a experiência tem mostrado que portadores de diabetes tipo 1 geralmente podem necessitar de 2 aplicações por dia e nos com diabetes tipo 2, inicialmente, de uma só aplicação.

Nomes comerciais e fontes, veja Quadro 1.

Quadro 1 – Nomes comerciais e fontes.

Nomes comerciais	Fonte ou origem	Laboratório
Insulinas de ação ultra-rápida		
Humalog (Lispro)	Humana análogo	Lilly
Novorapid (Asparte)	Humana análogo	NovoNordisk
Apidra (Glulisina)	Humana análogo	Sanofi Aventis
Insulinas de ação rápida (regular)		
Humulin R	Humana	Lilly
Novolin R	Humana	NovoNordisk
Insulinas de ação intermediária		
Humulin N (NPH)	Humana	Lilly
Novolin N (NPH)	Humana	NovoNordisk
Insulinas de ação prolongada		
Levemir	Humana análogo	NovoNordisk
Lantus	Humana análogo	Sanofi Aventis
Associação de insulinas de ação intermediária (NPH ou N) e rápida		
(90% intermediária + 10% rápida)		
Novolin 90/10	Humana	NovoNordisk
(80% intermediária + 20% rápida)		
Novolin 80/20	Humana	NovoNordisk
(70% intermediária + 30% rápida)		
Novolin 70/30	Humana	NovoNordisk
Humulin 70/30	Humana	Lilly
Associação de insulinas de ação intermediária (N) e ultra-rápida (análogos)		
(75% intermediária + 25% ultra-rápida)		
Humalog Mix 25	Humana análogo	Lilly
(50% intermediária + 50% ultra-rápida)		
Humalog Mix 50	Humana análogo	Lilly
(70% intermediária + 30% ultra-rápida)		
Novomix 30	Humana análogo	NovoNordisk

TRATAMENTO · MEDICAMENTOS

Tabela 11 – Tempo de ação – efeito hipoglicemiante das insulinas em horas.

Nomes comerciais	Tipo de insulina (fonte)	Início da ação	Período de ação máxima (pico)	Duração da ação
AÇÃO ULTRA-RÁPIDA				
Humalog	LISPRO (análogo)	1 a 5 minutos	0,5 a 2,5	3 a 4
Novorapid	ASPARTE (análogo)	10 a 20 minutos	1 a 3	3 a 5
Apidra	GLULISINA (análogo)	1 a 5 minutos	0,5 a 2,5	3 a 4
AÇÃO RÁPIDA				
Humulin R Novolin R	Regular (humana)	0,5 a 1	2 a 3	6 a 8
AÇÃO INTERMEDIÁRIA				
Humulin N Novolin N	NPH (humana)	2 a 4	6 a 10	14 a 18
AÇÃO PROLONGADA				
Lantus	Glargina (humana análogo)	1 a 2	Sem pico de ação significativo	até 24
Levemir	Detemir (humana análogo)	1 a 2	Sem pico de ação significativo	18 a 24
AÇÃO INTERMEDIÁRIA + ULTRA-RÁPIDA				
Humalog Mix 25	Lispro 25 + NPL 75 (humana análogo)	15 minutos	1	10 a 14
Humalog Mix 50	Lispro 50 + NPL 50 (humana análogo)	15 minutos	1	10 a 14
NovoMix 30	Asparte 30 + NPA 70 (humana análogo)	10 a 20 minutos	2	até 24
AÇÃO INTERMEDIÁRIA + RÁPIDA				
Novolin 90/10 Novolin 80/20 Novolin 70/30	Pré-mistura (humana)	0,5 a 1	6 a 10	14 a 18

APRESENTAÇÕES DAS INSULINAS

As insulinas são apresentadas em frascos de 10ml de acordo com a marca para serem utilizadas em seringas, em frascos-carpule, tubetes ou cartuchos com 3ml para serem utilizadas em canetas, e em canetas descartáveis.

Para serem utilizadas em seringas	Para serem utilizadas em canetas	Canetas descartáveis com tubetes de 3ml
Frascos de 10ml	Frascos-carpule ou tubetes de 3ml	
Apidra®	Apidra®	Novorapid® Flexpen®
Novorapid®	Novorapid®	Novomix 30® Flexpen®
Novolin R®	Novomix 30®	Levemir® Flexpen®
Novolin N®	Novolin R®	Lantus® Optiset®
Humulin R®	Novolin N®	Apidra® Solo STAR®
Humulin N®	Novolin 70/30®	Lantus® Solo STAR®
Humulin 70/30®	Novolin 80/20®	
Humalog®	Novolin 90/10®	
Lantus®	Humulin R®	
	Humulin N®	
	Humulin 70/30®	
	Humalog®	
	Humalog mix 25®	
	Humalog mix 50®	
	Lantus®	
	Levemir®	

ESTOCAGEM DE INSULINA

Observar no frasco o prazo de validade. Deve-se evitar o congelamento (2°C), o superaquecimento (superior a 30°C) e a excessiva agitação dos frascos de insulina, pois esses procedimentos favorecem a perda de sua potência:

- Frascos de insulinas em uso diário podem ser conservados na temperatura ambiente, porém em lugares não muito aquecidos durante o dia. Os frascos, quando de utilização esporádica (insulina R, Asparte, Lispro ou Glulisina), devem ser mantidos na parte inferior da geladeira, envolvidos em sacos ou dentro de recipientes de plásticos.
- As insulinas mantidas na temperatura ambiente após 30 dias podem perder ligeiramente sua potência, implicando, às vezes, necessidade de aumentar em uma ou mais unidades de insulina para que se tenha o mesmo efeito ou desprezar o frasco, o que é recomendado.
- Praticamente o inconveniente de se manter a insulina na geladeira é a leve irritação que pode causar no local da aplicação quando injetada em temperatura mais baixa.

- Os frascos-reserva deverão ser mantidos sempre na geladeira (parte inferior) e, antes de colocar em uso, inspecionar para detectar a presença de precipitados (grumos), fragmentos de gelo, alteração do aspecto e da cor. Essas alterações, quando presentes, podem significar perda da potência, conseqüentemente, aumentos inexplicáveis da glicemia. Caso isso ocorra, recomenda-se substituir o frasco em questão por outro do mesmo tipo de insulina.
- Como já dissemos, as insulinas R, Asparte, Lispro, Glulisina, Detemir e Glargina são cristalinas, transparentes, iguais à água de rocha, e as N e pré-misturas são uniformemente leitosas.

INSULINA U-100 E SERINGAS

Todas as seringas comercializadas no Brasil, destinadas ao uso de insulina, contêm escalas para insulina U-100, 100 unidades em 1cm^3 (= 1ml).

As seringas disponíveis atualmente são, na sua grande maioria, as de plástico, descartáveis e com agulhas (agulhas mais longas para pessoas com peso normal ou elevado e agulhas mais curtas para crianças e pessoas magras); seringa de 0,3ml (seringa Ins 30 ultrafine) para 30 unidades de insulina ou menos; seringa de 0,5ml (seringa Ins 50 ultrafine) para 50 unidades de insulina ou menos, pois oferecem maior precisão; seringa de 1ml (seringa Ins 100 ultrafine) para até 100 unidades. Apesar de não recomendado e de alguns inconvenientes, existem ainda no mercado as seringas de vidro, comumente utilizadas para vacinas ou "tuberculina" com escala 0 a 100. A leitura das unidades depende do tipo de seringa empregada. Assim:

```
Seringa Ins 30 ultrafine ......... 0,3 ml    cada marca ou traço = 1 unidade
Seringa Ins 50 ultrafine ......... 0,5ml     cada marca ou traço = 1 unidade
Seringa Ins 100 ultrafine .......  1ml       cada marca ou traço = 2 unidades
Seringa "tuberculina" ...........  1ml       cada marca ou traço = 1 unidade
```

Componentes da seringa:

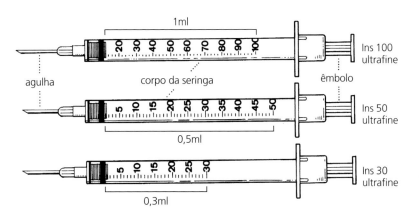

A seringa/agulha descartável de plástico poderá ser reutilizada pela mesma pessoa até 5 vezes, conforme estudos realizados, desde que se adote o seguinte procedimento: após o uso, com movimentos de vaivém, elimina-se a insulina que ficou no canhão da agulha; tampa-se esta com o protetor, coloca-se na embalagem original e esta em saco plástico limpo, sem uso e sem furos; fecha-se bem e coloca-se no congelador. Com essa prática, desde que a agulha não toque em nada, não se têm observado infecções no local de aplicação. Deve-se mencionar que a reutilização das seringas/agulhas altera as pontas das agulhas, o que pode causar certo desconforto na penetração da agulha. Além disso, essa prática (reutilização de seringas/agulhas) deve ser evitada naqueles que apresentam pouca higiene pessoal, doenças agudas, feridas ou ferimentos abertos nas mãos, diminuição de resistência a infecções, visão inadequada, pouca habilidade manual e tremores de mãos.

A seringa de vidro, após o uso, deve ser bem lavada com água e, a seguir, um dos dois procedimentos executados:

1. Sempre em um recipiente exclusivamente reservado para tal fim, separar o êmbolo do tubo e fervê-los no mínimo por 5 minutos; escorrer a água quando ainda quente e logo após, sem tocar com as mãos o corpo do êmbolo (a parte que ficará dentro do tubo), colocá-lo no tubo; com movimentos de vaivém secar a seringa antes de aspirar a insulina.

2. Após lavá-la, separando o êmbolo do tubo, mantê-los em recipiente com álcool destinado para tal fim, as duas partes completamente mergulhadas. Antes de utilizar, com o mesmo procedimento anterior, secar bem, pois a presença de álcool provoca ardor ao injetar. Uma vez por semana, dever-se-á trocar o álcool, bem como ferver a seringa para retirar a insulina aderida ao vidro. Durante viagens, a seringa e a agulha deverão permanecer imersas em álcool etílico a 95% ou álcool isopropílico a 70% durante pelo menos 5 minutos, para garantir "boa esterilização".

AMPLIADOR DE ESCALA E GUIA DE AGULHA

Esse dispositivo de plástico é um sistema óptico de precisão que torna mais fácil a mistura de insulina, amplia a escala e ajuda a detectar bolhas na seringa.

APLICAÇÃO DE INSULINA

☞ Locais de aplicação

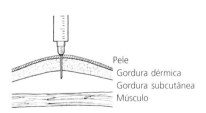
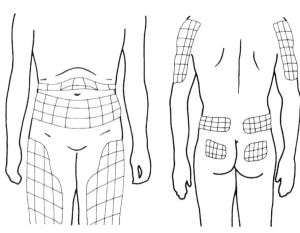

É recomendável variar os locais de aplicação da insulina, preferindo-se a face anterior da coxa, face externa e posterior do braço, nádegas e abdome. *A insulina não deve ser aplicada no antebraço*. A distância recomendada entre as aplicações diárias deverá ser de aproximadamente 3cm. Assim, na face anterior de uma coxa, na maioria das pessoas, pode-se aplicar durante 3 semanas sem repetir o local. Para isso, traçam-se três linhas (do joelho até a virilha) e aplica-se por 7 dias em cada linha, naturalmente mantendo-se a distância recomendada entre as aplicações. Na face externa e posterior dos braços e nas nádegas, uma semana em cada. No abdome, em círculos ou linhas retas, evitando a proximidade do umbigo e da região inguinal (3cm de distância), pode-se aplicar durante 2 a 4 semanas. Naturalmente existem outros métodos de revezamento; essa é apenas a descrição de um deles.

☞ Velocidade de absorção

A insulina é absorvida mais rapidamente nos braços e mais lentamente nas coxas. No abdome, a velocidade é intermediária. Os fatores que aumentam a absorção de insulina são: massagem local, prática de exercícios físicos logo após a injeção e banho morno na área de aplicação.

Importante salientar que a velocidade de absorção da insulina varia também para cada pessoa, fato que determina a necessidade de controle individual com determinação da glicemia e/ou pesquisa de glicose na urina (glicosúria), tantas vezes quanto necessário.

Quanto maior a dose de insulina injetada de uma só vez, mais prolongado será seu efeito. Esse fato também deverá ser levado em conta na proposta de dividir a administração de insulina em 2 ou mais aplicações.

☞ Técnicas de aplicação

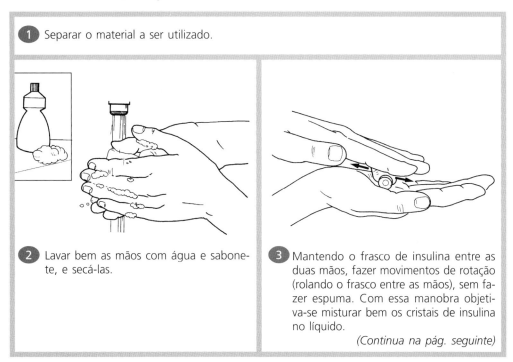

① Separar o material a ser utilizado.

② Lavar bem as mãos com água e sabonete, e secá-las.

③ Mantendo o frasco de insulina entre as duas mãos, fazer movimentos de rotação (rolando o frasco entre as mãos), sem fazer espuma. Com essa manobra objetiva-se misturar bem os cristais de insulina no líquido.

(Continua na pág. seguinte)

Técnica de aplicação (*continuação*)

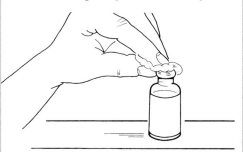

4 Apoiar o frasco em uma superfície plana, com a tampa voltada para cima. Com um chumaço de algodão embebido em álcool comum ou álcool isopropílico a 70% (álcool sachê MP® ou Alcohol Swab®) esfregar a tampa de borracha do frasco.

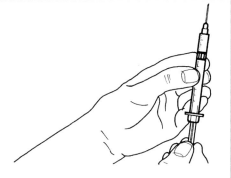

5 Aspirar o ar com a seringa/agulha, mesmo volume do líquido a ser aspirado.

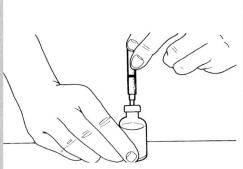

6 Introduzir a agulha através da tampa. Injetar o ar contido na seringa.

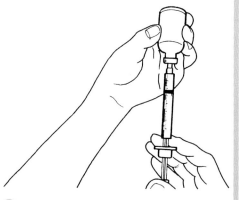

7 Virar o conjunto (frasco-agulha-seringa) e, com a tampa voltada para baixo, aspirar lentamente a insulina.

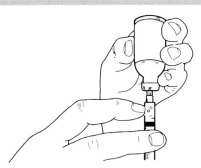

8 Caso venha ar, bater suavemente na parede da seringa para que as bolhas subam. Reinjetar o ar no frasco de insulina quantas vezes se fizer necessário até que a seringa contenha somente insulina.

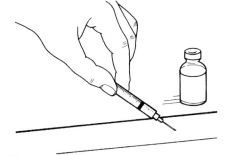

9 Colocar o frasco de insulina e a seringa em posição horizontal; retirar a seringa, prendendo o êmbolo com um dos dedos, para que não entre ar novamente. Depositar a seringa carregada sobre uma superfície plana, de maneira que a agulha não toque em nada.

TRATAMENTO · MEDICAMENTOS

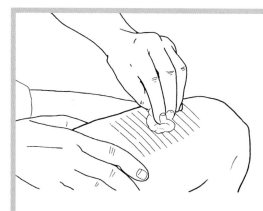

10. Pegar, com o polegar e indicador da mão que pinçará a pele, o chumaço de algodão/álcool, ou álcool isopropílico a 70% (álcool sachê MP® ou Alcohol Swab®), passar na área a ser injetada (10 x10cm aproximadamente). Esperar secar.

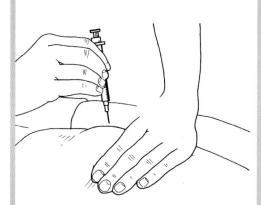

11. Pinçar a prega cutânea e injetar a insulina entre os dois dedos, de tal modo que a agulha penetre perpendicularmente à pele ou levemente inclinada (até 45 graus), nunca rente a ela.

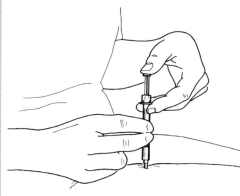

12. Injetar a insulina. A insulina aplicada adequadamente deve ser indolor.

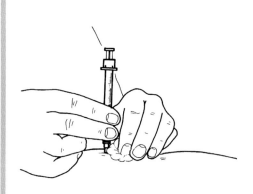

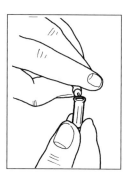

13. Retirar a agulha e passar o algodão/álcool. Com álcool isopropílico a 70% arde menos ou não arde. Tampar a agulha com o protetor.

87

☛ Técnica de mistura de insulina

Utiliza-se a mistura de insulina regular (R), rápida ou cristalina e NPH (N) (quando for utilizar insulina ultra-rápida, veja Insulina ultra-rápida, pág. 76). Quando for necessário misturar na mesma seringa insulina regular e insulina NPH (N), recomenda-se proceder da seguinte forma:

1. Repetir os itens 1, 2, e 3 anteriormente descritos.
2. Desinfetar com chumaço de algodão embebido em álcool as tampas dos dois frascos: insulina R e insulina NPH (N). Frascos apoiados na mesa.
3. Injetar ar no frasco de insulina NPH (N), na quantidade equivalente às unidades a serem injetadas.
4. Retirar a seringa/agulha do frasco, pressionando o êmbolo, para que o ar não volte à seringa.
5. Injetar ar, com o frasco de cabeça para baixo, no frasco de insulina R, na quantidade equivalente às unidades a serem aspiradas.
6. Aspirar a insulina. Retirar a seringa/agulha.
7. Introduzir a seringa/agulha no frasco de insulina NPH (N) com o cuidado de não deixar entrar ar e não introduzir insulina R no frasco de insulina NPH (N). Para tal, aspira-se lentamente; caso se formem bolhas, dever-se-á, ao final, retirar a seringa/agulha do frasco, retirar o ar, reintroduzir a seringa/agulha e aspirar a insulina faltante.
8. Não esquecer de fazer o cálculo antes de iniciar a mistura. Assim, se for utilizar 5 unidades de insulina R e 30 unidades de insulina NPH (N), o total marcado na seringa deverá ser 35 unidades (30 + 5).
9. Ao proceder a essa técnica de mistura deve-se ter o máximo de cuidado e exatidão para não incorrer em erros, muito comuns.

A mistura das insulinas regular, rápida (R) ou cristalina com a insulina NPH (N) (as duas mencionadas acima) tem como objetivo um rápido início de ação, seguido de efeito prolongado, com a vantagem de uma única aplicação. Utiliza-se, principalmente, naqueles pacientes que apresentam aumento da glicemia e/ou glicosúria, antes ou principalmente após a refeição, no período da manhã (no caso de injeções matutinas), no período do jantar (para injeções vespertinas), ou no período do almoço (para injeções no almoço).

Dispomos no mercado brasileiro de mistura de insulina (pré-mistura) em várias proporções de insulinas de ação intermediária NPH (N) e rápida (R), todas com insulina humana (veja pág. 80), e também de insulina análogo intermediária e ultra-rápida. Podem ser apresentadas em frascos de 10ml e/ou em frascos-carpule (tubetes) com 3ml (300U totais), estes para serem utilizados em canetas e, em canetas descartáveis (veja pág. 82).

Algumas observações sobre a auto-aplicação

Temos tido a oportunidade de observar balconistas de farmácia, algumas pessoas que se dizem "entendidas", pessoas que trabalham em hospitais, entre outras, cometerem erros graves em relação à dose e à técnica de aplicação de insulina. Já presenciamos pacientes com coma hipoglicêmico, que infelizmente faleceram, em decorrência de erros na quantidade de insulina aplicada. Por isso, sempre recomenda-se aos portadores de diabetes e/ou seus familiares que aprendam a aplicar insulina.

Acreditamos que o melhor aplicador de insulina é o próprio paciente. Caso não seja possível, seus familiares próximos deverão fazer a aplicação. Além de contribuir para torná-lo independente e auto-suficiente, o paciente é a melhor pessoa para decidir a dose a ser aplicada, pois deve estar instruído sobre detalhes de seu autocontrole. *A maioria dos pacientes ou familiares, na nossa experiência, consegue aprender a técnica de aplicação de insulina com uma só explicação.*

Algumas sugestões de horários de aplicação de insulina

Antes do café	Antes do almoço	Antes do jantar	Ao deitar
NPH (N)			
NPH (N)		NPH (N)	
NPH (N) + ultra-rápida		NPH (N) + ultra-rápida	
NPH (N) + ultra-rápida	Ultra-rápida	Ultra-rápida	NPH (N)
NPH (N) + ultra-rápida	Ultra-rápida	NPH (N)	
Ultra-rápida	Ultra-rápida	Ultra-rápida	NPH (N)
Ultra-rápida	Ultra-rápida	Ultra-rápida	Detemir ou Glargina
NPH (N) + rápida (R)		NPH (N) + rápida (R)	
NPH (N) + rápida (R)	Rápida (R)	Rápida (R)	NPH (N)
NPH (N) + rápida (R)	Rápida (R)	NPH (N)	
Rápida (R)	Rápida (R)	Rápida (R)	NPH (N)
Rápida (R)	Rápida (R)	Rápida (R)	Detemir ou Glargina

Aplicação, efeito máximo e melhor hora de exame (glicemia)

Horário (aplicação)	Tipo de insulina	Efeito máximo	Horário do exame
Antes da refeição	Ultra-rápida	Após a refeição	1 a 2 horas após a refeição
Antes do café	Regular	Até o almoço	Antes do almoço
Antes do jantar	Regular	Após o jantar	Ao deitar
Antes do almoço	Regular	À tarde	Antes do jantar
Antes do jantar	NPH (N)	Durante a noite	Jejum
Cedo (7 horas)	NPH (N)	À tarde	Antes do jantar
Ao deitar	NPH (N)	Até o almoço	Antes do almoço
No café da manhã	Glargina	Durante 24 horas	Longe das refeições
Ao deitar	Glargina	Durante 24 horas	Longe das refeições, melhor em jejum
Ao deitar	Detemir	Durante 18 a 24 horas	Longe das refeições, melhor em jejum
No café da manhã	Detemir	Durante 18 a 24 horas	Longe das refeições

Algumas sugestões, técnicas e doses de insulina utilizadas no tratamento do diabetes tipo 2

1. Uso de insulina associada a hipoglicemiantes orais:
   Dose inicial de insulina N – 0,1 a 0,5U/kg/dia – ao deitar-se (preferível). Também poderá ser utilizada em outros horários conforme indicação clínica.

2. Uso isolado de insulinas N ou pré-mistura:
   Dose inicial de 0,4U/kg/dia (mínimo 10 e máximo 24) – $2/3$ antes do café da manhã e $1/3$ antes do jantar ou metade da dose pela manhã e ao deitar-se.
   Aumentar a dose, 2 a 4 unidades a cada 3 ou 4 dias, até que a glicemia em jejum seja inferior a 110mg/dl (controle ideal).

3. "Bolus de correção" para corrigir a hiperglicemia em determinado momento. Utilizam-se preferencialmente as insulinas ultra-rápidas e quando não disponíveis a rápida (regular). Veja Contagem de carboidratos.

4. Pessoas obesas necessitam de doses maiores de insulina ou a associação com metformina, acarbose, glitazonas, gliptinas ou exanatida.

Algumas sugestões, técnicas e doses de insulina utilizadas no tratamento do diabetes tipo 1

1. Geralmente o portador de diabetes tipo 1 necessita aplicar 2 ou 3 doses de insulina de ação intermediária (insulina N), ou 1 ou eventualmente 2 aplicações de insulina de ação prolongada sem pico (detemir ou glargina), totalizando 50% da necessidade diária – basal de insulina. Os outros 50% da necessidade diária, deverão ser administrados na forma de insulina ultra-rápida (Lispro, Asparte ou Glulisina) ou de insulina regular (R) que serão distribuídas antes de cada refeição, ou em caso de imprevisibilidade de ingestão de carboidratos (crianças pequenas) logo após a ingestão alimentar – bolos de insulina. Estes bolos de insulina são úteis para impedir eventuais picos ou elevações da glicemias pós-prandiais. Cada dose a ser aplicada antes ou logo após às refeições é calculada conforme o total de carboidratos a serem ingeridos (vide Contagem de carboidratos pág. 51).

2. Quando deparamos com elevações esporádicas longe das refeições, o cálculo da dose será em relação somente à glicemia. Esses valores calculados são individualizados e deverão ser orientados pelos profissionais da saúde.

3. As pessoas que utilizarem esses procedimentos deverão ficar atentas quanto à ingestão de alimentos em períodos não maiores que 3 horas, pois a ocorrência de hipoglicemia é freqüente, quando se utiliza a insulinização com múltiplas doses de insulina e, principalmente, quando coencide os efeitos máximos de insulinas intermediárias e ultra-rápidas ou rápidas. (vide págs. 81 e 117).

4. Salienta-se a necessidade de saber sobre os locais de aplicação e a absorção, o tempo de início de ação, o pico máximo e a duração de cada insulina, assim como a influência do local de aplicação e exercícios. Recomendamos a leitura prévia dos capítulos correspondentes a todos esses fatos relevantes.

Na tabela abaixo são expostas as doses diárias totais iniciais que poderão ser utilizadas – 50% de ação intermediária (N) ou prolongada (glargina ou detemir) + 50% de ação ultra-rápida ou regular. Naturalmente, a indicação clínica das doses iniciais e dos acertos de dose deverá ser individualizada.

Período do portador de diabetes tipo 1	Doses diárias em unidades por kg por dia
Início de tratamento	0,1 a 0,3
Período de "lua-de-mel"	0,1 a 0,2
Fase de estabilização	0,2 a 0,5
Durante a puberdade	0,5 a 1
Vida adulta	0,4 a 0,7

APARELHOS PARA INJETAR INSULINA

Canetas

Consistem de um injetor automático de insulina do tamanho e formato de uma caneta comum, facilmente transportável e permitem doses reguláveis de insulina.

Funcionam com recarga de pequenos frascos denominados frascos-carpule ou tubetes semelhantes em forma aos dos anestésicos usados pelos cirurgiões-dentistas, que permanecem dentro dos injetores (canetas) até se esgotarem. Os frascos-carpule são denominados também de "Refill" ou "Penfill" conforme a marca da insulina. Contêm pequenas esferas no seu interior para garantir a homogeneização dos cristais de insulina (somente insulina N). Utilizam agulhas próprias. A caneta Novopen 3 utiliza agulhas Novo Fine G30 com 0,3mm x 6 ou 8mm. Para uso em diversas canetas estão disponíveis em três tamanhos da marca BD: Ultrafine III curta 12,7 x 0,33mm para adultos normais ou obesos; Ultrafine III curta 8 x 0,25mm para adultos magros com prega subcutânea; Ultrafine III Mini 5 x 0,25mm para crianças e adultos magros sem prega subcutânea.

Têm as vantagens de não ser necessário retirar insulina do frasco, não utilizar seringas/agulhas (ou seja, recipiente de insulina, seringa e agulha numa só peça), facilitando, assim, a aplicação em qualquer lugar e a qualquer momento. A cada 0,5, 1 ou 2 unidades de acordo com a marca, ouve-se um "estalinho", auxiliando aqueles com deficiência visual.

Têm a inconveniência de, em muitas canetas, não permitir o uso de outras marcas de insulina e de não utilizar frascos de insulina de 10ml de volume, ou seja, aqueles que os portadores de diabetes utilizam há longo tempo e conhecem muito bem.

Os frascos-carpule (tubetes) contêm 3ml de insulina humana ou humana análogo U-100 (total de 300 unidades), e habitualmente utilizados em canetas específicas de acordo com o fabricante. Úteis em aplicações múltiplas, e inferiores a 70U por vez, no trabalho, no passeio e em viagens mais longas.

As canetas descartáveis, quando prontas para uso (com insulina), deverão seguir as mesmas recomendações enumeradas em *Estocagem de frascos de insulina*.

Canetas comercializadas

Canetas disponíveis	Doses reguláveis de insulina	Quantidades máximas permitidas por aplicação
NovoPen 3®	1 em 1 unidade	70U
NovoPen 3 Demi®	0,5 em 0,5 unidade	35U
Humapen Luxura®	1 em 1 unidade	60U
Humapen Ergo®	1 em 1 unidade	60U
Opti Pen Pro 1®	1 em 1 unidade	60U
Quick Pen®	1 em 1 unidade	60U
Autopen 24 verde®	1 em 1 unidade	21U
Autopen 24 azul®	2 em 2 unidades	42U

☞ **Técnica de utilização de canetas**

Componentes das canetas

- Capa ou tampa protetora dos frascos-carpule.
- Cone com agulha.
- Cápsula ou invólucro dos frascos-carpule.
- Cursor que empurra e/ou disparador.
- Regulador da dose.
- Corpo principal da caneta.
- Visor.
- Disparador.

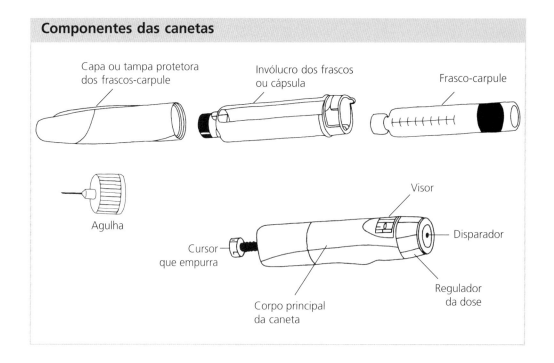

Componentes das canetas

TRATAMENTO · MEDICAMENTOS

Preparo

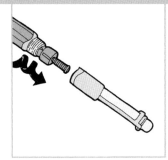

1. Retirar a tampa.

2. Desenroscar o invólucro ou cápsula.

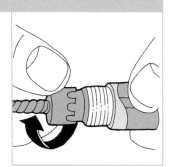

3. Recolher o cursor.

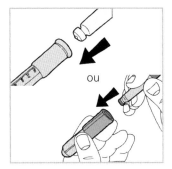

4. Colocar a recarga cheia ou inserir o cartucho de insulina na cápsula e recolocar o corpo principal.

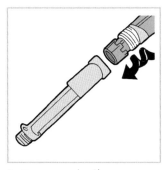

5. Enroscar o invólucro no corpo principal.

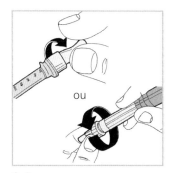

6. Enroscar o cone com a agulha ou colocar uma agulha nova.

Aplicação

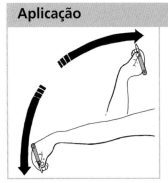

1. Movimente todo o conjunto da caneta, lentamente, 10 vezes.

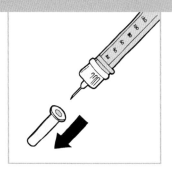

2. Destampe a agulha e não a toque com a mão ou com qualquer objeto.

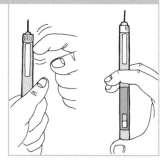

3. Expulse o ar. Com a agulha da caneta para cima, bata nas paredes suavemente com o dedo e elimine o ar antes de injetar.

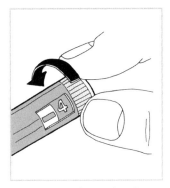
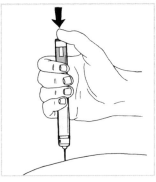
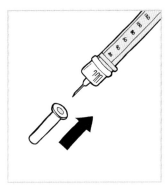

4. Marque a dose, girando o regulador até aparecer no visor a quantidade desejada.

5. Insira a agulha na pele. Pressione o disparador até o final. Espere 5 segundos. Retire o conjunto.

6. Recoloque a tampa na agulha.

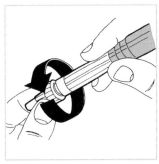

Observação: para prevenir a entrada de ar ou extravasamento da insulina, alguns recomendam remover a agulha da caneta após cada aplicação. No entanto, muitas pessoas não o fazem e não referem grandes problemas.

7. Ou retire a agulha. Recoloque a tampa.

Jamais fazer aplicação por cima da roupa.

Canetas descartáveis

São canetas que já contêm 3ml (300 unidades) de insulina com as mesmas características que outras canetas, porém sem a possibilidade de trocar os frascos-carpule ou tubetes como é feito com as outras. Os cuidados, o armazenamento, as indicações e outras recomendações são os mesmos referidos para insulinas N, R, detemir e glargina.

Nomes comerciais	Insulina utilizada	Doses reguláveis de insulina	Quantidade máxima por aplicação
FlexPen®	Levemir®	1 em 1 unidade	60U
FlexPen®	NovoRapid®	1 em 1 unidade	60U
FlexPen®	NovoMix 70/30®	1 em 1 unidade	60U
Lantus Optiset®	Lantus®	1 em 1 unidade	60U
Apidra® Solo STAR®	Apidra®	1 em 1 unidade	80U
Lantus® Solo STAR®	Lantus®	1 em 1 unidade	80U

APARELHO QUE AUXILIA NA APLICAÇÃO DA INSULINA

Utilizando seringa/agulha de insulina:

Inject-Ease – aparelho injetor de insulina, onde se coloca seringa/agulha descartável com a quantidade de insulina a ser injetada e por meio de um dispositivo introduz a agulha no subcutâneo ou no músculo, com uma só mão. Indicado para quem tem dificuldade na auto-aplicação e facilitar a introdução da agulha. Pode ser utilizado com seringas de 0,3ml, 0,5ml e 1ml.

SISTEMAS DE INFUSÃO CONTÍNUA DE INSULINA (SIC) OU BOMBAS DE INFUSÃO DE INSULINA

São dispositivos, do tamanho de um "pager", que ficam presos no cinto, no bolso ou no próprio corpo e que, por meio de um microcatéter de plástico especial inserido geralmente no abdome ou na coxa, injetam continuamente insulina ultra-rápida. As bombas não medem a glicemia e não injetam automaticamente as quantidades de insulina para aquele determinado momento, sendo estas sempre comandadas pelo usuário, conforme um programa predeterminado para cada situação e paciente.

Indicações do uso da bomba de insulina

- Dificuldade de atingir bom controle glicêmico mesmo com monitorização freqüente e contínua.
- Hipoglicemias freqüentes e severas.
- Cetoacidose e internações freqüentes.
- Hipoglicemias assintomáticas.
- Gravidez.
- Desejo de um estilo de vida menos rígido (horários da alimentação mais flexíveis).

Critérios de seleção de pacientes

Recomenda-se às pessoas que pretendem utilizar as bombas de infusão de insulina que tenham:
- Motivação para várias determinações de glicemias diárias (até 12 vezes ao dia).
- Bom equilíbrio emocional.
- Disposição para seguir as recomendações médicas e dietéticas.
- Bom nível intelectual.
- Suporte familiar.
- Expectativas realistas.
- Capacidade financeira.

O usuário da bomba deverá manter dois tipos de infusão de insulina. A chamada infusão basal (50% da dose diária de insulina calculada para as 24 horas) e os chamados "bolos", tanto os de "correção" (para corrigir a hiperglicemia de determinado momento) como os de "refeição" (para reduzir ou prevenir a hiperglicemia pós-alimentar). Para seu perfeito uso é necessário que o usuário compreenda bem a contagem de carboidratos nas refeições. Tanto a infusão basal como os "bolos de insulina" são comandados pelo usuário, daí a necessidade dos múltiplos testes glicêmicos de ponta do dedo durante o dia.

As complicações do uso das bombas de infusão de insulina, praticamente, são raras, como obstrução do catéter que injeta a insulina no subcutâneo, desconexão de catéter, bateria descarregada, entre outros.

Existem no mercado brasileiro, dois modelos de SIC (sistema de infusão contínua) ou bomba de infusão de insulina:

- Accu-Chek® Spirit, comercializada pela Roche, com microinfusões de insulina a cada 3 minutos, com alarmes vibratórios, acústicos e visuais orientando o usuário para as correções necessárias da glicemia e, com a vantagem de ser a prova d'água até 2,5m de profundidade e por 1 hora.
- Paradigm® REAL-Time 722 com Minilink®, comercializada pela Meditronic Comercial Ltda, cuja característica é de um sistema que combina uma bomba de insulina com a monitorização contínua de glicose em tempo real (vide pág. 134). Mostra na tela da bomba, a glicemia de 5 em 5 minutos, gráficos de tendência com flechas orientadas para baixo ou para cima, dependendo das oscilações da glicemia, alertando assim o usuário quanto a conduta a ser tomada. Este sistema não é a prova d'água.

INSULINAS INALADAS

É uma forma de administrar insulina, com ação semelhante à insulina ultra-rápida, na forma de aerossóis em pó ou líquido, por via inalatória.

As insulinas inaladas utilizadas são eficazes no controle da glicemia pós-prandial.

Em passado recente, foi lançada a Exubera®. Após alguns meses de utilização, por diversos motivos de ordem comercial, infelizmente, sua disponibilidade ao público foi interrompida.

COMPLICAÇÕES E EFEITOS COLATERAIS

Atrofia da gordura subcutânea – lipoatrofia: ocorre geralmente nas áreas onde a insulina mista ou suína (atualmente não são disponíveis) foi repetidamente injetada ou mesmo em regiões onde a insulina não foi aplicada. É mais comum em crianças de ambos os sexos e em mulheres adultas. Existe certa suscetibilidade individual. A gordura subcutânea torna-se mais delgada, aparecendo como afundamento de "pele". Trata-se com injeções de insulina humana nos locais afetados até que se recomponha a espessura da camada gordurosa. Com a utilização das insulinas humanas e humanas análogo têm-se observado grande redução das ocorrências dessa complicação.

Hipertrofia da gordura subcutânea – hipertrofia insulínica: situação oposta à anterior, a "pele" e a gordura subcutânea ficam espessas, formando saliência. Ocorre quando se injeta todos os dias no mesmo local e mais freqüentemente nos homens. O tratamento consiste em evitar esse procedimento, até que a "pele" retorne ao normal (geralmente meses). É importante lembrar que a insulina, quando

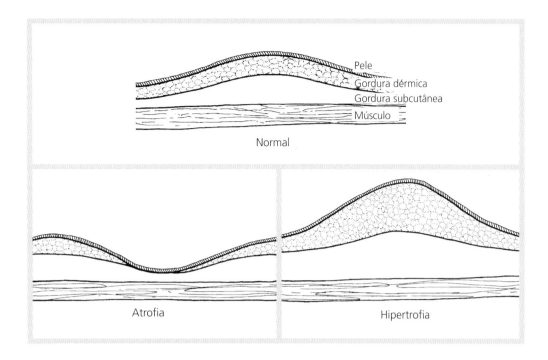

injetada nas áreas hipertróficas, pode ter sua absorção alterada em tempo e em quantidade, alterando, assim, seu efeito hipoglicêmico, dificultando o controle adequado da glicemia.

Alergia à insulina: efeito colateral raríssimo. Ocasionada, geralmente, pela presença de contaminantes durante o processo de fabricação de insulinas de origem animal (atualmente não são disponíveis). Pode ocorrer, também, quando a insulina é injetada erroneamente na pele (intradérmica), e não no tecido subcutâneo (gordura). Às vezes, no local da aplicação, observam-se vermelhidão ou, mais raramente, placas de urticária. As insulinas humanas (N) e análogos (detemir, glargina, lispro, asparte e glulisina) raramente provocam alergia.

Edema: no início da insulinoterapia, pode-se verificar inchaço nos pés e, mais raramente, na face. Geralmente é transitório, pois desaparece após algumas semanas. Em certas ocasiões poderão ser usados diuréticos por pouco tempo.

Hipoglicemia ou "reação da insulina": consiste na baixa ou queda de açúcar no sangue. Sem dúvida, é o efeito colateral mais encontrado no tratamento com insulina. O quadro clínico e outros detalhes sobre hipoglicemia estão expostos no capítulo específico – Hipoglicemia.

Resistência imunológica à insulina: denomina-se resistência à insulina a situação em que o controle do diabetes em adultos requer a administração de doses de insulina de mais de 200 unidades e em crianças mais de 2,5U/kg de peso por dois dias consecutivos ou mais. Decorre principalmente da presença de anticorpos antiinsulina, que surgem após injeções intermitentes de insulina, os quais se acoplam (se ligam) à insulina circulante e impedem sua ação nos tecidos. Para este diagnóstico de resistência imunológica à insulina, é importante afastar outras causas como infecções, uso de corticoesteróides, doenças que aumentam o cortisol e hormônio de crescimento e tumores como os linfomas. Existem casos, como já mencionados, de redução ou alteração de receptores ("encaixes" biológicos) de insulina.

Gostaríamos de salientar que a insulina não é prejudicial à saúde, não "vicia", não causa cegueira, como alguns pensam. Assim, os portadores de diabetes tipo 2 não precisam ter medo de usar insulina. Em muitas situações ela poderá melhorar a saúde, reduzir as complicações e até mesmo salvar vidas. Seu uso implica obrigatoriamente saber o máximo possível sobre ela, cuidar do fracionamento alimentar, não deixar de fazer o lanche noturno, bem como não ficar mais de 3 horas, durante o dia, sem ingerir qualquer alimento. Acertar a dose diariamente, de acordo com a glicemia em horários recomendados (vide pág. 89). Esse acerto poderá ser complementado com a glicemia 2 horas após as principais refeições para proceder à devida correção com insulinas ultra-rápidas ou rápidas, segundo orientação médica (veja Hiperglicemia pós-prandial, pág. 147).

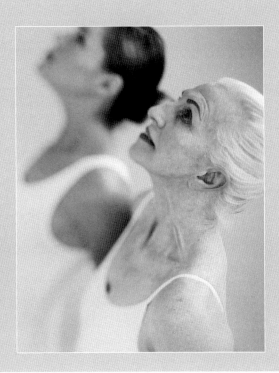

TRATAMENTO

Atividades e Exercícios Físicos

Algumas vantagens dos exercícios físicos
Recomendações aos que praticam exercícios
Recomendações especiais aos que utilizam insulina
Quantas calorias gastamos em atividade física?
Quantificação do exercício – resistência física
Caminhadas
Diabetes e atividade física
   Introdução
   Definições
   Relação custo/benefício
   Qual a recomendação?
   O prazer na prevenção e no tratamento do diabetes
   Efeito múltiplo da atividade física
   Novas perspectivas: diabetes voluntário?

Todas as pessoas, de qualquer idade, devem exercitar-se, aproveitando as diferentes oportunidades. Muitos afirmam "não tenho tempo", "o trabalho não me permite", enfim inúmeras razões para não fazê-lo, com prejuízo considerável para seu bem-estar físico.

Aproveite todos os intervalos de suas atividades para caminhar na própria área do trabalho, em parques etc. Muitos justificam-se, informando que "não há lugar para andar" ou "está chovendo". Nos grandes centros, sugerimos os shopping centers: cobertos, temperatura agradável, seguros.

Os exercícios são muito úteis para o portador de diabetes, devendo fazer parte integrante de seu programa de tratamento e de sua vida. Deverão, sempre que possível, ser feitos sem propósito de competição; recomenda-se, porém, a companhia de outra pessoa, pois o exercício físico pode causar hipoglicemia.

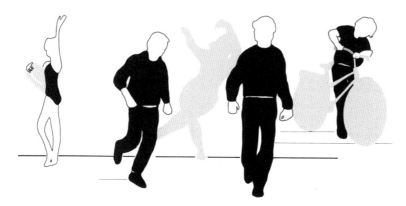

Algumas vantagens dos exercícios físicos

1. Facilitam a queima de glicose pelos músculos, melhorando o controle diário do diabetes.
2. Nos obesos, colaboram na redução do peso.
3. Aumentam a ação da insulina e de hipoglicemiantes orais.
4. Aumentam o número de receptores e sua capacidade de ligação com a insulina ("encaixes" bioquímicos) em tecido gorduroso, músculos e outros órgãos; diminuindo, assim, a resistência periférica à ação da insulina nesses tecidos.
5. Permitem, aos bem controlados e com peso normal, a ingestão de mais calorias correspondentes a esse gasto.
6. Reduzem os fatores de risco cardiovasculares.
7. Aumentam o fluxo de sangue muscular e a circulação de membros inferiores, principalmente nos pés, prevenindo assim os efeitos da aterosclerose.
8. Reduzem a quantidade diária de insulina.
9. Contribuem na redução de colesterol e triglicérides no sangue, principalmente no período após alimentação.
10. Colaboram na redução da pressão arterial. Pacientes hipertensos sempre deverão fazer avaliação clínica prévia, pois poderão ter acidentes desagradáveis como infarto do miocárdio ou "derrame". Por esse motivo

recomendam-se as atividades físicas de leves a moderadas e na forma cumulativa (veja Diabetes e atividade física, pág. 106).

11. Reduzem a perda de massa óssea (osteoporose), atuando como fator mecânico na reconstrução óssea.

12. Melhoram a disposição geral e a sensação de bem-estar, conseqüentemente o transcurso dos dias e a integração a esse cotidiano.

Recomendações aos que praticam exercícios físicos

1. Evite ser "atleta de fim de semana", pois dificultará acertos de medicação e alimentação nos dias em que praticar exercícios e, em muitas ocasiões, nos dias subseqüentes.

2. Nos portadores de diabetes bem controlados, o início dos exercícios deverá ser precedido de orientação médica, principalmente no que se refere à eventual redução da medicação e/ou aumento proporcional de calorias ingeridas.

3. Em casos de exercícios prolongados ou extenuantes, deve-se fazer complementação alimentar antes de iniciá-los, pois corre-se o risco de hipoglicemia (nesses casos deve-se aumentar a ingestão de carboidratos de 10 a 15g por ½ hora de atividade física equivalentes por exemplo a 1 fruta ou 1 porção do grupo 4: Cereais, veja Tabela 7, pág. 39).

4. Quando possível varie o tipo de atividade física para ativar outras partes do corpo. Procure exercitar-se em horas do dia não muito quentes, com roupas leves e calçados adequados (cuidado com os pés!).

5. Transportar sempre açúcar puro em frasco ou em saco de plástico na quantidade de 2 a 3 colheres das de sopa, açúcar líquido (3 a 4 floconetes) ou glicose (10 a 15 gramas), para que possam ser facilmente ingeridos em eventual hipoglicemia (veja Hipoglicemia, pág. 117).

6. Não esqueça de fazer ajustes, sob orientação médica, na alimentação e medicação para diabetes, para não desencadear hipoglicemia.

7. É necessário informar que os exercícios deverão ser adequados à idade. Procure reconhecer sua limitação consultando o clínico. Não exceda!

8. Pacientes hipertensos e com retinopatia proliferativa deverão evitar levantamento de peso e exercícios que aumentam a pressão intra-abdominal (exercícios que solicitam a musculatura abdominal).

Recomendações especiais aos que utilizam insulina

1. Nos portadores de diabetes tipo 1, com glicemias superiores a 250mg/dl e, principalmente, com presença de cetonúria, os exercícios não poderão ser praticados, pois agravam ou desencadeiam a queima de gordura e resultam no aumento de corpos cetônicos e até no aumento da glicemia. CUIDADO! Nessas ocasiões, deve-se primeiramente reduzir os níveis de glicemia e controlar o diabetes até que a cetonúria desapareça, para posteriormente reiniciar a prática dos exercícios.

2. Deve-se evitar a prática de exercícios durante o período máximo de ação da insulina (pico ou acme) e durante a noite (veja Tempo de ação das insulinas, pág. 81), pois também corre-se risco de hipoglicemia. Recomenda-se a prática de exercícios sem esses riscos, 1 hora após a alimentação.

3. Em alguns casos, recomenda-se transportar fitas de glicemia para eventual controle.

4. Pacientes que utilizam insulina devem evitar nadar em mar aberto, praticar asa-delta, pesca submarina, pois poderão necessitar de glicose e, sem possibilidade de utilizá-la, CORRE-SE RISCO DE VIDA. EVITE!

5. Evitar aplicar insulina em locais que serão acionados mais vigorosamente com determinada atividade física, naquele dia, pois sabemos que nesses locais ocorre grande absorção de insulina. Exemplo: se for caminhar, aplicar insulina no abdome ou braços; se for remar, aplicar nas pernas ou no abdome (veja Velocidade de absorção, pág. 85).

6. Evitar atividades físicas competitivas esporádicas, pois o acerto da dose de insulina e dos alimentos torna-se difícil e a ocorrência de hipoglicemia poderá ser imprevisível.

Quantas calorias gastamos em atividade física?

Necessidade para gastarmos 100 calorias em atividades recreativas

Pintar sentado .... 50 minutos	Pedalar rápido .... 12 minutos
Tocar piano .... 40 minutos	Jogar tênis .... 12 minutos
Dirigir carro .... 35 minutos	Equitação trote .... 12 minutos
Remar 4km/h .... 33 minutos	Capinar .... 11 minutos
Equitação lenta .... 33 minutos	Esquiar .... 10 minutos
Vôlei .... 28 minutos	Squash .... 10 minutos
Boliche .... 22 minutos	Patinar .... 9 minutos
Ciclismo 9km/h .... 22 minutos	Ciclismo 20km/h ...... 9 minutos
Golfe .... 20 minutos	Nadar .... 8 minutos
Andar .... 18 minutos	Pular cordas .... 5 minutos
Jardinar .... 17 minutos	Correr .... 5 minutos

Para gastarmos 100 calorias em tarefas domésticas necessitamos:

Costurar à mão .... 71 minutos
Varrer chão .... 58 minutos
Costurar à máquina .... 55 minutos
Lustrar mobília .... 41 minutos
Descascar batatas .... 35 minutos
Limpar esfregando (de pé) .... 35 minutos
Amassar pão .... 30 minutos
Esfregar chão .... 28 minutos
Limpar janelas .... 27 minutos
Fazer as camas .... 25 minutos
Passar a ferro (de pé) .... 24 minutos
Lustrar assoalho .... 24 minutos
Pendurar roupa lavada .... 22 minutos
Bater tapetes .... 20 minutos

Exemplo: se andarmos 36 minutos, poderemos ingerir mais 200 calorias além do basal calórico calculado. Contrariamente, se em um determinado dia ingerirmos 300 calorias a mais em relação àquele basal, deveremos praticar algum exercício extra, de sorte que possamos gastar essas 300 calorias (por exemplo andar 54 minutos). É uma das formas em que poderemos equilibrar nosso total calórico ingerido, desde que tenhamos peso próximo ao ideal.

Os portadores de diabetes com peso superior ao desejável deverão aumentar os exercícios físicos diários e reduzir progressivamente a ingestão alimentar em 20 a 40% do total calórico calculado. Assim, se o total calórico calculado for 1.000 calorias por dia, poderemos ingerir inicialmente 800 calorias (correspondentes à redução de 20% do total calculado), reduzindo até chegar a 600 calorias no período. Importante salientar a necessidade de reduzir paralelamente os medicamentos para diabetes – comprimidos ou insulina – conforme a orientação médica e sempre monitorizados pela glicemia, para que não ocorra hipoglicemia.

Esses conhecimentos poderão proporcionar ao portador de diabetes uma alimentação balanceada e programada, não limitante, versátil e cômoda. A manutenção do peso próximo ao ideal, associado a um melhor controle da glicemia e da glicosúria, proporcionará melhor desempenho no trabalho, maior rendimento mental, social e emocional, maior resistência a infecções (melhora do estado imunológico), menor despesa médica, enfim, maior capacidade geral e melhor saúde.

Indivíduos que mantêm atividade física constante produzem em maior quantidade, no cérebro, substâncias denominadas ENDORFINAS, que atuam como estimulantes e analgésicos. Daí a sensação de bem-estar e melhor disposição experimentadas pelos praticantes de exercícios físicos.

Quantificação do exercício – resistência física

Conforme será exposto adiante, as pessoas que pretendem praticar atividades físicas intensas, como "fitness" e esporte, deverão previamente ser submetidas a uma rigorosa avaliação médica, pois riscos cardiovasculares e traumas do aparelho locomotor aumentam exponencialmente e com pouco benefício (veja Diabetes e atividade física, Figura 1, pág. 107).

Apesar dessas ponderações e da recomendação preferencial da prática da atividade física leve a moderada aos portadores de diabetes, são expostas a seguir algumas recomendações para aqueles que desejarem (de preferência jovens) praticar atividade física intensa ("fitness" e esporte), sempre sob orientação de profissionais competentes.

Reafirmamos que a quantificação do exercício (resistência física) deverá ser utilizada para casos especiais e estritamente indicada pelo médico.

CUIDADO! NÃO PRATIQUE ATIVIDADE FÍSICA COM ALTO RISCO E BAIXO BENEFÍCIO.

No entanto, as pessoas sem doença cardiovascular sintomática, que desejarem praticar exercícios aeróbicos com alto gasto energético (veja Tabela de exercícios recreativos, pág. 102), de forma regular e programada, deverão fazer avaliação prévia, de acordo com a idade e o tempo de duração do diabetes, conforme indicado a seguir:

Idade em anos	Duração do diabetes	Teste ergométrico
Menos de 30	Menos de 20 anos	Aconselhável a critério médico
20 a 30	Mais de 20 anos	Conveniente
31 a 45	Qualquer	Conveniente
Mais de 45	Qualquer	Necessário

As pessoas com doença cardiovascular sintomática (doença comprovada) deverão submeter-se à orientação do cardiologista. Portadores de diabetes com neuropatia, insuficiência vascular periférica ou retinopatia deverão, também, ser avaliados e orientados pelo clínico em relação ao tipo e à intensidade do exercício.

A intensidade do exercício (inclui velocidade e duração) deverá limitar-se a 60% da capacidade funcional máxima.

A capacidade funcional máxima, variável com a idade, corresponde simplificadamente à freqüência cardíaca (pulso) máxima atingida após determinado exercício e durante certo tempo.

Freqüência cardíaca máxima e percentuais de acordo com a idade

Idade em anos	Freqüência cardiaca* máxima estimada				
	100%	90%	80%	70%	60% (ideal)
15	193	174	154	135	116
20	191	172	153	134	115
25	189	170	151	133	113
30	186	167	149	130	111
35	184	166	147	129	110
40	182	164	146	127	109
45	180	162	144	126	108
50	178	160	142	125	107
55	175	158	140	123	105
60	173	156	138	121	104
65	171	154	137	120	103

*Batimentos (pulso) por minuto.

Exemplo: um portador de diabetes tipo 2, com 55 anos de idade, deveria, logo após um determinado exercício, não ultrapassar inicialmente 105 batimentos por minuto ou 17 batimentos em 10 segundos (60% da freqüência cardíaca máxima).

Outra forma de calcular 60% da capacidade funcional máxima:

$$\frac{220 - \text{idade em anos}}{10} = \begin{array}{l}\text{número de batimentos cardíacos (pulso)} \\ \text{contados durante 10 segundos,} \\ \text{até 5 segundos após o término do exercício}\end{array}$$

Exemplo: uma pessoa de 50 anos de idade não deverá ultrapassar inicialmente 220 – 50 = 170 dividido por 10 = 17 batimentos (pulso) contados durante 10 segundos, até 5 segundos após o término do exercício.

Os atletas portadores de diabetes deverão alterar sua ingestão alimentar para a seguinte proporção: hidratos de carbono (HC) = 60 a 70%; proteína (P) = 10 a 15% e gordura (G) = 15 a 30%. Eventuais complementações alimentares deverão ser ingeridas quando fizerem exercícios mais prolongados.

Caminhadas

Salientamos que o andar (caminhadas) apresenta vantagens em relação aos outros exercícios porque é uma atividade eficiente, envolve pequeno equipamento, além de ser segura em termos de intensidade e não oferecer risco cardiovascular. Esses fatos a destacam como a melhor atividade física para os portadores de diabetes.

Recomenda-se a ingestão de 10 a 15g de carboidratos (1 fruta – 10g, ou 1 porção do grupo 4: Cereais – 15g) a cada ½ hora de exercício. Em muitos casos, a hipoglicemia poderá ocorrer 6 a 30 horas após o término do exercício. ATENÇÃO!

Aqueles pacientes com insuficiência vascular periférica associada a adelgaçamento da pele ou amputações secundárias a doenças vasculares não deverão praticar atividades que traumatizem os pés: caminhadas intensas, corridas ou tênis. Nesses casos, recomenda-se a hidroterapia (exercícios executados dentro de água) ou a natação.

Lesões abertas nos pés contra-indicam qualquer programa de caminhadas. Portadores de calos, unhas encravadas, bolhas, deformidades nos dedos deverão previamente ser tratados e usar calçados especiais (veja Cuidado com os pés, pág. 174) quando forem fazer exercícios.

Pacientes com retinopatia proliferativa ativa e naqueles que se submeteram a laserterapia (até 3 semanas anteriores) deverão evitar exercícios extenuantes, particularmemte os que aumentam a pressão intra-abdominal (por exemplo levantamento de peso, exercícios abdominais etc.), aceleração e desaceleração (por exemplo corridas rápidas).

Diabetes e atividade física

Victor Keihan Rodrigues Matsudo

Introdução

Das enfermidades que surgiram como conseqüência de uma sociedade sedentária, o diabetes tipo 2 é, sem dúvida, o exemplo mais forte. Estudos realizados nos Estados Unidos, na Finlândia, na China e na Suécia indicam que aqueles que tiverem um estilo de vida ativo com uma alimentação saudável praticamente poderão reduzir quase totalmente o risco de desenvolver diabetes tipo 2.

Neste capítulo queremos enfatizar a importância de combater o sedentarismo e estimular a prática regular da atividade física, mas antes de tudo vamos apresentar algumas definições.

Definições

Atividade física: qualquer movimento que seja resultado de contração muscular voluntária, que leve a um gasto energético acima do repouso. Por exemplo, andar, dançar, correr, pedalar, subir escadas, jardinar ou nadar.

Exercício físico: é um tipo de atividade física mais organizado, que inclui duração, intensidade, freqüência e ritmo. Por exemplo, andar, correr, pedalar ou nadar a uma determinada velocidade.

Esporte: é um tipo de atividade física que envolve o conceito de desempenho, ou seja, a pessoa tenta realizar a tarefa da melhor forma (ginástica olímpica), no menor tempo (natação ou atletismo), no maior número de vezes (cesta no basquete, gol no futebol).

Atividade física moderada: realizada em uma intensidade tal que você consegue manter a conversação.

Atividade física intensa: realizada em uma intensidade que não se consegue manter a conversação enquanto é executada, pode levar à sudorese intensa.

Relação custo/benefício

A Figura 1 mostra com clareza a relação entre risco geral e benefício das diferentes dimensões da atividade física. Veja que se a pessoa passa a realizar atividades leves ou moderadas, ela aumenta muito rapidamente os benefícios sem aumentar riscos. Basicamente o mesmo se sucede quando realiza atividades moderadas, por pelo menos 30 minutos, 5 vezes por semana, alcançando aí a melhor relação custo/benefício, sendo por isso a recomendação preconizada pela OMS/CDC*/Agita São Paulo.

Observe que a partir desse ponto, ao fazer exercícios intensos, mesmo que seja só 3 vezes na semana, o risco de lesões, problemas cardiovasculares e imunológicos aumenta. Na proposta de exercícios que as academias chamam de "fitness", o risco é decorrente dos microtraumatismos que levam às lesões por "overuse" (uso intenso e repetitivo).

---

* CDC – Centro do Controle e Prevenção de Doenças, USA.

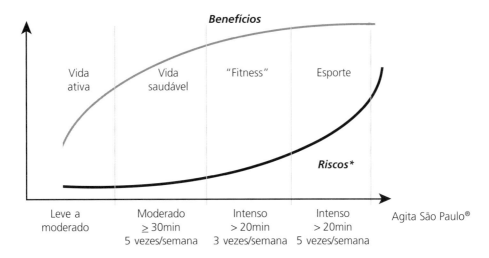

Figura 1 – Atividades físicas: relação entre risco geral e benefício.
*Riscos: cardiovasculares, microtraumatismos, macrotraumatismos e imunológicos.

Seguindo a curva da Figura 1, chegamos às pessoas que estão envolvidas em programas de esporte competitivo, em que os benefícios já não aumentam quase nada. Ao mesmo tempo, os riscos incrementam exponencialmente, decorrentes não só dos microtraumatismos, mas principalmente dos macrotraumatismos, assim como do risco cardiovascular.

Qual a recomendação?

Agora você já sabe que praticar atividade física não é necessariamente praticar esporte, ou seja, que você pode somar muitos pontos no campeonato da vida sem nunca ter praticado esporte.

Queremos lembrar a recomendação geral:

"Todo cidadão deve realizar pelos menos 30 minutos de atividade física ao dia, na maior parte dos dias da semana (5), se possível todos, de intensidade moderada, realizados de forma contínua ou acumulada (soma de blocos de 10 a 15 minutos por vez)".

Caminhar, correr de forma alternada, dançar, pedalar, nadar, remar, realizados em intensidade moderada, estão entre as formas de atividade que podem trazer grandes benefícios, com baixos riscos, os quais serão ainda menores quando forem realizados de forma acumulada, método que permite combater um dos nossos maiores inimigos: a alegada falta de tempo. Com blocos de 15 ou 10 minutos agora, mais tarde e à noite outra vez, você poderá montar uma grande reação contra os fatores que o levaram ou possam levar ao diabetes.

Outro grupo igualmente importante de atividade física é aquele que pode e deve ser realizado no nosso dia-a-dia. Assim, não desperdice a chance de ir caminhando à padaria, jornaleiro, quitanda, açougue etc. No mercado, pare o carro mais longe, naquela vaga à sombra; ande bastante entre as gôndolas procurando o melhor preço, empurrando o carrinho até o seu carro. Tarefas como varrer o quintal, limpar o jardim, os vidros, os móveis, também, contam no campeonato da vida. E o cachorro é o melhor amigo do homem até na hora de levá-lo a passear; mas se você não tiver cachorro, não se aperte, leve o dono de seu cachorro virtual a passear: a sua saúde vai agradecer!

Como podemos, às vezes, até dormir no trabalho, mas não acordamos nele, procure aproveitar todas as chances de seu corpo se locomover até ele. Se possível vá a pé; mas se for de ônibus, desça um ponto antes ou após; se for de carro, estacione o mais longe possível (talvez naquele estacionamento gratuito ou mais barato, à sombra daquela árvore amiga). Se no trabalho houver escadas: ótimo, suba seus 3 ou 4 andares! Se seu escritório for no oitavo andar, não reclame: vá de elevador até o quarto ou quinto e complete o trajeto pela escada. Se você não gosta de subir escadas, então desça, pois descer 3 andares equivale ao gasto calórico de subir um!

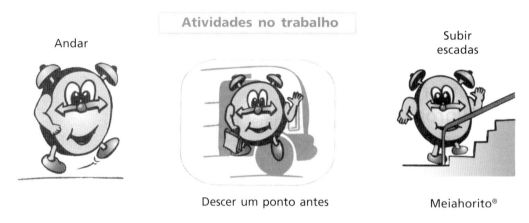

O prazer na prevenção e no tratamento do diabetes

Como desejamos que as pessoas tenham um estilo ativo por todo o ciclo da vida e não apenas por apenas um período de semanas ou meses, é importantíssimo salientar o papel primordial do prazer, da alegria e da satisfação na realização da atividade física, que deve ser encarada como uma chance, uma opção, e não uma obrigação. Por isso, o mascote do Agita São Paulo®, o Meiahorito®, tem sempre um sorriso nos lábios, para lembrar que os "pelo menos 30 minutos" devem ser feitos com prazer.

Efeito múltiplo da atividade física

Não raro, o portador de diabetes ou o de alta predisposição à diabetes apresentam outros agravos de saúde como obesidade, hipertensão arterial. As evidências científicas indicam que a prática da atividade física regular é capaz de melhorar a sensibilidade à insulina (maior atuação da GLUT 4, que migraria para mais próximo da membrana celular para "captar" a glicose do sangue), reduzir o peso corporal, diminuir a pressão sistólica e diastólica, melhorar o perfil lipídico com aumento de HDL-colesterol, aumentar a densidade mineral óssea, a força muscular, a resistência física, além de diminuir o risco de depressão, insônia e outros problemas de saúde mental.

Novas perspectivas: diabetes voluntário?

Achados pioneiros encontrados no início dos anos 1990 na Suécia (Ericksen & Lingande; Diabetologia, 1991) foram reforçados pelos recentes trabalhos realizados nos Estados Unidos (DPP NEJM, 2002), na Finlândia (Tumolietho NEJM, 2001), na China (Pan XR, Diabetes Care, 1997), demonstrando que pessoas incluídas em grupos com hábito nutricional saudável e um estilo de vida ativo apresentaram uma diminuição de aproximadamente 60% no risco de desenvolver diabetes tipo 2. Mais importante foi observar que, dentre as pessoas nesses estudos que realmente alcançaram a proposta de ingestão calórica restrita e um tempo de atividade física semanal superior a 150 minutos (30 minutos, 5 vezes por semana), nenhuma desenvolveu a enfermidade.

Estas informações trazem a possibilidade de vaticinar que em futuro próximo estaremos dividindo os casos de diabetes tipo 2 em três subgrupos:

A) **Involuntário:** em que, apesar de a pessoa realizar uma vida ativa e nutrição saudável, fatores genéticos, entre outros, foram suficientemente fortes para o desenvolvimento da enfermidade.

B) **Voluntário:** em que, apesar de todas as evidências conclamando a uma vida ativa e hábitos nutricionais saudáveis, a pessoa insistiu em não realizá-los, desenvolvendo então a enfermidade.

C) **Misto:** que incluiria pessoas que fazem atividade física de forma irregular e também de forma parcial seguem uma dieta saudável, permitindo que outros fatores desencadeassem o aparecimento do diabetes.

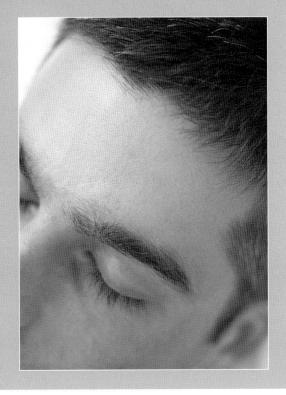

MANUAL DE DIABETES

3
Hiperglicemia
Hipoglicemia
Cetoacidose Diabética
Comas

HIPERGLICEMIA · HIPOGLICEMIA · CETOACIDOSE DIABÉTICA · COMAS

Hiperglicemia

Hiperglicemia é o aumento de glicose no sangue.

A glicemia, medida por meio de fitas, sensores e aparelhos (glicosímetros) destinados a tal fim, poderá ser executada pelo próprio paciente (automonitorização) ou por seus familiares, sem muitas dificuldades. É o método de escolha para o ajuste de medicamentos, sempre objetivando a redução da glicemia e da glicotoxicidade dela decorrente e a redução de complicações crônicas. Está indicada para a comprovação de hiperglicemia em jejum, antes das principais refeições, 2 horas após as refeições ou a qualquer momento em que for conveniente ou necessário. Inúmeras evidências destacam a automonitorização como um procedimento importante e indispensável para o controle do diabetes e em reduzir ou mesmo evitar as complicações agudas e crônicas.

Valores de glicemia, para bom controle, deverão ser inferiores a 110mg/dl em jejum e a 140mg/dl em qualquer horário.

Apesar de a mensuração da glicemia ser hoje o método recomendável para a confirmação de hiperglicemia e também pelo fato das inúmeras dificuldades de toda ordem que nossa população apresenta, em vez de nada ser feito, seria interessante que pelo menos fosse feita a glicosúria, com fitas próprias e de custo bem acessível, apesar de todos os inconvenientes, limitações e imprecisões.

Convém assinalar que a glicosúria não é mais utilizada para orientação do controle glicêmico do portador de diabetes, ficando assim, quando utilizada, para avaliações grosseiras das correspondentes variações glicêmicas.

Quando a glicose ultrapassa 160 a 180mg% no sangue, não havendo insuficiência renal, aparece na urina (glicosúria).

Como sabemos, fazem exceções crianças, gestantes e portadores de glicosúria renal, que poderão apresentar glicose na urina sem a correspondente e esperada hiperglicemia. Os sinais e os sintomas, quando presentes, são os mesmos verificados na instalação do diabetes, já descritos anteriormente.

Com o objetivo de a amostra de urina expressar a variação glicêmica de um período curto, em amostras isoladas recomenda-se esvaziar a bexiga, ingerir 1 ou 2 copos de água, urinar novamente e proceder à pesquisa de glicose nessa amostra. Dessa forma a glicosúria expressa as variações glicêmicas no período entre as duas últimas vezes que urinou.

Caso não se possa fazer a pesquisa imediatamente após urinar, recomenda-se deixar a urina em geladeira, em frasco tampado e fazê-la tão prontamente quanto possível.

☞ Quais as indagações que deverão ser feitas na presença de hiperglicemia?

Todo portador de diabetes, durante o controle rotineiro com fitas adequadas, ao detectar aumentos da glicemia, deveria fazer a si próprio as seguintes perguntas:

1. Tomei o medicamento corretamente?
2. Apliquei dose de insulina menor que a necessária?
3. Parei de tomar medicamentos ou de aplicar insulina?

4. Exercitei-me menos que o habitual?
5. Comi mais que o programado para o dia ou para determinada refeição?
6. Estou com alguma infecção?
7. Tive algum transtorno de ordem emocional (aborrecimento, notícia desagradável, acontecimento adverso, depressão, ou "muito nervoso").
8. Estou tomando medicamentos que pioram o diabetes?

Após responder a estas perguntas, pode-se encontrar o motivo da hiperglicemia.

☞ Causas mais freqüentes de aumento da glicemia

1. Estresse, susto, desgosto, "nervoso" e situações de grande tensão emocional são um dos principais fatores responsáveis pelo aumento de glicemia. Sabe-se que a depressão (muito freqüente) poderá atuar negativamente no controle do diabetes.

2. Redução de exercícios habituais, sem redução correspondente de calorias ingeridas e/ou sem aumento correspondente da medicação (insulina ou comprimidos).

3. Aumento da ingestão de calorias além das programadas, ou ingestão de alimentos ricos em hidratos de carbono e até mesmo açúcar, sem, contudo, aumentar o exercício correspondente (veja Tabela de gasto energético, pág. 102), ou ajustar a dose de insulina ou de comprimidos.

4. Redução de medicamentos para diabetes. Existem pessoas que acham que "tomam muitos comprimidos" e que não necessitam de tanto. *Assim, sem nenhum controle de glicemia, resolvem diminuir a dose ou até mesmo interromper a medicação*. Essa atitude, quase sempre, ocasiona aumento de glicemia e leva a situações embaraçosas e a quadros graves. CUIDADO! As modificações da medicação deverão ser sempre feitas sob orientação prévia do clínico assistente, desde que o paciente se disponha a fazer controle de tantas glicemias quantas forem necessárias, disciplinadamente, para que se possa ter certeza do acerto da conduta a seguir. NÃO ESQUEÇA: NÃO VALE A PENA ARRISCAR!
A redução da medicação deve ser feita de maneira gradual, sempre amparada no controle da glicemia: os comprimidos poderão ser diminuídos, ½ comprimido a cada 1 a 7 dias, e a insulina de ação intermediária ou prolongada em 2 a 4 unidades em adultos e em 0,5 a 1 unidade em crianças, a cada 1 a 3 dias.
Alguns portadores de diabetes que utilizam insulina de ação intermediária ou prolongada acham que podem usá-la em dias alternados, outros 1 vez por semana e ainda há outros que param completamente, pois estão "enjoados" ou "cansados". *Naturalmente, quase todos cometem erros graves com essas atitudes*. Em crianças ou jovens, é freqüente, mesmo com a interrupção de 1 só dia de insulina, a deflagração de quadros de cetoacidose diabética que necessitam, não raro, de hospitalização. ACREDITAMOS QUE TAMBÉM NÃO VALE A PENA ARRISCAR.

HIPERGLICEMIA · HIPOGLICEMIA · CETOACIDOSE DIABÉTICA · COMAS

5. As infecções de pele (furunculose e outras) são freqüentes em portadores de diabetes. Assim, o exame da pele poderá revelar aumento da temperatura local, vermelhidão, bolhas e até mesmo a presença de pus.

As infecções das vias urinárias são muito freqüentes e muitas vezes pobres em sintomas. O portador de diabetes deverá prestar atenção quanto a dores lombares (geralmente de um só lado) e dor para urinar, febre no fim da tarde, cansaço inexplicável, entre outros sintomas, como indícios de infecção urinária. Além de comunicar ao clínico, poderá providenciar a colheita de urina para cultura (colhe-se em laboratório em frascos estéreis), pois nem sempre o exame comum de urina (urina tipo 1) reflete alterações compatíveis com a infecção presente.

Infecções que ocorrem na população geral, como gripes, resfriados, sinusites, bronquites, pneumonia, infecções de ouvido, periodontites, focos dentários, podem causar hiperglicemia e glicosúria. É bom lembrar que a tuberculose incide 2 a 3 vezes mais em portadores de diabetes que na população geral e que, além do pulmão, o trato urinário costuma ser afetado (tuberculose renal) (veja Vacinação em portadores de diabetes, pág. 183).

6. **Substâncias que podem aumentar a glicemia:**
Glicocorticóides, corticotrofina, glucagon, somatotropina, hormônios tireoidianos, agentes simpatomiméticos (por exemplo adrenalina, noradrenalina, efedrina), diuréticos (furosemida e tiazídicos), diazóxido, heparina, isoniazida, ácido nicotínico, fenotiazinas, fenitoína, prazosina, barbituratos, danazol, alguns anticoncepcionais, entre outros.

☞ O que podemos fazer quando constatamos HIPERGLICEMIA?

1. Sabemos que as alterações emocionais, de qualquer origem, pela produção de substâncias que ocasionam redução da fabricação e ação da insulina, aumento de glicose liberada pelo fígado e quebra de gordura resultam em aumento de glicose no sangue e, não raro, de cetonas.

Assim, as notícias desagradáveis, as situações complicadas, as dificuldades de relacionamento com outras pessoas deverão ser ponderadas e analisadas, com a finalidade de questionar se seria o caso de emocionar-se tanto, às vezes, por tão pouco. O portador de diabetes deve pensar mais na influência dessas emoções ou suas conseqüências para procurar, o mais breve possível, compreendê-las. Abreviando a duração dessas situações, estará, sem dúvida alguma, melhorando a si mesmo e, conseqüentemente, aos que o cercam. Pois para dar, teremos antes que possuir. Se tivermos mais paz, poderemos dar mais paz e assim por diante.

Em ocasiões especiais os "calmantes" ou os ansiolíticos e os antidepressivos tornam-se oportunos. Não podemos deixar de mencionar que em muitas situações pessoas podem requerer tratamento psicológico, psicoterápico ou psiquiátrico.

115

2. Redução dos exercícios físicos habituais deve ser acompanhada das seguintes medidas:
   a) Redução paralela da alimentação, principalmente açúcares.
   b) Aumento da dose de insulina N (NPH) sempre gradual (por exemplo, em crianças, de 0,5 em 0,5 ou de 1 em 1 unidade, e, em adultos, de 2 em 2 unidades). Em certas ocasiões faz-se necessária a utilização de insulina R ou UR.
   c) Aumento do número de comprimidos hipoglicemiantes paulatinamente.
   d) Retorno aos exercícios físicos.
   e) Diferentes combinações dos itens acima.

3. Se aumentarmos a quantidade de calorias programadas habitualmente, deveremos:
   a) Aumentar a prática de exercícios correspondente à ingestão calórica, ou seja, gastar proporcionalmente o que comer a mais (veja Tabelas, pág. 102).
   b) Aumentar a dose de insulina ou de comprimidos, sempre vigiando a glicemia e/ou glicosúria, para melhor acerto da dose.
   c) Reduzir as calorias ingeridas a mais.

4. Aqueles pacientes que "resolveram" reduzir a insulina ou o número de comprimidos deverão:
   a) Retornar à dose habitual ou à prescrita.
   b) Durante alguns dias, reduzir o total de calorias e/ou os grupos contendo hidratos de carbono (veja na Tabela 7, págs. 39 a 41, os alimentos pertencentes aos grupos 4 e 7).
   c) Aumentar os exercícios.
   d) Utilizar insulina ultra-rápida ou rápida em doses proporcionais à glicemia e ao peso do paciente.

   Em muitos pacientes, esses acertos deverão ser feitos pelo tempo necessário, até que a glicemia retorne ao normal.

5. As infecções sempre deverão ser tratadas precocemente por profissionais habilitados.

6. Os medicamentos que eventualmente estejam aumentando a glicemia poderão ser substituídos ou ter sua dose reduzida somente sob orientação do médico clínico do paciente.

Hipoglicemia

Hipoglicemia significa baixa de açúcar ou de glicose no sangue.
A rigor, a hipoglicemia é definida quando a tríade de Whipple está presente:
- Níveis plasmáticos de glicose baixos:
  em homens, menores que 55mg/dl e, em mulheres, menores que 45mg/dl.
- Sintomas de hipoglicemia.
- Melhora dos sintomas após administração de glicose.

Ocorre de forma súbita, apresentando vários sintomas e sinais que, quando reconhecidos, podem ser combatidos imediatamente com açúcar puro, açúcar com água ou outros líquidos, glicose, balas, sucos de frutas, leite etc. O açúcar ou glicose, em tais condições, NÃO FAZ MAL AO PORTADOR DE DIABETES, AO CONTRÁRIO, PODERÁ ATÉ SALVAR SUA VIDA. A hipoglicemia pode ser a causa de morte em 4 a 7% de portadores de diabetes tipo 1, direta ou indiretamente (por exemplo: perda de direção, acidentes com veículos, mudanças de comportamento etc.). Recomenda-se, a pacientes que têm hipoglicemias freqüentes, transportar consigo um frasco contendo açúcar, glicose, açúcar líquido, balas de coco com açúcar (alfeni) ou similares, e até mesmo 1 frasco com 1mg de glucagon (Gluca-Gen®). Recomenda-se a leitura deste capítulo aos familiares, amigos, professores de portadores de diabetes para que, na vigência de um episódio de hipoglicemia, haja pronto reconhecimento e tratamento rápido e adequado.

👉 Sintomas e sinais mais freqüentes encontrados na hipoglicemia

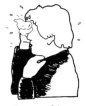
Suores frios

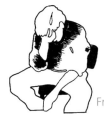
Fraqueza

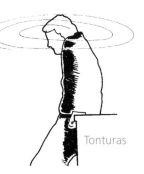
Tonturas

SINTOMAS ADRENÉRGICOS
(semelhantes a susto, medo, raiva etc.)

Sensação de desmaio
Fraqueza
Palidez
Nervosismo
Suores frios

Irritabilidade
Fome
Palpitações
Ansiedade

SINTOMAS NEUROGLICOPÊNICOS
(resultantes da diminuição de glicose no cérebro)

Visão turva
Visão dupla
Sonolência
Dor de cabeça
Perda da concentração
Paralisias

Perda de memória
Confusão mental
Comportamento estranho
Incoordenação motora
Disfunção sensorial
Convulsões e coma

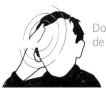
Palpitação ou batimento cardíaco acelerado

Dores de cabeça

☞ Quando ocorre hipoglicemia?

Alguns diabetólogos dizem que a hipoglicemia freqüente (várias vezes ao dia) é o preço que o portador de diabetes paga pelo bom controle. No entanto, com o melhor conhecimento das ações das insulinas, com as insulinas ultra-rápidas, com o fracionamento das doses da insulina, com a contagem de carboidratos, com a combinação de insulina com antidiabéticos orais mais modernos e com a automonitorização tem-se conseguido reduzir a freqüência das hipoglicemias, principalmente as mais severas. Deve-se mencionar a utilização de bombas de infusão de insulina quando essas medidas falham em evitar as hipoglicemias assintomáticas, severas e/ou freqüentes (veja Indicação e utilização de bombas de infusão contínua de insulina, pág. 95).

A seguir enumeraremos algumas situações em que possa ocorrer hipoglicemia:

1. Doses de insulina superiores à recomendada ou à comumente utilizada, sem controle de glicemia, ou seja, o paciente e/ou familiares aumentam a dose de insulina sem terem certeza de poder fazê-lo, ou melhor, sem estarem amparados no controle de glicemia.

2. Pessoas que aumentam a insulina de ação intermediária ou prolongada de um dia para outro, em doses superiores a 5 unidades por vez. Sabe-se que o recomendado é aumentar 0,5 a 1 unidade em crianças e 2 a 4 unidades em adultos a cada vez.

3. Redução significativa da alimentação mantendo a mesma dose de insulina do dia anterior.

4. Esquecimento ou distração quanto à ingestão de lanches no meio da manhã, tarde e ao deitar. Um intervalo alimentar de mais de 3 horas pode desencadear hipoglicemia.

5. Distração ou erro na dose de insulina noturna programada, aplicando-se a dose da manhã, geralmente, maior que a dose noturna.

6. Doses únicas de insulina, no período da manhã, superiores a 40 unidades, podem provocar hipoglicemia no período da tarde e na madrugada. Se esse fato estiver ocorrendo, recomenda-se dividir a dose total de insulina em duas tomadas ($2/3$ do total no período da manhã e $1/3$ no jantar) e/ou diminuir a dose da insulina de ação intermediária ou prolongada e usar insulina de ação rápida (R) ou ultra-rápida (Lispro, Asparte ou Glulisina) antes das principais refeições, o que proporcionará, em grande parte dos casos, melhora do controle do diabetes e redução das hipoglicemias.

7. Em portadores de diabetes bem controlados, principalmente quando não habituados a exercícios extras como caminhadas, corridas, natação ou jogos, poderá ocorrer hipoglicemia durante ou após esses exercícios. Uma forma simples de evitar tais acontecimentos é ingerir alimentos suplementares, preferencialmente 1 hora antes do exercício, de fácil absorção como sucos, leite etc.

8. O uso de bebidas alcoólicas, distante das refeições, às vezes de forma abusiva, principalmente quando associado a exercícios, pode causar hipoglicemias severas (valores da glicemia de até 10mg/dl). Se prolongadas, poderão causar COMA HIPOGLICÊMICO. É recomendado a todo portador

de diabetes que, ao ingerir esporadicamente bebidas alcoólicas, fazê-lo sempre acompanhado de algum alimento. Jamais deverá tomar "aperitivo" 1 a 3 horas antes de se alimentar. Sabe-se que 30ml de álcool (equivalente a 2 colheres das de sopa) são suficientes para levar à hipoglicemia.

9. Em pacientes com uréia ou creatinina elevadas no sangue (geralmente com insuficiência renal), a degradação e a eliminação da insulina se encontram prejudicadas, o que a faz permanecer por mais tempo no sangue e, por conseguinte, aumentada relativamente. Monitorizando-se a glicemia (mensurações repetidas de glicose no sangue) tanto a insulina como os comprimidos orais deverão ter a sua quantidade diminuída.

10. Em pacientes mais idosos, mesmo fazendo uso de antidiabéticos orais, principalmente a clorpropamida, a glibenclamida e a glipizida, hipoglicemias podem ocorrer, sem que ocorram os sintomas mais freqüentes que serão descritos. Já tivemos a oportunidade de observar, às vezes, como único sintoma, outras vezes como predominante: ELEVAÇÃO DA PRESSÃO ARTERIAL, CONFUSÃO MENTAL, TRANSTORNOS DE CONDUTA, SENSAÇÕES DE PARALISIAS e até um quadro semelhante ao de "derrame cerebral". Naturalmente todos esses pacientes melhoraram com a administração endovenosa de glicose, ou açúcar por via oral.

11. Casos com diarréia, vômitos ou perda acentuada do apetite, com glicosúria e cetonúria negativas, fazendo uso de mesma dose de insulina habitual, podem apresentar hipoglicemia. Nesses casos os medicamentos para diabetes foram utilizados pressupondo-se uma determinada ingestão alimentar, o que pelos motivos causais não ocorreu, resultando assim em excesso relativo desses medicamentos. A reposição alimentar com soro por via oral, sucos, glicose por via oral e a redução na dose de insulina, sempre acompanhadas da determinação de glicemia, geralmente corrigem a baixa de açúcar.

12. Portadores de diabetes mal controlado poderão apresentar "hipoglicemia relativa" com fenômenos neuroglicopênicos, mesmo que a glicemia esteja em valores normais ou até mesmo aumentados (por exemplo redução de 200 a 100mg/dl). Por outro lado, os bem controlados podem apresentar glicemias baixas (40 a 50mg/dl) sem sintomas.

ATENÇÃO: se glicemia estiver elevada e cetonúria positiva, estamos diante de cetoacidose diabética, que tem outra significação e se reveste de gravidade.

☞ Medicamentos que podem ocasionar hipoglicemia

1. SULFONILURÉIAS são os já citados comprimidos orais para portadores de diabetes, como Diabinese®, Daonil®, Minidiab®, Amaryl®, Diamicron MR® etc. Sabe-se que 5% de todos os pacientes que os utilizam podem apresentar hipoglicemia. No entanto, esse evento é mais freqüente em portadores de insuficiência hepática (hepatite crônica, cirrose etc.), insuficiência renal (uréia e creatinina aumentadas), na desnutrição e em pacientes de idade avançada.

2. O uso concomitante de sulfoniluréias e bebidas alcoólicas ou salicilatos (aspirina) nas doses de 4 a 5g/dia, ou sulfonamidas (Bactrim®, Espectrim® e similares), pode causar hipoglicemia.

3. Agentes betabloqueadores não-seletivos (propranolol e outros similares), substâncias utilizadas comumente para o tratamento da pressão arterial alta, algumas doenças do coração e enxaqueca, além de mascararem os sintomas da hipoglicemia, dificultam a elevação do nível de açúcar no sangue, principalmente quando associados a bebidas alcoólicas e exercícios físicos.

4. Anticoagulantes orais (cumarínicos) aumentam o tempo de ação dos comprimidos orais, favorecendo a hipoglicemia.

5. Fenilbutazona antiinflamatório e anti-reumático deslocam as sulfoniluréias dos sítios de ligação de proteínas mantendo-as por mais tempo no sangue, aumentando, assim, a possibilidade de causar hipoglicemia. A indometacina (Indocid®), também um antiinflamatório, não apresenta esse efeito.

6. Outras substâncias, além das enumeradas, podem reduzir a necessidade de insulina, ou seja, potencializar sua ação, fazendo com que a pessoa necessite de menos unidades de insulina para a mesma situação. Entre elas citamos: inibidores da monoaminoxidase, inibidores da ECA, esteróides anabolizantes, cibenzolina, ciclofosfamida, disopiramida, fibratos, fluoxetina, fenoxibenzamina, fentolamina, ifosfamida, octreotídeo, pentoxifilina, perexilina, propoxifeno, somatostatina e análogos, tetraciclinas, trofosfamida, tritoqualina.

☞ Medidas práticas na prevenção da hipoglicemia

1. Procurar manter equilíbrio na tríade: ALIMENTAÇÃO–MEDICAÇÃO–EXERCÍCIOS.

2. Ajuste cuidadoso, individual e escalonado da insulina basal, sempre de acordo com a glicemia.

3. Ingestão de alimentos ricos em proteínas e aqueles que requeiram absorção mais demorada ao deitar (alimentos ricos em fibras vegetais – veja Fibras alimentares, pág. 30) e lanches regulares nos intervalos das refeições principais.

4. Procurar manter regularidade nos testes de sangue, para acertos diários na dose de insulina e de comprimidos.

5. Carregar consigo carboidratos facilmente absorvíveis (açúcar, glicose, glicose líquida, balas, caramelos etc.) para tomá-los assim que se iniciarem os sintomas. Estes desaparecem rapidamente com a ingestão de 5 a 15g de açúcar (1 colher das de chá a 1 colher das de sopa, respectivamente) ou 5 a 15g de glicose por via oral ou ainda sucos, água com açúcar, refrigerantes não dietéticos etc. Vale a pena repetir que a glicose é útil nos pacientes em uso de acarbose (veja Hipoglicemia e acarbose, pág. 72).

6. Quando possível, manter em casa um frasco de glucagon (nome comercial: GlucaGen® – glucagon humano biossintético) – hormônio oposto à insulina, ou seja, aumenta a glicemia rapidamente. Deve ser injetado IM (intramuscular) ou SC (subcutâneo), à semelhança da insulina, ½ frasco (0,5mg) para crianças e 1 frasco (1mg) para adultos, sempre que o paciente não conseguir engolir, apresentar resposta demorada (10 a 15 minutos) à ingestão de açúcar ou glicose ou se estiver inconsciente.

HIPERGLICEMIA · HIPOGLICEMIA · CETOACIDOSE DIABÉTICA · COMAS

7. Em casos especiais, a hipoglicemia se manifesta somente com lassidão, fraqueza, fome, inabilidade para se concentrar ou pensar claramente. Raramente euforia (alegria desmedida).

8. Em virtude de acidentes graves que poderão ocorrer enquanto estiver dirigindo carro ou motocicleta, recomendamos que não dirija mais de 2 horas sem ingerir alimentos e que proceda da seguinte forma caso sinta qualquer sintoma de hipoglicemia: pare o veículo, desligue e saia dele, e somente volte quando estiver perfeitamente bem. Se possível, faça a glicemia para comprovar se ela já está em níveis normais.

9. Todos os pacientes devem levar um cartão de identificação de portador de diabetes no bolso ou com os outros documentos. Alguns usam braceletes ou correntes com placas no pescoço.

É bom lembrar que os sintomas e os sinais podem ocorrer isolados ou combinados, uns mais evidentes que outros, porém *sempre de forma abrupta*, isto é, de um momento para outro o paciente percebe determinado sintoma, que até então não sentia. Em muitas ocasiões, chega a precisar a hora exata de seu início. Essas informações constituem a base para o reconhecimento e, conseqüentemente, para o tratamento correto.

Como mencionado, os sintomas adrenérgicos podem ser mascarados, ou seja, não aparecem na sua totalidade nas pessoas que estejam tomando betabloqueadores não-seletivos (por exemplo: propranolol).

Suores noturnos, chegando a molhar a roupa de dormir, acompanhado ou não de dor de cabeça pela manhã, pesadelos, são fortes indícios de hipoglicemia durante a madrugada.

As convulsões podem ocorrer como fenômeno predominante de hipoglicemia em crianças e jovens portadores de diabetes.

Alguns pacientes, muitas vezes tratados por psiquiatras, podem apresentar como único ou principal sintoma alterações de comportamento e alucinações visuais, porém com a característica de ocorrer de uma hora para outra, ou seja, de aparecimento repentino. Alimentos açucarados fazem regredir os sintomas.

Nunca é demais ressaltar que o diagnóstico de certeza da hipoglicemia é feito somente com dosagem de glicose no sangue (glicemia), geralmente no próprio domicílio com fitas, sensores e aparelhos para tal fim (veja Técnicas de controle domiciliar de diabetes, pág. 129).

☞ Diferenças entre hiperglicemia e hipoglicemia

Resumindo, podemos dizer que a grande diferença entre hipoglicemia e hiperglicemia está na forma de instalação. A hiperglicemia, na maioria das vezes, apresenta os mesmos sintomas de instalação do diabetes, de maneira gradual, enquanto a hipoglicemia se instala abruptamente, de um momento para outro, sem dar previamente, em muitas ocasiões, "avisos". A seguir outras diferenças entre elas:

Sintomas	Hiperglicemia (alta de açúcar)	Hipoglicemia (baixa de açúcar)
Início	Lento	Súbito (minutos)
Sede	Muita	Inalterada
Urina	Muita quantidade	Inalterada
Fome	Muita	Muita ou normal
Perda de peso	Freqüente	Não
Pele	Seca	Normal ou úmida
Mucosa da boca	Seca	Normal
Suores	Ausentes	Freqüentes e frios
Tremores	Ausentes	Freqüentes
Fraqueza	Presente	Sim ou não
Cansaço	Presente	Ausente
Glicose na urina	Presente	Geralmente ausente
Glicose no sangue	Superior a 200mg/dl	40 a 70mg/dl ou menos
Cetona na urina	Presente na cetose	Ausente ou presente com glicose negativa
Hálito cetônico	Presente ou ausente	Ausente
Sem tratamento	COMA DIABÉTICO	COMA HIPOGLICÊMICO

Cetoacidose diabética

Cetoacidose diabética é uma complicação que se caracteriza pela elevação de glicose e cetonas no sangue e presença de glicose e cetonas na urina acompanhadas ou não dos sinais e sintomas que descreveremos em seguida. *O quadro clínico de cetoacidose deve sempre ser considerado GRAVE.*

☞ **Sinais e sintomas observados na cetoacidose diabética, citados na ordem mais freqüente de aparecimento**

>Hálito cetônico ou hálito de maçã
>Boca seca
>Sede intensa
>Aumento do volume da urina
>Olhos encovados
>Maçã do rosto avermelhada
>Náuseas
>Vômitos
>Dores abdominais
>Respiração profunda

Em casos mais graves

>Alteração do sensório
>Coma

Em crianças e jovens, principalmente quando apresentam quaisquer dos sinais e sintomas acima descritos, os pais e familiares deverão proceder imediatamente à pesquisa de cetonas na urina, e não, como erroneamente muitos fazem, tentar encontrar uma razão para o ocorrido, como: "Acho que foi tal alimento que comeu e fez mal", ou "Acho que ontem exagerou na alimentação ou em algum tipo de bebida".

A pesquisa de cetona poderá ser feita na urina e, mais modernamente, no sangue, com fitas/sensores próprios para tal fim, por meio de aparelho denominado OPTIUM Xceed® (veja Controle domicilar do diabetes, pág. 129).

A pesquisa de cetona ou corpos cetônicos na urina poderá ser feita pelo próprio paciente e/ou familiares com fitas especiais destinadas a tal fim (KETOSTIX®, KETODIASTIX®, Gluketur Test®) ou em qualquer laboratório ou hospital. O importante é que se faça o mais rapidamente possível. Além desse procedimento, os familiares deverão cheirar o hálito do portador de diabetes (hálito de acetona ou de maçã "passada"). Em seguida, os familiares deverão entrar em contato imediato com o médico assistente ou levar o paciente a hospital que tenha UTI (Unidade de Terapia Intensiva).

👉 O que são cetonas, acetona ou corpos cetônicos?

Corpos cetônicos são produtos do excesso do catabolismo (quebra) das gorduras, que ocorre toda vez que falta glicose dentro das células. Os corpos cetônicos compreendem: acetona, ácido acetoacético e ácido beta-hidroxibutírico. Na urina, com as fitas disponíveis, pesquisamos os dois primeiros, e no sangue o ácido beta-hidroxibutírico. Empregamos, neste texto, a palavra cetona, significando corpos cetônicos. A glicose pode faltar dentro das células em diferentes situações como veremos a seguir:

1. Falta absoluta de insulina, ou seja, insuficiência da insulina em pacientes com produção própria reduzida de insulina (pancreática).
2. Falta relativa de insulina. Ocorre quando existe excesso de hormônios que impedem a ação da insulina (veja Tipos de diabetes, pág. 8).
3. Excesso de adrenalina (hormônio secretado em maiores quantidades durante o estresse). Além de bloquear a fabricação de insulina pelo pâncreas, aumentar a quebra de gordura e impedir a ação da insulina nos tecidos, a adrenalina aumenta a quebra de glicogênio hepático (uma forma complexa de armazenagem de açúcar) liberando mais glicose no sangue. Todas essas ações causam, com muita freqüência, aumento da glicemia e da glicosúria e aparecimento de cetonas na urina.

Os corpos cetônicos (parte volátil) são eliminados pela respiração (hálito cetônico), pelo rim (cetonas na urina) e parte permanece no sangue como ácido (daí o nome acidose diabética) onde são neutralizados até certo limite pelos bicarbonatos e outros tampões do sangue.

👉 Cetonúria de jejum e da hipoglicemia

Existem ocasiões em que o paciente apresenta glicosúria negativa e cetonúria positiva em jejum, ou durante a hipoglicemia. Esse fato é completamente diferente da cetoacidose diabética, pois nesta a cetonúria positiva coexiste com glicosúria e glicemia elevadas.

A glicose constitui o principal componente no fornecimento de energia para quase todas as células do organismo. Quando a glicose se encontra baixa fora e, principalmente, dentro das células, o organismo, na necessidade de manter o fornecimento de energia, utiliza a gordura que, além de energia, produz corpos cetônicos (acetona, ácido beta-hidroxibutírico e ácido acetoacético).

Assim, na falta de glicose, o que é possível ocorrer em jejum e na hipoglicemia, poderemos encontrar glicosúria negativa e corpos cetônicos positivos (por mobilização da reserva de gordura) que, naturalmente, regredirá com a ingestão de açúcar, glicose ou alimentos açucarados.

☞ Condições mais freqüentes de precipitação de cetoacidose diabética

1. Em pacientes, muitas vezes bem controlados, a omissão deliberada (deixar de aplicar ou reduzir a dose de insulina), sem controle de glicosúria e/ou glicemia, conforme explicamos anteriormente. Alguns pacientes portadores de diabetes tipo 1 podem apresentar cetoacidose, por simples atraso na injeção de insulina.
2. Presença de infecções: infecção do trato urinário, dentes, ouvidos, brônquios, pulmões, gripes e resfriados comuns.
3. Infarto do miocárdio, acidente vascular cerebral ("derrame").
4. Cirurgias.
5. Problemas emocionais intensos que não puderam ser compreendidos, controlados e resolvidos.
6. Em algumas circunstâncias, a causa não se consegue identificar.

A ingestão de grande quantidade de açúcar ou doces não costuma ser causa de precipitação de cetoacidose diabética, a não ser que paralelamente haja redução da dose de insulina administrada ou naqueles que apresentam, por várias circunstâncias, diminuição relativa da insulina.

Em crianças e jovens, o diabetes pode ter como manifestação inicial a cetoacidose, muitas vezes não reconhecida em tempo hábil, quase sempre obrigando a hospitalização.

☞ Como podemos impedir que a cetoacidose se torne grave?

1. EVITANDO ATRASO NO RECONHECIMENTO PRECISO DA SITUAÇÃO CLÍNICA.
2. EVITANDO ATRASO NO TRATAMENTO.
3. Toda criança ou jovem portador de diabetes deve possuir em sua casa fitas para a pesquisa de glicose e cetona na urina (Ketodiastix®, Ketostix® e Diastix®) ou no sangue com aparelhos especiais (OPTIUM Xceed®) e transportá-las quando viajarem. Dessa forma, poderão fazer o diagnóstico precocemente. O mesmo se recomenda para insulina regular ou cristalina ou as mais modernas de ação ultra-rápida, como a insulina Asparte (Novorapid®), a Lispro (Humalog®) ou a Glulisina (Apidra®). Feito o diagnóstico, o paciente e/ou seus familiares deverão imediatamente proceder da seguinte forma (ao mesmo tempo que procuram orientação médica!):

a) Interromper a alimentação.

b) Oferecer líquidos, sempre em pequena quantidade a cada 15 ou 20 minutos, como água, água com açúcar (uma colher das de sopa rasa para um copo), suco de laranja, soro por via oral (Hidrafix®, Pedyalite® ou qualquer outra marca disponível). NÃO UTILIZAR LEITE.

c) Oferecer antiácidos a cada hora ou logo após vomitar (Sal de Fruta Eno®, por exemplo). Não oferecer antiácidos que contenham ácido acetilsalicílico – AAS (Sonrisal®, por exemplo).

d) Injetar insulina regular ou rápida, ou as mais modernas de ação ultra-rápida, como a insulina Asparte (Novorapid®), a Lispro (Humalog®) ou a Glulisina (Apidra®), na dose de 2 a 4 unidades, por via intramuscular ou subcutânea, a cada 1 ou 2 horas, desde que saiba fazê-lo ou tenha orientação médica, até que desapareça a cetonúria. Esta deverá ser pesquisada durante o mesmo intervalo de tempo, a fim de que se possa ter orientação quanto à necessidade e à dose de insulina regular ou ultra-rápida. Não esquecer de oferecer líquidos açucarados simultaneamente, para evitar hipoglicemias, e oferecer energia calórica na forma de glicose às células (na presença de insulina), bloqueando assim a degradação de gordura e, conseqüentemente, a cetoacidose.

Queremos deixar claro que essas medidas somente poderão ser executadas por familiares que tenham certo conhecimento e instrução prévia. Também essas condutas não substituem a decisão de transportar o paciente para uma unidade de terapia intensiva (UTI). Em muitos casos, como já tivemos oportunidade de comprovar, essas medidas podem interromper o processo de cetoacidose diabética, e servir, sem dúvida alguma, para iniciar um tratamento apropriado, enquanto for providenciado o encaminhamento do paciente ao hospital. O ATRASO NESSE TRATAMENTO PODE SER FATAL!

4. Tratar cada pessoa como tal, ou seja, individualmente (medida que compete ao médico), pois notamos que cada paciente necessita de um ajuste próprio da dose de insulina.

5. No domicílio, usar sempre INSULINA REGULAR OU RÁPIDA ou as mais modernas de ação ultra-rápida, como a insulina Asparte (Novorapid®), a Lispro (Humalog®) ou a Glulisina (Apidra®), no tratamento inicial de cetoacidose diabética, por via IM (intramuscular) preferencialmente, ou SC (subcutânea). As doses poderão ser de 2 a 4 unidades a cada hora. Em hospitais utilizam-se, além das vias IM e SC, a via endovenosa (EV) e bombas de infusão contínua (veja Tratamento com insulina, pág. 75).

6. Hidratação com soro EV e correção adequada do potássio e da acidose quando já instalada sempre em ambiente hospitalar.

Comas

👉 Portadores de diabetes encontrados semiconscientes ou desacordados

Os portadores de diabetes ou seus familiares, como já tivemos oportunidade de saber, muitas vezes podem se deparar com outros portadores de diabetes que necessitam de medidas mais precisas em algumas situações embaraçosas.

Quando qualquer pessoa for encontrada semiconsciente ou desacordada, deve-se prestar atenção aos seguintes tópicos que auxiliarão no reconhecimento das duas principais situações e na conduta a ser tomada para auxiliá-la, imediatamente:

COMA CETOACIDÓTICO

▷ Início lento, olhos encovados, boca seca, língua seca, hálito de maçã "passada", face às vezes avermelhada, respiração profunda e lenta, presença de vômitos e dores abdominais, pressão arterial tendente a cair, inquietude e aflição. Inconsciência progride lentamente. Freqüentes infecções.

Conduta a ser tomada: nesses casos deve-se levar o paciente a um centro hospitalar que tenha UTI ou a um hospital-escola se existente.

COMA HIPOGLICÊMICO

▷ Início súbito, sudorese profusa, roupa molhada de suor, palidez, pele fria e úmida, pressão arterial tendente a subir, apatia, irritabilidade, visão dupla, respiração normal, boca e língua úmidas. Em idosos pode ocorrer hemiplegia (derrame) e em crianças pode haver convulsão.

Conduta a ser tomada: nesses casos deve-se imediatamente colocar entre as bochechas e os dentes glicose (10 a 20g) ou açúcar puro (2 a 4 colheres das de chá) paulatinamente; ao mesmo tempo, procurar uma pessoa habilitada que injete glicose a 25% ou 50% na veia, totalizando 20 a 60ml.

NÃO OFERECER LÍQUIDOS E LEITE PARA SEREM INGERIDOS, POIS PODERÃO SER ASPIRADOS PARA OS PULMÕES COM GRAVES CONSEQÜÊNCIAS! NÃO TENHA RECEIO: A GLICOSE NÃO PREJUDICA, AO CONTRÁRIO PODERÁ EVITAR CONSEQÜÊNCIAS GRAVES!

Recomenda-se, também, aos portadores de diabetes propensos a hipoglicemia que mantenham consigo 1 frasco-ampola de glucagon (GlucaGen®), que poderá ser injetado à semelhança da insulina, em casos de coma hipoglicêmico ou mesmo em hipoglicemias mais severas. Caso o paciente não "acorde" EM POUCOS MINUTOS, apesar de todas essas medidas, levar a um hospital ou pronto-socorro para tratamento adequado.

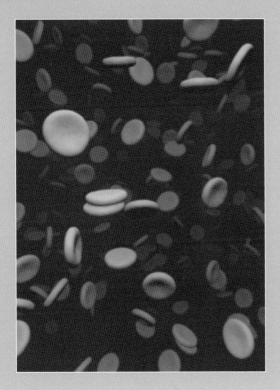

4
Controle Domiciliar

Técnicas de controle domiciliar do diabetes
    Glicosúria
    Escala e tempo de leitura das fitas
    Cetonúria
    Glicemia
Técnica recomentada para coleta de sangue capilar em polpa digital
Sistema de monitorização contínua de glicose
Glicosímetros mais utilizados no Brasil
Aparelhos para glicose e cetona no sangue
Glicosímetros ou monitores que se conectam a computadores
LAT – locais alternativos para testes de glicemias
A1c – hemoglobina glicada, glico-hemoglobina, hemoglobina glicosilada
    ou Hb A1c
Valores de A1c e níveis médios de glicemia
Níveis de A1c recomendados para crianças e adolescentes
Calendário de controle do diabetes

Técnicas de controle domiciliar do diabetes

O objetivo do controle e do autocontrole é envolver ativamente o portador de diabetes e os que o rodeiam na efetivação do tratamento e, conseqüentemente, um bom controle do diabetes, tendo como meta a redução de complicações e uma vida mais saudável.

Todos os portadores de diabetes e/ou seus familiares necessitam aprender e praticar o controle domiciliar diário do diabetes, por meio de dosagem de glicose no sangue (glicemia) e, eventualmente, cetona na urina (cetonúria) ou no sangue (cetonemia). Para tal, existem no mercado nacional fitas práticas para a determinação da glicemia e da cetonemia, e para a pesquisa de glicose e de cetona na urina. Apesar de sua imprecisão e não recomendação para o controle domiciliar de diabetes, a glicosúria ainda é um pouco utilizada.

◆ GLICOSÚRIA

Em virtude da variedade de produtos atualmente disponíveis, para a pesquisa de glicose na urina, recomenda-se a leitura atenta das instruções que acompanham cada um deles. No entanto, algumas considerações poderão ser feitas:

1. A pesquisa de glicose poderá ser feita em qualquer amostra isolada de urina.

2. As embalagens das fitas apresentam uma escala de cores, que serão usadas como padrão para a leitura, isto é, após o contato da urina com a fita, marca-se exatamente o tempo recomendado e, findo este, compara-se a cor com a escala. As cores da escala apresentam as seguintes inscrições (Tabela 12). Quanto maior o número de cruzes, ou o número inscrito, ou a intensidade da cor, maior será a quantidade de glicose na urina.

3. As fitas são individuais. Segurando na haste de plástico, pode-se molhar a área reagente (colorida) durante a micção, sem a necessidade de colheita obrigatória de urina em frasco para a realização do teste.

Tabela 12 – Escala e tempo de leitura das fitas.

Marca	Escala de leitura						Tempo de leitura após contato com urina
Diastix®	0%	1/10	1/4	1/2	1	2 ou mais	30 segundos
	0	100	250	500	1.000	2.000mg/dl ou mais	
Glicofita Plus®	0%	1/10	1/4	1/2	1	2 ou mais	30 segundos
	0	100	250	500	1.000	2.000mg/dl ou mais	
Glucotest®		+	++	+++	++++		1 minuto
	0	50	100	300	1.000mg/dl		

As fitas se alteram com a luz excessiva e a umidade. Daí as embalagens em frasco não-transparente e com sílica. As fitas podem ser cortadas em duas ou três partes longitudinalmente. Mergulha-se ou molha-se na urina somente a parte colorida. Não manter as fitas dentro do frasco com urina.

4. A glicose da urina coletada em um determinado momento é resultante da variação das glicemias ocorrida desde a última vez que urinou. Exprime assim o ocorrido durante um intervalo de tempo, e não um momento.

5. Quando se quer avaliar a glicosúria em um intervalo de tempo mais curto, deve-se proceder da seguinte maneira: esvaziar a bexiga completamente, ingerir 1 a 2 copos de água, urinar novamente. Essa última urina expressa as variações da glicemia desse curto período.

6. A urina não deverá permanecer mais de 4 horas em temperatura ambiente após sua coleta, pois haverá proliferação bacteriana que consome glicose e muda o pH para alcalino. Isso resulta em redução da glicose na amostra, dando resultados inferiores ao real.

7. Quando, por qualquer motivo, o exame não puder ser feito imediatamente após a micção, pode-se conservar a urina em geladeira, em frasco tampado, e realizá-lo posteriormente, no mesmo dia. Alguns recomendam não fazer o teste com urina gelada. Espera-se um determinado tempo para ela atingir a temperatura ambiente, e faz-se o teste.

8. Anotar em tabelas de controle, nas colunas próprias, para mostrar ao clínico e também para compreender e acompanhar melhor o que ocorre.

9. A glicosúria ocorre toda vez que a glicemia ultrapassa 160 a 180mg% no sangue. Portanto, glicosúrias negativas não significam que o controle ideal tenha sido alcançado. Os valores das glicemias não se correlacionam com aqueles encontrados na urina.

10. Crianças e mulheres grávidas exibem um comportamento na glicosúria distinto do do adulto. O rim, nesses casos, não apresenta a mesma capacidade de absorção de glicose, ou seja, mesmo com glicemias inferiores a 140mg%, essas pessoas podem apresentar glicosúrias. Esse fato implica um julgamento adequado das glicosúrias obtidas requerendo como já dissemos a determinação obrigatória da glicemia, a fim de que se possa ajustar apropriadamente os medicamentos.

11. Existem situações em que o paciente "desconfia de que a fita não esteja boa", pois sempre "dá a mesma cor". Pode acontecer que o paciente não esteja verificando o tempo exato de leitura. Aliás, *o tempo exato de leitura é fundamental para que o resultado seja preciso*. Existem pacientes que molham a fita, vão tomar café e depois voltam para fazer a leitura. Sempre é a mesma cor, intensa. ERRADO! Quando a fita está boa (reativa), muda rapidamente de cor se a mergulharmos em Coca-Cola® normal, caso contrário não mudará de cor. Nos refrigerantes *diet* ou *light* a cor não se altera (não tem glicose), por isso não poderá ser usada para tal fim.

12. Em resumo podemos informar que a glicosúria é uma medida indireta da glicemia, não existindo uma correlação definida entre elas. **A glicemia (glicose no sangue) é o melhor teste para precisar a hipoglicemia e a hiperglicemia e conseqüente controle adequado do diabetes.**

Temos observado que muitas pessoas que iniciaram o controle somente com glicosúria, espontaneamente, despertam o interesse para a execução de glicemia capilar, motivando-as indiretamente a um controle mais preciso.

Resultados falso-positivos
(mudança de cor da fita na ausência de glicose)

Mesmo na ausência de glicose na urina, as fitas mudam de cor quando se utilizam agentes de limpeza do frasco coletor, fortemente oxidantes, ou contendo peróxidos (por exemplo água oxigenada).

Resultados falso-negativos
(ausência de mudança de cor da fita na presença de glicose)

1. Baixas concentrações de glicose na urina.
2. Presença de vitamina C superior a 75 mg/dl: dão reações negativas quando a glicosúria for 100mg/dl (traços) ou menos.
3. Corpos cetônicos 40mg/dl ou mais: dão reações negativas quando a glicosúria for 100mg/dl (traços) ou menos.

Observação: os resultados com as fitas Glukotest® não se alteram com a vitamina C e corpos cetônicos na urina.

Resultados com cor diferente dos padrões de leitura da fita

Presença de substâncias que modificam a cor da urina. Os tons dos padrões de leitura da fita podem ser modificados quando estiver utilizando Pyridium®, Complexo B, rifampicina e na presença de icterícia.

◆ CETONÚRIA

Poderá ser verificada no domicílio em todas as condições em que houver necessidade desse exame, conforme discutido no capítulo Cetoacidose diabética.

Os produtos disponíveis em nosso mercado, atualmente, são: Keto-Diastix® e Gluketur Test® (fitas para pesquisa de glicose e cetona na urina) e Ketostix® (somente para cetona).

As embalagens das fitas apresentam escalas de cores, que serão utilizadas como padrão de leitura, isto é, após contato da urina com a fita, marca-se exatamente o tempo recomendado e, findo este, compara-se a cor com a escala. Quanto mais cetona tiver a urina, mais intensa será sua cor (arroxeada).

As cores da escala apresentam as inscrições conforme Tabela 13.

Tabela 13 – Escala e tempo de leitura das fitas.

Marca	Escala de leitura					Tempo de leitura após contato com urina
	Negativo	5 a 40	40 a 100	1.000	Mais de 1.000mg/dl	
Gluketur Test®	☐	☐	☐	☐	☐	1 minuto
	Negativo	+	++	+++	++++	
Ketostix®	Negativo	5	15	40	80	160mg/dl
Keto-Diastix®	☐	☐	☐	☐	☐	☐	15 segundos
	Negativo	+ Traços	++ Baixo	+++ Moderado	++++ Alto	Alto

◆ GLICEMIA

A glicemia realizada no domicílio, através de punção da ponta do dedo (polpa digital), apresenta resultados comparáveis àquela executada em laboratórios. A pessoa com diabetes poderá determinar a glicemia em sua própria casa com bastante segurança. Esta prática é recomendada a todos os portadores de diabetes para o controle adequado, tais como:

- No reconhecimento da hiperglicemia pós-alimentar.
- Para adequar a dose de insulina de ação ultra-rápida ou rápida antes das refeições.
- Quando estiver dirigindo veículos.
- Em grávidas portadoras de diabetes.
- Em crianças.
- Quando se utilizam múltiplas aplicações de insulina.
- Durante ou na prática de exercícios físicos.
- Nas pessoas com alterações renais (limiar renal da glicose alterado, isto é, a glicosúria não guarda correlação com a glicemia).
- Nos portadores de diabetes com grandes oscilações de glicemia (hiperlabilidade).
- Nos períodos pré e pós-operatórios.
- Em alguns procedimentos dentários.

Para isso poderá utilizar fitas, sensores ou tiras de teste destinadas a tal fim. Para a dosagem da glicemia, o paciente e/ou familiares podem servir-se de dois métodos:

a) **Método sem aparelho de leitura**: lê-se diretamente a cor contra a escala impressa no próprio frasco de fitas (Dextrostix®, Haemo Glucotest 20-800 R®). Tem a vantagem de não necessitar de transporte de aparelho, e a inconveniência de apresentar valores de leitura apenas aproximados. Útil para o diagnóstico rápido de hipoglicemia e hiperglicemia.

b) **Método que utiliza aparelhos de leitura**: são aparelhos de fácil transporte e manuseio, que utilizam sensores ou fitas próprias. Os aparelhos mais modernos disponíveis são menores, mais rápidos na leitura, mais automáticos, precisos e com memória dos últimos resultados. Alguns apresentam alarme e calculam a média das glicemias antes e após as refeições. É o método de escolha.

Técnica recomendada para coleta de sangue capilar em polpa digital (ponta dos dedos)

1. Lavar bem as mãos com água e sabonete.

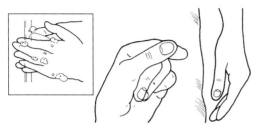
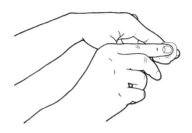

2. Fazer movimentos com os dedos ou esfregá-los para que fiquem avermelhados ou menos pálidos. Outro método consiste em deixar os braços caídos por 30 segundos.

3. Passar um chumaço de algodão com álcool etílico ou álcool isopropílico (álcool sachê MP® ou Alchool swab®) na ponta do dedo (polpa digital). Esperar secar.

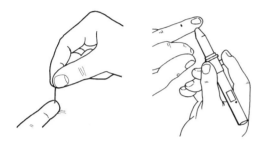
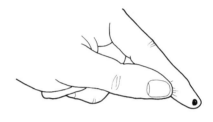

4. Puncionar a face lateral da ponta do dedo (pele mais fina e dói menos) com lancetas próprias, lancetadores ou agulhas (veja Observação, pág. seguinte).

5. Pressionar levemente o dedo, da base para a ponta, para que saia gota de sangue suficiente para cobrir toda a área da fita ou tocar lateralmente os sensores.

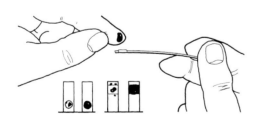
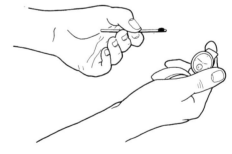

6. Com a região do dedo puncionado voltada para baixo, colocar a gota de sangue na superfície de toda a área da fita e/ou sensores ou em locais designados para tal, conforme a fita e o aparelho empregado. Os aparelhos modernos utilizam sensores (tiras) que necessitam de mínima quantidade de sangue, bastando-se tocar o sangue lateralmente, que este penetra por capilaridade.

7. Exatamente no momento em que o sangue toca a área da fita, iniciar a marcação do tempo. Nos aparelhos modernos não há necessidade de marcar o tempo.

8. Seguir as instruções de acordo com a fita empregada para leitura com escalas impressas nas embalagens. Por exemplo:

• Dextrostix +: usar papel absorvente (lenço de papel) para retirar o excesso de sangue após 30 segundos. Esperar mais 90 segundos e proceder à leitura. Escala de leitura de 0 a 250mg/dl. 20-40-70-110-130-180-250.

• Haemo Glukotest 20-800 R: após 1 minuto exato limpar com algodão seco, esperar mais 1 minuto e proceder à leitura comparando-a com as escalas. Se os valores forem superiores a 300mg/dl esperar ainda mais 1 minuto e proceder à leitura final (neste último caso total de 3 minutos). Escala de leitura de 20 a 800mg/dl: 2 minutos 20-40-80-120-160-200-300 e em 3 minutos 300-500-800.

É a melhor fita para uso sem aparelho de leitura.

9. Quando utilizar aparelhos de leitura, proceder até a etapa número 6, de acordo com as instruções que acompanham os aparelhos.

10. Os aparelhos modernos utilizam sensores, tiras-teste ou fitas próprias, tempo de leitura menor, sem necessidade de limpeza do sangue das fitas, sem necessidade de marcar o tempo e registram as datas e horários dos últimos 10 ou até 200 exames.

11. Na Tabela 14 apresentamos os aparelhos – glicosímetros – disponíveis no Brasil.

Observação: pode-se utilizar lanceta descartável, agulha de insulina, agulha 25 x 7, 25 x 8 ou qualquer outra agulha desde que esteja esterilizada. Existem aparelhos chamados lancetadores, mais apropriados para tal fim, que permitem a introdução exata da agulha chamada lanceta, quando puncionado o dedo. Alguns deles apresentam regulagem de profundidade de penetração.

Atualmente estão disponíveis vários lancetadores, sendo que a maioria acompanha os glicosímetros.

Sistema de monitorização contínua de glicose

O CGMS® (Medtronic) utiliza um sensor de glicose colocado sob a pele do paciente e um monitor externo que armazena as leituras da glicemia a cada 5 minutos durante 1 a 3 dias.

Útil para definir o perfil glicêmico de cada pessoa nas 24 horas para orientação do tratamento adequado.

O Sistema Guardian® REAL Time (Medtronic) consiste de um sensor de glicose colocado no subcutâneo, que transmite os dados (transmissor MiniLink REAL® Time), sem fio, por radiofreqüência para um monitor do mesmo tamanho que a bomba de insulina. Mostra a cada 5 minutos as medições da glicose lidas no subcutâneo em tempo real. Ele disponibiliza no *display* do monitor: gráficos de 3, 6, 12 e 24 horas de monitorização, setas de velocidade de oscilação das glicoses, alerta e dispara um alarme em condições previamente programadas pelo paciente. É a prova d'água por 30 minutos a uma profundidade de 90cm, exceto quando acoplado à bomba de infusão contínua.

Outro sistema é o Paradigm REAL Time 722 com Minilink (Medtronic Comercial Ltda.) que integra em um só conjunto o monitor de glicose descrito anteriormente e a bomba de infusão contínua de insulina (vide Sistema de infusão contínua de insulina, pág. 95).

Novos monitores em breve serão lançados no mercado: Navigator® e DexCom®.

Tabela 14 – Glicosímetros mais utilizados no Brasil.

Nome	Fabricante	Fita ou sensores utilizados	Tempo de leitura em segundos	Faixa de leitura em mg/dl	Memórias em testes
Breeze 2*	Bayer	Disco com 10 tiras teste	5	20 a 600	420
Optium Mini	Abbott	Optium Mini	Até 7	20 a 500	450
Optium Xceed	Abbott	Optium	5	20 a 500	450
Accu-Chek Advantage	Roche	Accu-Chek Advantage II	26	10 a 600	100
Accu-Chek Active	Roche	Accu-Chek Active	5	10 a 600	200
Accu-Chek Go	Roche	Accu-Chek Go	5	10 a 600	300
Accu-Chek Performa*	Roche	Accu-Chek Performa	5	10 a 600	500
One Touch Ultra*	Johnson & Johnson	One Touch Ultra	5	20 a 600	150
One Touch Ultra 2*	Johnson & Johnson	One Touch Ultra	5	20 a 600	150

* Aceita punção em locais alternativos (veja Restrições em LAT, pág. 136).

Aparelhos para medir glicose e cetona no sangue

São aparelhos, denominados biossensores, que permitem medir a glicose e as cetonas no sangue principalmente o ácido beta-hidroxibutírico (não detectável em fitas de cetona na urina). As tiras-teste são embaladas individualmente.

Nome comercial: Optium Xceed da Abbott (o mesmo é utilizado para glicemia).

Níveis de ácido beta-hidroxibutírico em mmol/l

Menos de 0,5	0,6 a 1,5	1,6 a 3	Maior que 3
Normal	Elevação moderada	Risco de cetoacidose Elevação significativa Passível intervenção de urgência	Acidose metabólica Hospitalização obrigatória de urgência

Glicosímetros ou monitores que se conectam e transferem os dados obtidos das glicemias para computador pessoal (PC)

São aparelhos modernos que utilizam cabo específico ou infravermelho para transferir as informações obtidas e armazenadas na memória dos glicosímetros para software específico. O procedimento permite análise dos dados glicêmicos, para impressão de relatórios, para melhor adequar o tratamento de determinada pessoa.

Requisitos mínimos para a execução: computador PC, Windows 95, 98, NT4.0, 2000 ou XP. Processador Pentium 90; 32 MB de memória RAM; 75 MB de memória disponível no disco rígido; drive de CD-Rom e placa gráfica com resolução de 800 x 600.

Aparelho	Software	Transferência
Accu-Chek Advantage	Accu-Chek Camit Pro Versão 2,0 e 2,1	Cabos específicos
Accu-Chek Active	Accu-Chek Camit Pro Versão 2,1	Infravermelho
Accu-Chek Performa Accu-Chek Active Accu-Chek Go	Accu-Chek Smart Pix	Infravermelho
Optium Xceed	Co-Pilot	Cabos específicos
Optium Mini	Co-Pilot	Cabos específicos
One Touch Ultra	One touch diabetes management	Cabos específicos USB
One Touch Ultra 2	One touch diabetes management	Cabos específicos USB
Breeze 2	Winglucofact	Cabos específicos

LAT – locais alternativos para testes de glicemia

Leia com atenção estas informações e procure um profissional da área de saúde habilitado sobre informações das limitações e correta interpretação dos dados.

Além da polpa digital (ponta dos dedos), outros locais poderão ser puncionados para a determinação da glicose no sangue. Foram denominados LAT (locais alternativos de testes).

Seis locais foram testados e aprovados utilizando-se os monitores Accu-Chek Active, Optium Mini e Breeze 2 e, lancetadores com ajuste de profundidade de punção.

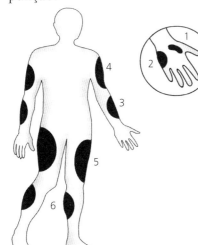

1. Palma das mãos (próximo ao polegar).
2. Palma das mãos (próximo ao dedo mínimo).
3. Antebraço.
4. Braço.
5. Coxa.
6. Panturrilha (barriga da perna).

Limitações das mensurações de glicose em locais alternativos (LAT)

1. Não é recomendável para períodos de rápidas elevações ou quedas da glicemia como após alimentação e exercícios físicos, respectivamente (veja Hiperglicemia e Hipoglicemia, págs. 113 e 117, respectivamente).

2. Portadores de diabetes com hipoglicemia freqüente ou aqueles que tenham poucos sintomas durante uma hipoglicemia.
3. Quando a glicose no sangue capilar abaixa ou eleva rapidamente os locais alternativos de teste apresentam um atraso em apresentar o mesmo valor do sangue colhido na polpa digital ou, dizendo de outra forma, os valores glicêmicos se colhidos no mesmo momento no LAT e sangue de polpa digital apresentam uma diferença. Naturalmente os valores da glicemia da ponta dos dedos é que devem prevalecer para condutas a serem tomadas.
4. Por essa razão, recomenda-se utilizar LAT somente quando a glicemia está mais estável – EM JEJUM – ANTES DAS REFEIÇÕES – ANTES DE DOR-MIR. Apesar disso, devem-se observar eventuais condutas que também modificam rapidamente as glicemias nesses períodos, principalmente a utilização de insulina ultra-rápida e rápida, nos períodos que antecederam os horários recomendados para o exame. Não é demais reafirmar que as variações bruscas da glicemia poderão não ser expressas naquele exato momento pelo LAT. Em qualquer circunstância, dúvida ou quando os valores obtidos pelo LAT não "combinam" com os sintomas, é recomendada sempre a punção da polpa digital para esclarecer o eventual empasse.

Indicações obrigatórias do teste em polpa digital (ponta dos dedos)
• Em portadores de diabetes recém-descobertos.
• Em pessoas que não sabem quando estão em hipoglicemia.
• Quando já apresentaram hipoglicemias graves (desorientação, alteração do sensório, perda da memória, convulsões e coma) (veja pág. 117).
• Quando se quer detectar alterações rápidas da glicemia.
• Quando monitorizam a glicemia após a alimentação.
• Em atividades de alto grau de concentração (dirigir veículos motorizados, operação de máquinas etc.).
• Gravidez.

A1c*
Hemoglobina glicada**, Hemoglobina glicosilada, Hb A1c

A glicemia, a glicosúria e a cetonúria poderão também ser feitas em laboratórios clínicos. A A1c (hemoglobina glicosilada), no entanto, poderá ser feita em laboratórios ou em clínicas com aparelhos específicos para tal fim.

A glicose combina-se com a hemoglobina (pigmento que existe no interior dos glóbulos vermelhos do sangue), formando a A1c. Essa ligação é duradoura, permanecendo no sangue, nessa forma, por tempo prolongado (cerca de 8 semanas). As variações de glicose no sangue, durante as últimas 6 a 8 semanas, são, dessa maneira, expressas em valor de A1c. Assim, a determinação desta é útil, pois reflete diretamente a concentração média de glicose, na qual os glóbulos vermelhos foram expostos durante a sua permanência no sangue. *Expressa dessa forma o grau de controle de um período de tempo e não somente um determinado mo-*

---

*A1c nome atual da hemoglobina glicada, hemoglobina glicosilada ou Hb A1c.
** Nome mais aceito além da A1c.

mento como a glicemia. Assim, o número (resultado de exame) será tanto maior quanto maior o número de vezes que a glicemia elevou-se naquele período de tempo (veja Hiperglicemia e glicotoxicidade, pág. 144). Por outro lado, a redução progressiva da A1c significa melhor controle do diabetes e correlaciona-se com a redução do aparecimento e/ou progressão de complicações crônicas.

Atualmente é considerado um bom índice na avaliação no controle do diabetes. Têm-se como objetivo conseguir os resultados o mais próximo dos valores normais do método empregado. Recomenda-se fazer esse exame a cada 4 meses. Nos portadores de diabetes tipo 2 e tipo 1, quando mal controlados, a cada 3 meses.

Valores de A1c normais não excluem portadores de intolerância à glicose oral ou de diabetes leve. Ela é muito útil, como já dissemos, para o acompanhamento do diabetes. Pessoas até mesmo apresentando glicemias de jejum normais ou baixas poderão ter níveis elevados da A1c ou hemoglobina glicada, pois estes refletem os valores de todas as elevações glicêmicas ocorridas nas 24 horas e durante as últimas 6 a 8 semanas.

Exprime, assim, as variações das glicemias durante esse período que antecedeu ao exame (6 a 8 semanas).

Os níveis médios de glicose no sangue estão correlacionados com aumentos de A1c, em percentuais acima do limite superior do método empregado.

A recomendação para a meta da A1c de acordo com a American Diabetes Association (ADA) e a Sociedade Brasileira de Diabetes (SBD) é menor que 7%, enquanto para a União Européia (UEE) e a Federação Internacional de Diabetes (IDF) é menor que 6,5%.

Existem vários métodos com valores normais diferentes. Por esse motivo é recomendável fazer os exames no mesmo laboratório clínico, para que possa comparar com o exame anterior. Atualmente, muitos esforços estão sendo dirigidos para se padronizar em todos os laboratórios método com valor superior normal de 6. Na Tabela 15 expomos as variações dos valores obtidos de A1c e os valores médios de glicemia no período que antecedeu ao exame.

Tabela 15 – Valores de A1c e níveis médios de glicemia. Critério de controle (seg. ADA).

Aumentos da A1c além do valor superior normal do método	Nível médio de glicose no sangue em mg/dl	Critério de controle
Até o limite superior	Até 135	Ideal
Mais 1%	170	Aceitável
Mais 2%	205	Mau controle (necessidade de tratamento mais intenso)
Mais 3%	240	
Mais 4%	275	
Mais 5%	310	
Mais 6%	345	

Explicação: o portador de diabetes para ter um ótimo controle deverá apresentar os valores de A1c dentro dos valores normais do método. Se a A1c estiver mais 1% acima do limite superior do método (por exemplo, para métodos de valores normais de 4 a 6% seria 7% e para aqueles com valores normais de 5 a

8% seria 9%) significa que o controle é aceitável. No entanto, quando for 2% ou mais do limite superior do método, com o correspondente aumento da médias glicêmicas ocorridos em determinado período, o controle é considerado insatisfatório, conforme explicado anteriormente. Comprovado esse aumento, deve-se providenciar, sob a orientação do clínico, mudanças na medicação, alimentação e atividade física, para reduzir os valores de A1c (veja Hiperglicemia, pág. 113).

Níveis de A1c recomendados para crianças e adolescentes:

a) Até 8% na faixa pré-puberal.
b) Menor que 8,5% na faixa puberal.
c) Menor que 7% na fase final da puberdade.
d) Para idosos deve ser individualizado de acordo com as condições clínicas de cada paciente.

Observações importantes

1. Os valores de A1c não permitem informar quantas vezes em determinado período de tempo ocorreu hipoglicemia ou hiperglicemia.
2. Glicemias normais em jejum e valores de A1c elevados fazem supor que possa estar ocorrendo grandes elevações da glicemia após a alimentação ou entre as refeições.
3. Recomenda-se, até que outras informações surjam, que o diabetes tipo 2 não ultrapasse mais de 1% do limite superior da normalidade do método, principalmente naqueles que apresentam doença cardiovascular (angina ou infarto do miocárdio).
4. Resultados falsamente altos são encontrados em portadores de anemia (por deficiência de ferro, vitamina B12 ou ácido fólico) não tratados por terem a sobrevida das hemácias aumentada; nas doenças que envolvem hemoglobinas anormais (como as hemoglobinas S e F) e na fase terminal da insuficiência renal.
   O aumento de triglicérides, de bilirrubinas (pigmento da icterícia) ou de uréia no sangue podem interferir com algumas metodologias e produzir resultados falsamente elevados. O mesmo também é observado no alcoolismo crônico, na ingestão crônica de salicilatos e opiáceos.
5. Resultados falsamente baixos são encontrados na hemólise (rompimento de glóbulos vermelhos na corrente sangüínea) e nas hemorragias crônicas por terem a sobrevida encurtada das hemácias, durante o tratamento das anemias acima descritas.
6. Valores acima de 15% indica provável hemoglobina variante. Deverá ser esclarecido com exame especial.

Calendário de Controle do Diabetes

Nome:

Médico(s):

Mês:

Anotar nos espaços INSULINA a quantidade de unidades e tipo de insulina que foram aplicados nesses horários

Testes de glicemia capilar (pré-refeições ou 2 horas pós-refeições)

Dia	Jejum			Almoço			Jantar			Ao deitar		Observações
	INSULINA	PRÉ	PÓS	INSULINA	PRÉ	PÓS	INSULINA	PRÉ	PÓS	INSULINA	Glic.	

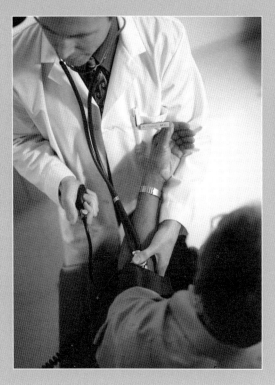

5
Cuidados com o Corpo

Objetivos do tratamento do *diabetes mellitus* tipo 2
    Importância do controle glicêmico
    Hiperglicemia e glicotoxicidade
    Investigação sobre controle e complicações do diabetes tipo 1 – DCCT
    Investigação sobre tratamento e complicações do diabetes tipo 2 – UKPDS
    Glicemia pós-prandial e risco de complicações nos portadores de diabetes tipo 2
Obesidade e diabetes
    Síndrome metabólica
    Tratamento da obesidade
    Índice de massa corpórea
Cuidados com os dentes – manifestações bucais
Olhos
Rins
Transplante de pâncreas e de ilhotas
Hipertensão arterial – pressão alta e diabetes
Circulação, aterosclerose e diabetes
    Lípides e lipoproteínas
    Hiperlipidemia
    Medicamentos para reduzir colesterol e triglicérides
    Metas e objetivos em portadores de diabetes
Sistema nervoso periférico – neuropatia
Cuidados com os pés
    Fatores predisponentes de complicações nos pés
    Pé diabético
Vacinação em portadores de diabetes

Objetivos do tratamento do *diabetes mellitus* tipo 2

Todo portador de diabetes, principalmente o de tipo 2, deve estar conscientizado de que seu bem-estar depende de muitos fatores. Assim, deverá fazer mudanças em seu estilo de vida, aumentando a prática de atividade física, reorganizando seus hábitos alimentares, mantendo o peso adequado, interrompendo o hábito de fumar, controlando a hipertensão arterial se houver, devendo para isso ser "educado" em diabetes. Existem várias associações e entidades no Brasil que, por meio de palestras, cursos, reuniões têm como finalidade a educação em diabetes. Participe de alguma delas.

As metas que o portador de diabetes tipo 2 deverá atingir, conforme recomendações da Sociedade Brasileira de Diabetes são:

Glicemia plasmática (mg/dl)
    Glicemia de jejum .... até 110
    2 horas pós-prandial......................... até 140

A1c – hemoglobina glicada .... limite superior do método

Colesterol (mg/dl)
    Total .... até 200
    HDLc... mais de 45
    LDLc .... até 100

Triglicérides (mg/dl) .... até 150

Pressão arterial (mm de Hg)
    Sistólica .... até 135
    Diastólica .... até 80

Índice de massa corporal .... 20 a 25

$$\frac{\text{peso em kg}}{(\text{altura em metros})^2}$$

IMPORTÂNCIA DO CONTROLE GLICÊMICO

A qualidade de vida de uma pessoa com diabetes depende de sua compreensão sobre a importância da adesão ao tratamento, objetivando as metas de um bom controle. As mudanças de hábitos, a alimentação adequada, a prática de exercícios físicos somadas ao controle adequado e ao bom acompanhamento de profissionais de saúde contribuem significativamente para prevenir a precocidade e o risco de aparecimento de complicações crônicas como doenças das artérias (coronárias, cerebrais, membros inferiores etc.), da retina, dos rins e dos pés.

Controle adequado significa glicemias e A1c, ou hemoglobina glicada, tão próximas quanto possível das metas acima mencionadas e não haver glicosúria.

Os valores de referência de controle da hemoglobina glicada, ou A1c, encontram-se na pág. 137. Sugerimos ao leitor que também os considere para um melhor julgamento do controle metabólico.

Valores de referência de controle de glicemia, segundo a maioria dos autores

Horário	Valores da glicemia em mg%		
	CONTROLE		
	Bom	Regular	Mau
Em jejum	Até 110	Até 130	Mais de 130
1 hora após alimentação	Até 160	Até 180	Mais de 180
2 horas após alimentação	Até 140	Até 160	Mais de 160
3 horas após alimentação	Até 110	Até 130	Mais de 130

Outro critério de bom controle: excluindo-se glicemias de jejum, todas as glicemias após alimentação e a qualquer hora deverão ser inferiores a 140mg/dl, desde que os valores de hemoglobina glicada ou glicosilada, ou A1c, não ultrapassem os valores considerados de bom controle (veja Hemoglobina glicada ou A1c, pág. 137).

Hiperglicemia e glicotoxicidade

Recentemente, foi demonstrado que a hiperglicemia (aumento da glicose no sangue acima dos valores considerados como bom controle) por períodos prolongados não é só um indicador de mau controle metabólico do diabetes, mas também um fator de piora no próprio controle, porque atua na produção, secreção e ação da insulina – *glicotoxicidade nas células beta do pâncreas e nos receptores de insulina*.

Assim, demonstrou-se que pacientes com hiperglicemia contínua por muitos dias passam a apresentar resistência periférica à ação da insulina, ou seja, mesmo tendo insulina no sangue, esta não atua perfeitamente nos músculos, no tecido gorduroso, no fígado etc. Demonstrou-se também que a secreção (produção) é prejudicada (fazendo com que os comprimidos para o tratamento de diabetes não mais atuem ou atuem menos). Essa constatação seguramente alertará as pessoas com diabetes para que sejam cada vez mais vigilantes quanto à glicemia e à glicosúria (veja Controle domiciliar de diabetes, pág. 129).

Para reverter essa situação ao estado de bom controle, recomenda-se: restrição de alimentos que aumentam a glicemia; início ou aumento de exercícios físicos; redução de peso; e, se necessário, utilização de insulina (veja Indicações de insulina, pág. 76) muitas vezes por períodos curtos de tempo. Essas medidas assinaladas têm como objetivo aumentar a resposta do pâncreas, o número de receptores ("encaixes") à insulina nas células e a redução da hiperglicemia.

Pergunta habitualmente feita:

Por que a hiperglicemia, por si só, pode apresentar tantos inconvenientes?

A glicose do sangue se combina com a hemoglobina e diversas proteínas do sangue (albumina e outras) e dos tecidos. Essa combinação é chamada de glicação, ou glicosilação. Por exemplo, teremos a hemoglobina glicada ou hemoglobina glicosilada, albumina glicada ou albumina glicosilada e assim por diante. Esse processo não se limita ao sangue, atingindo muitas áreas de nosso corpo, entre elas, os capilares dos olhos e dos rins, as proteínas de músculos e tendões e o colesterol, para citar algumas.

A conseqüência é que as proteínas glicadas, até certo ponto, perdem sua plena função, o seu metabolismo é alterado e os tecidos atingidos de alguma forma adoecem (um dos aspectos da glicotoxicidade). Essa é a base para entendermos de forma simples as causas e as alterações que ocorrem com muitas complicações crônicas do diabetes que trataremos neste capítulo.

Pelo fato de não podermos medir a glicação ou glicosilação de muitas proteínas do corpo, utilizam-se os valores da hemoglobina glicada para expressar indiretamente o que está ocorrendo com as outras proteínas. Dessa forma, podemos concluir que a hemoglobina glicada representa (ao lado do controle rotineiro das glicemias e glicosúrias) um parâmetro fundamental para avaliar a intensidade da glicotoxicidade.

O DCCT* demonstrou a correlação entre os valores de hemoglobina glicada ou A1c (expressão da intensidade de glicotoxicidade) e o risco relativo de aparecimento de complicações microvasculares (retinopatia, nefropatia, neuropatia e microalbuminúria), ou seja, quanto maiores os valores da hemoglobina glicada ou A1c, maior o risco de aparecimento dessas complicações.

A seguir exemplificamos as complicações mais importantes e freqüentes associadas à hiperglicemia e à glicação das proteínas:

1. Aumento de suscetibilidade às infecções (facilidade em adquiri-las).
2. Aterosclerose e trombose arterial.
3. Retinopatia.
3. Catarata.
4. Nefropatia.
5. Neuropatia.

Conclui-se que quanto mais rigoroso o controle do diabetes, maior será a chance de evitar as complicações crônicas e o sofrimento delas decorrente.

Investigação sobre controle e complicações do diabetes tipo 1 – DCCT*

Com o objetivo de estudar o controle rigoroso do diabetes e suas complicações foi realizado um estudo nos Estados Unidos e no Canadá (publicado em 1993) durante dez anos em dois grupos de portadores de diabetes tipo 1. No grupo convencional estavam incluídos aqueles que utilizavam tratamento habitual com uma ou duas aplicações de insulina diária, com eventuais determinações de glicemia, mantendo-a em níveis estáveis. No grupo experimental, objeto do estudo, estavam incluídos os com diabetes tipo 1, com ou sem complicações crônicas, com tratamento intensificado – três a quatro aplicações de insulina por dia e várias determinações de glicemia para mantê-la como a de indivíduos sem diabetes. Para tal participou uma equipe (24 horas por dia) multidisciplinar (clínicos gerais, endocrinologistas, enfermeiras, nutricionistas e outros).

Resultados do tratamento intensivo no grupo experimental:

1. **Retinopatia**
   • Redução de 76% do risco médio de aparecimento.
   • Redução de 54% do risco médio de progressão.

---

*DCCT – Diabetes Control and Complications Trial Research Group.

2. Nefropatia
- Retardo de 20% no aparecimento.
- Retardo de 40% na progressão.

3. Neuropatia
- Redução de 55% na incidência de neuropatia periférica.
- Redução de 50% na incidência de neuropatia autonômica.

4. Aparelho circulatório
- Redução de 79% de problemas cardíacos.
- Redução de 25% de doenças vasculares periféricas.
- Redução de 45% de outros problemas vasculares.

Observação: os portadores de diabetes em tratamento intensivo, no entanto, tiveram maior incidência de hipoglicemia (3 vezes maior), porém sem gravidade.

Conclusão: demonstrou-se que, com o tratamento intensivo no grupo experimental, pode-se prevenir o aparecimento de complicações crônicas, assim como retardar o desenvolvimento das complicações preexistentes.

Investigação sobre tratamento e complicações do diabetes tipo 2 –UKPDS*

Em pacientes com diabetes tipo 2, foi realizado no Reino Unido o maior estudo prospectivo – UKPDS, no período de 1977 a 1991. O objetivo era determinar se o controle glicêmico intensivo poderia reduzir as complicações e retardar a progressão do diabetes, e as vantagens e as desvantagens específicas dos tratamentos com: sulfoniluréias, metformina e insulina.

Esse estudo comparou o tratamento de 5.102 portadores de diabetes tipo 2, com seguimento médio de 10 anos. Foram divididos em dois grupos:

- **Grupo com tratamento convencional**, ou seja, apenas com dieta, mantendo glicemias de jejum inferiores a 245mg/dl.

- **Grupo com tratamento de modo intensivo**, usando sulfoniluréias, metformina, insulina ou associações destes medicamentos, mantendo glicemias de jejum inferiores a 110mg/dl.

O controle rigoroso da pressão arterial, com o uso de inibidores da ECA (Captopril) ou betabloqueadores (Atenolol®), também foi incluído nesse estudo (veja Tratamento de hipertensão arterial, pág. 165).

Resultados e conclusões do estudo em relação à prevenção das complicações crônicas

1. Controle intensivo da glicemia diminui em 35% as complicações microvasculares para cada 1% de redução na hemoglobina glicada.
2. Não foram observadas reduções significativas nas complicações macrovasculares.

---

* UKPDS – United Kingdom Prospective Diabetes Study.

3. Diabetes tipo 2 é uma doença progressiva e está associada à deterioração do controle glicêmico e declínio da função das células beta do pâncreas.
4. Combinação de medicamentos é freqüentemente necessária.
5. Sessenta por cento dos pacientes com sulfoniluréias necessitaram de insulina após seis anos do início do estudo.
6. Inibidores da ECA e betabloqueadores são eficientes em reduzir as complicações microvasculares.
7. Nenhuma terapia retardou a progressão da doença.

GLICEMIA PÓS-PRANDIAL E RISCO DE COMPLICAÇÕES NOS PORTADORES DE DIABETES TIPO 2

A importante contribuição da hiperglicemia pós-prandial para o desenvolvimento do diabetes tipo 2 é atualmente bem reconhecida pela comunidade médica.

Resumidamente, a hiperglicemia pós-prandial em portadores de diabetes decorre da presença da resistência à insulina no fígado (aumenta a liberação de glicose pelo fígado), no músculo e no tecido adiposo (impede a captação de glicose por estes tecidos) e uma progressiva diminuição da capacidade secretora das células beta do pâncreas (reduz a insulina produzida).

A hiperglicemia promove a glicotoxicidade, expressada pela elevação da hemoglobina glicada, ou A1c, sobre as células beta-pancreáticas (produtoras de insulina) e as células vasculares, além de aumentar a coagulação do sangue (aumento do estado pró-trombótico), entre outros.

Esses fatos, sem dúvida, contribuem para a doença microvascular e principalmente para a macrovascular.

Como já mencionado em Controle domiciliar do diabetes, a determinação da glicemia após alimentação (pós-prandial), além da glicemia de jejum, está progressivamente sendo mais valorizada em virtude de estar mais relacionada a complicações, principalmente as cardiovasculares. Isso tem sido verificado em muitos estudos clínicos e de longa duração como o DECODE, DCCT, UKPDS e ADVANCE.

A hiperglicemia pós-prandial é definida quando a glicose no sangue, 2 horas após a alimentação, for superior a 140mg/dl.

A hiperglicemia pós-prandial é de grande importância, pois, além de ser uma das primeiras anormalidades detectáveis no portador de diabetes, está associada com o desenvolvimento de complicações crônicas, e também tem uma participação tão importante quanto a glicemia de jejum no valor da hemoglobina glicada, ou A1c (veja Hiperglicemia e glicotoxicidade, pág. 144), ou seja, a glicemia pós-prandial guarda relação com os níveis de hemoglobina glicada.

Todo esforço no controle do diabetes tem como objetivo principal prevenir ou retardar o aparecimento das complicações crônicas microvasculares (retinopatia, nefropatia, neuropatia, microalbuminúria) e macrovasculares (alterações dos grandes vasos – cérebro, coração e membros inferiores etc.). Nos portadores de diabetes tipo 2, as complicações macrovasculares se revestem de especial importância em virtude de serem as principais causas de amputações de membros inferiores, acidentes vasculares cerebrais e doenças coronarianas, muitas vezes causando limitações e mesmo a morte.

Vários estudos vêm demonstrando que os picos hiperglicêmicos pós-prandiais estão envolvidos nas complicações microvasculares e principalmente nas macrovasculares, sendo um fator independente para a mortalidade cardiovascular.

A hiperglicemia pós-prandial é um risco para o desenvolvimento futuro de diabetes, um marcador indireto de síndrome metabólica ou dismetabólica e principalmente um fator de risco para doenças cardiovasculares!

Isto tem muita importância principalmente nas pessoas com familiares portadores de diabetes, porém com glicemia de jejum normal (até 100mg/dl) ou com glicemia de jejum alterada (de 100mg/dl a 125mg/dl).

Acreditamos que essas pessoas deveriam incluir em sua revisão de saúde periódica a avaliação da glicemia em jejum e 2 horas após 75g de glicose por via oral (veja Tipos de diabetes, pág. 8) ou 2 horas após uma refeição contendo 100g de hidratos de carbono (veja Contagem de carboidratos, pág. 51). Sabe-se que, por outro lado, muitas pessoas com angina pectoris e/ou infarto do miocárdio, no momento do diagnóstico, ficam sabendo que têm diabetes ou intolerância aos hidratos de carbono.

A história natural do diabetes tipo 2 nos mostra que as pessoas podem ter alterações da glicemia após comer e até mesmo glicemia de jejum, sem sintomas relacionados ao diabetes, por períodos longos, chegando em muitos casos a anos. Esses fatos fazem com que 50% das pessoas com diabetes não saibam que são portadoras de diabetes. Entre outros, esse é um dos principais motivos e esforços das Associações em promover campanhas de detecção de diabetes. Detectar os portadores de diabetes o mais precocemente possível para que possam ser tratados adequadamente com objetivo primeiro de evitar as complicações crônicas e conseqüentemente melhorar sua qualidade de vida.

Esses conhecimentos motivaram muitas pessoas interessadas em provar a vantagem do tratamento adequado principalmente nos portadores de glicemias pós-alimentares alteradas (superiores a 200mg/dl) e também naqueles com glicemias na faixa de intolerância à glicose oral (de 140 a 200mg/dl), como já foi referido em Estratégias de prevenção do diabetes tipo 2.

Tratamento

O objetivo do tratamento do portador de diabetes tipo 2 é o bom controle com a normalização das glicemias de jejum, pós-prandiais e da hemoglobina glicada ou A1c com conseqüente prevenção das moléstias micro e principalmente as macrovasculares.

As medidas recomendadas objetivam reduzir a elevação de glicose no sangue após a alimentação:

1. Como explicado, reduzir a quantidade de hidratos de carbono (açúcares) ingeridos por vez.
2. Fazer 3 refeições diárias e 3 lanches, ou seja, comer pouco por vez e a cada 2 ou 3 horas.
3. Procurar ingerir alimentos com baixo índice glicêmico (veja Índice glicêmico dos alimentos, pág. 34).

CUIDADOS COM O CORPO

4. Procurar ingerir mais fibras alimentares.

5. Seguir a orientação da Pirâmide alimentar.

6. Praticar exercícios físicos.

7. Utilização das metiglinidas ou glinidas (repaglinida e nateglinida).

São substâncias que atuam no aumento da secreção de insulina pelas células beta do pâncreas. Possuem ação rápida e de curta duração. Necessitam da presença de glicose (fornecida pela digestão dos alimentos) para sua atuação. Dessa forma, se não houver ingestão alimentar de carboidratos, não haverá efeito. Geralmente não causam hipoglicemia noturna e entre as refeições.

As glinidas podem diminuir a glicemia pós-prandial em até 108mg/dl; contribuem, também, com o uso continuado, na redução da glicemia de jejum em até 72mg/dl; podem reduzir a hemoglobina glicada ou A1c em até 2%.

As glinidas são utilizadas no início das refeições contendo pelo menos 25% do valor calórico total diário calculado.

Doses

Repaglinida: de 0,5 a 2mg por vez, dependendo da resposta glicêmica pós-prandial individual. Utilizar 4mg somente na refeição principal.

Nateglinida: 120mg. Tem-se observado que naqueles com glicemia em jejum normal e glicemias pós-prandiais entre 140 e 200mg/dl a dose poderia ser 60mg por vez, com boa resposta.

Naturalmente, o clínico sempre deverá orientar a melhor dose e refeição a ser tomada, em cada paciente, sempre com o objetivo de corrigir a glicemia após a alimentação.

8. Utilização de insulinas ultra-rápidas (Asparte, Lispro ou Glulisina).

Elas podem ser usadas imediatamente antes ou logo após as principais refeições, pois sua ação se inicia em 10 a 20 minutos, atinge o pico máximo no sangue em 1 a 3 horas e dura de 3 a 5 horas.

Podem ser usadas isoladamente ou em pessoas que já estejam utilizando insulina NPH, sulfoniluréias, metformina, glitazonas ou gliptina (vide pág. 76).

Para administração das insulinas ultra-rápidas, deve-se considerar a idade, o peso do paciente, pois a insulina varia com esses dados.

Um dos métodos empregados para se calcular a dose de insulina ultra-rápida a ser administrada, considerando que a glicemia pré-prandial esteja normal, consiste em fazer o seguinte cálculo: 1 unidade de insulina para 10 a 15g de carboidratos a ser ingeridos (veja Contagem de carboidratos, pág. 51).

9. Utilização de acarbose (inibidores das alfa-glicosidases).

A acarbose não é absorvida pelo intestino e, portanto, não altera a fabricação e/ou ação da insulina.

Atua, como dissemos, na inibição ou no bloqueio por competição em receptores de enzimas digestivas responsáveis pela degradação de 90% dos hidratos de carbono ingeridos na forma de amidos (presentes em cereais, leguminosas, farinhas etc.) e sacarose (açúcar comum). Assim, os produtos finais dessa degradação (digestão) – frutose e glicose (monossacarídeos) – é que são absorvidos pelo intestino. Degradando-se menos, absorve-se menos.

Contribui significativamente na redução de picos pós-prandiais conforme demonstrado nos trabalhos expostos em Estratégias de prevenção de diabetes tipo 2 (veja pág. 15).

Deve ser usada sempre na primeira porção ou bocado de cada refeição. A dose inicial deverá ser 25mg ($^1/_2$ comprimido de 50mg) a cada refeição e ir aumentando cada 4 a 8 semanas até o máximo de 100mg, 3 vezes ao dia para adultos com mais de 60kg.

10. Incretinas (exanatida e gliptina), vide pág. 74.

As evidências mostram que o tratamento precoce da hiperglicemia pós-prandial pode aumentar a secreção de insulina e reduzir a resistência à insulina, e até mesmo pessoas com tolerância à glicose diminuída podem reverter para um estado normal.

Numerosos estudos também demonstraram que a falência das células beta é reversível se a hiperglicemia for tratada precoce e intensamente.

Obesidade e diabetes

A relação entre obesidade e diabetes é conhecida há muito tempo, desde as mais antigas descrições sobre a doença. A maioria dos pacientes acima dos 40 anos de idade, portadores de diabetes tipo 2, encontra-se com o peso acima do ideal. É importante ressaltar a ocorrência de um crescente aumento no número de crianças e adolescentes com aumento de peso e a ocorrência de diabetes tipo 2 nessa faixa etária (veja pág. 9).

Considera-se uma pessoa obesa, quando o peso, correlacionado à altura e à idade, conforme padrões normais estabelecidos (veja Tabela de peso/altura, pág. 48), exceder 25% ou com a mensuração do índice de massa corpórea – IMC (veja adiante neste capítulo). Está bem estabelecido que fatores genéticos têm influência no aumento de casos de obesidade, porém os fatores ambientais, como ingestão alimentar inadequada (traduzida pelo aumento de calorias ingeridas) e redução no gasto calórico diário (diminuição de calorias gastas pela redução de exercícios), são responsáveis pelo crescente número de obesos, sendo considerada a obesidade uma "epidemia mundial". Entretanto, outros fatores podem também desencadear ou interferir na obesidade, como fatores metabólicos, neurológicos, psicológicos e socioeconômicos.

Deve-se ressaltar sempre a necessidade da manutenção de peso normal, pois a obesidade é um fator que predispõe a inúmeras doenças.

A população obesa comparada à população de peso normal é mais sujeita a doenças como hipertensão arterial (pressão alta), diabetes, doenças respiratórias, cálculos biliares ("pedras na vesícula"), esteatose hepática (infiltração de gordura no fígado), doenças articulares e de coluna, doenças vasculares, alterações de lípides sangüíneos etc.

A doença hepática gordurosa não alcoólica ou esteatose hepática é ocasionada pela deposição excessiva de triglicérides nos hepatócitos. Geralmente assintomática e eventualmente pode haver sintoma de desconforto abdominal leve, fadiga e adinamia.

De maneira progressiva pode ocasionar esteatoepatite e, posteriormente com retração do parênquima hepático, levando à cirrose hepática.

O tratamento consiste em redução da obesidade, e evidências clínicas demonstram que o uso de ômega 3 (2 a 3g por dia), N-acetil-cisteina (1,2g por dia) e telmisartana (Micardis®) associados à metformina podem ser benéficos.

SÍNDROME METABÓLICA
(síndrome de resistência à insulina)

Estudos mostraram que indivíduos obesos, portadores de diabetes ou não, apresentam, em jejum, níveis sangüíneos de insulina aumentados e a liberam mais após sobrecarga oral de glicose (curva glicêmica).

Esse aumento de insulina (hiperinsulinismo) e a resistência periférica à insulina podem estar associados ou relacionados com:
- Obesidade central (aumento da circunferência abdominal).
- Tolerância à glicose alterada.
- Aumento de triglicérides no sangue.
- Diminuição de HDL-colesterol (veja pág. 167).
- Aumento da pressão arterial.
- Aumento do ácido úrico no sangue.
- Doenças cardiovasculares.

Constitui, assim, importante fator de risco para o aparecimento de diabetes e suas complicações, destacando-se a doença arterial coronariana (angina e infarto do miocárdio).

O Prof. Reaven, em 1988, descreveu esses achados e os correlacionou a um estado de "resistência à insulina" e denominou de síndrome X ou síndrome de resistência à insulina. Observou também que a obesidade, a hipertensão arterial (pressão alta), o diabetes tipo 2 e a dislipidemia (alterações de colesterol e frações de triglicérides) tinham como mecanismo comum a resistência à insulina.

Atualmente a síndrome metabólica é compreendida como decorrente de:
- Fatores genéticos e ambientais (aumento da ingestão calórica e vida sedentária).
- Aumento do peso com concentração de gordura no abdome (incluindo as vísceras) decorrente da resistência periférica à insulina (em músculo, tecido gorduroso de membros e fígado), aumento do aporte de ácidos graxos da gordura visceral para o fígado, produzindo triglicérides, agravando a captação de glicose pelo fígado, aumentando a liberação de glicose pelo fígado, fatos que contribuem para a elevação progressiva da glicose no sangue, além da resistência periférica à insulina (veja Lipotoxicidade, pág. 14).

- Aumento da atividade do sistema nervoso simpático com aumento de catecolaminas.
- Redução da excreção renal de sódio e aumento de pressão arterial.

Os portadores de obesidade ginóide (predominantemente no quadril e subcutâneo) não apresentam as características da síndrome metabólica.

Abaixo resumimos as principais características para identificação clínica dos portadores da síndrome metabólica. Salientamos que devem ser preenchidos três ou mais desses critérios, para que seja realizado o diagnóstico dessa síndrome, **segundo NCEP-ATP III (National Cholesterol Education Program Adult Treatment Panel III)**.

Circunferência da cintura .... Homens mais de 102cm
Mulheres mais de 88cm
Triglicérides .... mais de 150mg/dl
HDL-colesterol .... Homens até 40mg/dl
Mulheres até 50mg/dl
Pressão arterial .... mais de 130/85mmHg ou
em uso de anti-hipertensivo
Glicemia (em jejum) .... mais de 110mg/dl

Segundo a IDF (Federação Internacional de Diabetes) para a América do Sul:

Circunferência da cintura .... Homens mais de 90cm
Mulheres mais de 80cm

E mais dois dos fatores abaixo:

Triglicérides .... mais de 150mg/dl
HDL-colesterol .... Homens até 40mg/dl
Mulheres até 50mg/dl
Pressão arterial .... mais de 130/85mmHg
Glicemia (em jejum) .... mais de 100mg/dl

Tem-se dado muita importância no reconhecimento precoce dessa síndrome, pois medidas adequadas – redução de peso, exercícios e medicamentos (veja Prevenção de diabetes tipo 2 e Hiperglicemia pós-prandial, págs. 15 e 147) – reduzem ou evitam o aparecimento de diabetes, elevação da pressão arterial e alterações de gorduras no sangue. Em relação à prevenção das complicações da síndrome metabólica, a literatura médica propõe como medidas fundamentais:

- Redução da obesidade central.
- Controle da hipertensão arterial.
- Normalização dos triglicérides e do HDLc.
- Normalização da glicemia.

Quando uma pessoa se submete a uma dieta de baixo teor calórico, o número de receptores aumenta paralelamente à redução dos níveis de insulina, reduzindo a resistência periférica à insulina.

O Prof. Dr. Gerald M. Reaven, em seu livro *Clinician's Guide to Non-Insulin-Dependent Diabetes Mellitus*, fornece-nos alguns dados importantes para julgamento se determinada pessoa apresenta aumento de insulina, acima de valores normais, quando submetida ao teste de tolerância à glicose oral (curva glicêmica).

CUIDADOS COM O CORPO

Valores médios normais de insulina no sangue após a sobrecarga oral de 75g de glicose (curva glicêmica) em indivíduos magros e não-diabéticos.

Tempo em minutos	Valores médios normais de insulina em µU/ml de plasma
0	10 a 20
30	50 a 80
60	70 a 80
120	40 a 45
180	10 a 20

Indivíduos magros, com tolerância à glicose diminuída (veja Tipos de diabetes, pág. 8), podem apresentar nesse teste valores aumentados de insulina nos tempos 30-60-120-180 minutos (aumento da resistência periférica). Muitos autores valorizam atualmente os valores após 120 minutos.

Indivíduos obesos, não-portadores de diabetes, geralmente apresentam valores de insulina em jejum e após a glicose oral superiores aos dos magros não portadores de diabetes, e esse aumento é proporcional a seu peso (aumento da resistência periférica à insulina).

Portadores de diabetes magros ou obesos geralmente apresentam valores de insulina, tanto em jejum como após a sobrecarga à glicose oral (ou pós-alimentar), comparativamente menores que os de pessoas sem diabetes. Essa redução é tanto maior quanto maior forem suas glicemias ou hemoglobinas glicadas ou A1c, ou seja, quanto pior for seu controle do diabetes (veja Hiperglicemia e glicotoxicidade, pág. 144).

Produção diária de insulina (durante 24 horas)

Não-portadores de diabetes .... magros: 31 unidades/dia
obesos: 114 unidades/dia
Portadores de diabetes tipo 2 .... magros: 14 unidades/dia
obesos: 46 unidades/dia
Portadores de diabetes tipo 1 .... jovens: 4 unidades/dia

É importante ressaltar a necessidade da manutenção de peso normal nos portadores de diabetes e naqueles sem diabetes porém com antecedentes familiares da doença. Além da tabela padronizada de peso (veja Tabela de referência peso/altura, pág. 48), podemos utilizar o índice de massa corpórea (IMC) para avaliarmos eventual aumento de peso. Obtemos esse índice pela divisão do peso em kg pela altura em metros ao quadrado.

$$IMC = \frac{Peso\ (kg)}{Altura \times Altura\ (metros)}$$

IMC maiores que 25 indicam sobrepeso; maiores que 30, obesidade; maiores que 35, obesidade grave; maiores que 40, obesidade mórbida. Como exemplo podemos citar uma pessoa com 80kg e 1,70m de altura:

$$IMC = \frac{80}{1,70 \times 1,70} = \frac{80}{2,89} = 27,68\ (maior\ que\ 25)$$

Para avaliar o peso saudável do exemplo acima (IMC entre 20 a 25), podemos utilizar a Tabela 16. Corremos pela linha da altura (no exemplo 1,70) até encontrarmos os números 20 a 25. Olhamos para as linhas do peso e saberemos a faixa de peso saudável (58 a 73 quilos).

TRATAMENTO DA OBESIDADE

O tratamento da obesidade é sempre necessário e implica, primeiramente, firme determinação, tanto do paciente com obesidade como do médico. Como a obesidade, na maioria das vezes, resulta de aumento na ingestão de calorias em relação às calorias gastas, é importante a instituição de dietas hipocalóricas, ou seja, o total de calorias consumidas deverá ser inferior ao total de calorias calculado como necessidade calórica basal (veja Necessidade calórica basal, pág. 48). Em muitos casos, tratamentos com psicólogos, nutricionistas, educadores físicos são necessários para a obtenção de resultados favoráveis.

Os agentes farmacológicos podem ser utilizados, caso não existam contraindicações. Auxiliam as pessoas na manutenção da aderência ao plano alimentar sempre associado à atividade física, não para curar a obesidade. Quando são interrompidos, e desde que não foi conseguido uma mudança comportamental (estilo de vida) poderá haver reganho do peso. Perdas ponderais entre 5 a 10% têm grande impacto positivo na saúde do obeso, principalmente nos portadores de diabetes.

Dentre os agentes farmacológicos denominados medicações antiobesidade, podemos citar:

1. Derivados de anfetaminas (anfepramona, femproporex e mazindol), que promovem anorexia pela potencialização da norepinefrina no sistema nervoso central.
2. Sibutramina que bloqueia a recaptação pré-sináptica de noradrenalina e serotonina, potencializando os efeitos anorexígenos e sacietógenos desses dois componentes no sistema nervoso central.
3. Orlistate que inibe a lipase gastrointestinal, enzima responsável pela hidrólise dos triglicérides em ácidos graxos no lúmen intestinal, reduzindo assim a absorção de gorduras em torno de 30%, provenientes da alimentação, favorecendo a redução do peso.
4. Fluoxetina que inibe a recaptação da serotonina, levando a um aumento da saciedade.

Medicamentos antiobesidade

	Nome comercial	Comprimidos em mg	Dose diária habitual em mg
Sibutramina	Plenty®-Biomag®	10 e 15	10 a 20
Fluoxetina	Prozac®-Daforin®	10 e 20	10 a 60
Orlistate	Xenical®	120	120 a 360
Anfepramona	Inibex S®, Hipofagin S®	25, 50 e 75	25 a 150
Femproporex	Desobesi M®	25	25 a 50
Mazindol	Absten S®	1	1 a 3

É sempre recomendável que esses medicamentos sejam sempre utilizados sob prescrição e orientação médica, em virtude de suas indicações, seus efeitos colaterais e interações com outros medicamentos. Não vale a pena arriscar!

154

Tabela 16 – Índice de massa corpórea. Área em cinza = peso saudável.

Peso (em quilos)

Altura (em metros)	45	48	50	53	55	58	60	63	65	68	70	73	75	78	80	83	85	88	90	93	95	98	100	103	105	108	110	113	115	118	120
1,48	21	22	23	24	25	26	27	29	30	31	32	33	34	36	37	38	39	40	41	42	43	45	46	47	48	49	50	52	53	54	55
1,50	20	21	22	24	24	26	27	28	29	30	31	32	33	35	36	37	38	39	40	41	42	44	44	46	47	48	49	50	51	52	53
1,52	19	21	22	23	24	25	26	27	28	29	30	31	32	34	35	36	37	38	39	40	41	42	43	45	45	47	48	49	50	51	52
1,54	19	20	21	22	23	25	25	26	27	29	30	31	32	33	34	35	36	37	38	39	40	41	42	43	44	46	46	48	48	50	51
1,56	18	20	21	22	23	24	25	26	27	28	29	30	31	32	33	34	35	36	37	38	39	40	41	42	43	44	45	46	47	48	49
1,58	18	19	20	21	22	23	24	25	26	27	28	29	30	31	32	33	34	35	36	37	38	39	40	41	42	43	44	45	46	47	48
1,60	18	19	20	21	21	23	23	25	25	27	27	29	29	30	31	32	33	34	35	36	37	38	39	40	41	42	43	44	45	46	47
1,62	17	18	19	20	21	22	23	24	25	26	27	28	29	30	30	32	32	34	34	35	36	37	38	39	40	41	42	43	44	45	46
1,64	17	18	19	20	20	22	22	23	24	25	26	27	28	29	30	31	32	33	33	35	35	36	37	38	39	40	41	42	43	44	45
1,66	16	17	18	19	20	21	22	23	24	25	25	26	27	28	29	30	31	32	33	34	35	36	36	37	38	39	40	41	42	43	44
1,68	16	17	18	19	19	21	21	22	23	24	25	26	27	28	28	29	30	31	32	33	34	35	35	36	37	38	39	40	41	42	43
1,70	16	17	17	18	19	20	21	22	22	24	24	26	26	27	28	29	29	30	31	32	33	34	35	36	36	37	38	39	40	41	42
1,72	15	16	17	18	19	20	20	21	22	23	24	25	25	26	27	28	29	30	30	31	32	33	34	35	35	37	37	38	39	40	41
1,74	15	16	17	18	18	19	20	21	21	22	23	24	25	26	26	27	28	29	30	31	31	32	33	34	35	36	36	37	38	39	40
1,76	15	15	16	17	17	19	19	20	21	22	23	24	24	25	26	27	27	28	29	30	31	32	32	33	34	35	36	36	37	38	39
1,78	14	15	16	17	17	18	19	20	20	21	22	23	23	24	25	26	27	28	28	29	30	31	31	32	33	34	35	36	36	37	38
1,80	14	15	15	16	17	18	19	19	20	21	22	23	23	24	24	25	26	27	28	29	29	30	31	32	32	33	34	35	35	36	37
1,82	14	14	15	16	16	17	18	19	19	20	21	22	23	24	24	25	26	27	28	29	29	30	31	31	32	33	34	34	35	36	36
1,84	13	14	15	16	16	17	18	19	19	20	21	22	22	23	24	25	25	26	27	27	28	29	30	30	31	32	33	33	34	35	35
1,86	13	14	14	15	16	17	17	18	19	20	20	21	22	23	23	24	25	25	26	27	27	28	29	30	30	31	32	33	33	34	35
1,88	13	14	14	15	16	16	17	18	18	19	20	21	21	22	23	23	24	25	25	26	27	28	28	29	30	31	31	32	33	33	34
1,90	12	13	14	15	15	16	17	17	18	19	19	20	21	22	22	23	24	24	25	26	26	27	28	29	29	30	30	31	32	33	33
1,92	12	13	14	14	15	16	16	17	18	18	19	20	20	21	22	23	23	24	24	25	26	27	27	28	28	29	30	31	31	32	33
1,94	12	13	13	14	15	15	16	17	17	18	19	19	20	21	21	22	23	23	24	25	25	26	27	27	28	29	29	30	31	31	32
1,96	12	12	13	14	14	15	16	16	17	18	18	19	20	20	21	22	22	23	23	24	25	26	26	27	27	28	29	29	30	31	31
1,98	11	12	13	14	14	15	15	16	17	17	18	19	19	20	20	21	22	22	23	24	24	25	26	26	27	28	28	29	29	30	31
2,00	11	12	13	13	14	15	15	16	16	17	18	18	19	20	20	21	21	22	23	23	24	25	25	26	26	27	28	28	29	30	30

IMC < 20 = baixo peso; IMC entre 20 e 25 = peso saudável; IMC entre 25 e 30 = sobrepeso; IMC > 30 = obesidade; IMC > 35 = obesidade grave; IMC > 40 = obesidade mórbida.

Cuidados com os dentes – manifestações bucais

Ana Miriam Gebara

Todo portador de diabetes deve saber que sua boca (dentes, gengivas, língua e mucosas), também podem sofrer alterações, principalmente quando estiver sem controle adequado da glicemia. A doença periodontal é considerada pela OMS como a sexta complicação do diabetes e é cinco vezes mais freqüente principalmente em pessoas com diabetes tipo 2.

Vale mencionar as alterações que ocorrem na boca dos portadores de diabetes, principalmente naqueles mal controlados, com glicemias e A1c (hemoglobina glicada) altas. Entre elas destacamos diminuição do fluxo salivar (boca mais seca, alteração do pH da saliva e perda do efeito protetor da saliva), alterações vasculares (microangiopatia), alterações da microflora bucal (diminuição da capacidade de defesa às infecções), infecções por *Candida* (sapinho), pelo vírus da herpes e atrofia das papilas da língua.

Todos esses fatores implicam no aparecimento de gengivites (inflamação com sangramento da gengiva), aumento de freqüência de cáries e placas bacterianas, principalmente quando associado à higiene oral inadequada ou ausente, cálculos, retardo de cicatrização e periodontites (inflamação com perda óssea da sustentação dos dentes, amolecendo-os).

Quando ocorre degeneração óssea pronunciada, os dentes podem desviar-se de suas posições. Embora haja destruição progressiva do osso alveolar (onde está implantado o dente), a gengiva pode permanecer ao nível do colo do dente (sem retração na fase inicial), porém com alterações, tornando-se inflamada, mole, esponjosa e facilmente sangrante. Quanto mais intensa a inflamação, maior a tendência à formação de tártaro (cálculo), o que predispõe a infecções posteriores.

Recomenda-se assim ao portador de diabetes que faça sempre um auto-exame para verificar gengivas, dentes, presença de tártaros (cálculos), restos de dentes (verdadeiros focos de infecção mesmo sem dor) e presença de abscessos (bolhas que quando apertadas com os dedos drenam sangue e/ou pus). Essas complicações costumam elevar a glicemia e deverão ser tratadas imediatamente.

As próteses dentais (dentaduras e pontes fixas ou móveis), apesar de os portadores de diabetes poderem apresentar alguma dificuldade de adaptação, deverão estar sempre bem adaptadas para não causarem irritação e ferimentos gengivais.

O uso de escovas infantis, creme dental com flúor, fio dental, uso de fluor em bochechos ou colutórios (prescritos pelos dentistas) e visitas periódicas ao dentista (a cada 3 meses) são medidas necessárias para a preservação da sua saúde bucal.

Para que se consiga bom êxito no tratamento odontológico, o portador de diabetes, antes de iniciá-lo, deverá estar bem controlado e não omitir que é portador de diabetes. Os anestésicos locais não são contra-indicados nos pacientes portadores de diabetes, porém o uso de vasoconstritores (por exemplo adrenalina) deverá ser criteriosamente indicado pelo clínico.

Os antibióticos são indicados principalmente em cirurgias, tratamentos de canal e raspagens subgengivais em que ocorra sangramento.

O portador de diabetes deverá também estar atento à secura bucal como indicativo de hiperglicemia que deverá ser comprovada com a glicemia capilar. Atualmente podemos dispor de tratamentos especiais para minimizar estas alterações bucais.

Assim a laserterapia poderá ser utilizada no tratamento de cáries, gengivites, periodontites, estomatites, herpes oral, dores nas articulações têmporo-mandibulares, líquen plano e nevralgias.

> Nosso paciente pode e deve ser bem diagnosticado e tratado.
> Todos somos responsáveis pelo aumento de sua qualidade de vida.

Olhos

Paulo Henrique de Ávila Morales

Os olhos devem ser merecedores de grande atenção nos portadores de diabetes. Eles podem sofrer alterações que vão desde simples variação da refração (grau de óculos) até perda da capacidade visual. De todas as alterações tardias do diabetes a alteração ocular chamada de retinopatia diabética é a mais comum.

Partes do olho e suas alterações

Córnea: estrutura transparente, comparável ao vidro de um relógio, situada à frente da íris (parte colorida do olho). É coberta por uma camada de células chamada epitélio corneano. Esse epitélio tem uma aderência diminuída no portador de diabetes, sendo suscetível a erosões. Esse fato, associado a alterações causadas pelo descontrole glicêmico, como dificuldade de cicatrização, diminuição da sensibilidade e da resistência a infecções, faz com que ocorra maior probabilidade de úlceras de córnea. Os sintomas incluem dor, sensação de corpo estranho no olho, lacrimejamento, fotofobia (intolerância a luz) e decréscimo de visão. Os usuários de lentes de contato devem ser especialmente cuidadosos para evitar essa complicação, evitando o uso das lentes em épocas de descontrole glicêmico e usando colírios lubrificantes sobre as lentes.

Íris: responsável pela "cor dos olhos", possui um vazio no centro chamado pupila ("menina dos olhos"). Tem a função de controlar a entrada de luz. Um retardo em sua movimentação pode causar dificuldade em adaptação às variações de luminosidade do ambiente, com sensação de dor em ambientes com muita luz (fotofobia) e dificuldade prolongada em ambientes escuros. Esta alteração pode ser amenizada com o uso de lentes fotossensíveis.

Cristalino: estrutura localizada atrás da íris, transparente, com função de focalizar as imagens no olho. Alterações em sua estrutura provocam defeitos na focalização, e a sua opacificação chamamos de catarata. A hiperglicemia causa um envelhecimento do cristalino e conseqüente aparecimento precoce da catarata, sendo esta condição 20 vezes mais comum em portadores de diabetes com menos de 40 anos e ocorre 4 vezes mais após os 40 anos de idade.

Estrabismo: devido a alterações na bainha que envolve a inervação dos músculos que movimentam os olhos e as pálpebras, podem ocorrer paralisias transitórias destes músculos. Essa paralisia provoca diplopia (visão dupla), ptose (pálpebra caída) e estrabismo (olho torto) de acordo com o nervo acometido. Com cuidados adequados ocorre o restabelecimento da movimentação dos olhos no período de meses.

Glaucoma: o olho transfere informações ao cérebro através do nervo óptico. A perda das fibras desse nervo é chamada glaucoma. A causa mais comum dessa perda é a elevação da pressão intra-ocular (normal abaixo de 21mmHg), mas olhos com um nervo suscetível (má circulação por exemplo) podem apresentar a doença com pressões normais. O glaucoma é uma doença lentamente progressiva, causa danos irreversíveis, sem sintomas até seus estágios finais. Os portadores de diabetes apresentam uma probabilidade maior de ter glaucoma. **É importante medir a pressão intra-ocular!**

Erros refrativos: as imagens para serem nítidas têm que estar focalizadas na parede posterior do olho. Quando isso não ocorre chamamos de erro refrativo. Conforme a posição do foco, são chamados de miopia (antes da parede), hipermetropia (depois da parede) e astigmatismo (focados em mais de um plano). A hiperglicemia provoca aumento da convergência da luz dentro dos olhos e conseqüente miopização. Esse é o motivo das variações de visão durante o decorrer do dia referidas pelos portadores de diabetes. Portanto, é aconselhável consultar o oftalmologista para troca de lentes dos óculos quando a glicemia estiver estável e próximo a meta recomendada (de preferência verificada também pela hemoglobina glicada). Esse cuidado é especialmente importante no caso de preparação para uma cirurgia refrativa.

Retinopatia diabética: a retina é o revestimento interno do globo ocular onde a luz é transformada no estímulo neural. Em apenas uma pequena área da retina (5% do total), temos a capacidade de enxergar com nitidez, que é chamada de mácula. Enquanto as alterações do diabetes não atingirem a região da mácula, os sintomas da doença serão mínimos, podendo coexistir casos avançados da doença com nenhuma ou pouca diminuição da visão.

As alterações provocadas pelo diabetes são: formação de pequenos aneurismas (microaneurismas) e oclusão dos capilares. A evolução e associação dessas alterações levam a edema, microinfartos, hemorragias, neovascularização (novos vasos) e descolamento tracional (por tração) da retina.

A classificação e o estadiamento da doença são realizados pela observação direta da retina, por meio de um exame com as pupilas dilatadas, chamado mapeamento de retina. Esse exame pode ser fotografado sendo denominado retinografia. Outro exame comum é angiografia contrastada, chamada angiofluoresceinografia, realizada para complementar os exames anteriores nos casos que necessitem de tratamento ou que apresentem baixa de visão sem lesão aparente. Exames como a tomografia de coerência óptica (OCT) e a ultra-sonografia são realizados para estudo do edema macular e hemorragias vítreas, respectivamente.

A ocorrência da retinopatia é muito comum nos portadores de diabetes, podendo chegar a atingir 90% das pessoas com 15 anos ou mais da doença. A diferença entre causar ou não baixa de visão está no controle clínico do diabetes e na realização de exames preventivos. Quanto melhor o controle do diabetes (veja Importância do controle glicêmico, pág. 143), menor a possibilidade da retinopatia causar baixa de visão (veja DCCT, pág. 145).

Exame oftalmológico nos portadores de diabetes deverá constar no mínimo de:
- medida da acuidade visual;
- refração;
- tonometria (medida da pressão dos olhos);
- mapeamento da retina.

Freqüência do exame oftalmológico (mínimo): deve ser realizado com intervalos máximos de 1 ano, independente da visão do paciente. Em grávidas é necessário o exame antes da gravidez e acompanhamento trimestral.

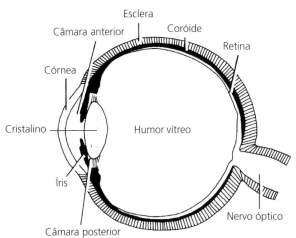

Tratamento com fotocoagulação (laserterapia)

É realizado quando existe alto risco de perda de visão e o controle glicêmico seja insuficiente para conter a doença. O tratamento tem como objetivo estabilizar a doença, sendo conseguida com sucesso em 70% dos casos, podendo chegar a 90% nas pessoas com bom controle glicêmico. É muito importante que o tratamento se inicie antes da perda de visão. NÃO PERCA TEMPO!

Nos casos de hemorragia vítrea persistente, descolamento tracional de retina ou tração em nervo óptico ou mácula está indicada a remoção cirúrgica do vítreo (gel transparente que preenche o olho por dentro), chamada vitrectomia.

É oportuno comentar o temor que algumas pessoas com diabetes manifestam em relação a laserterapia, por terem conhecimento de pacientes que, após a realização desta, perderam a visão, atribuindo o fato ao início do tratamento. Essa interpretação é incorreta. A laserterapia é realizada apenas em pessoas com alta probabilidade de cegueira e sua eficiência não é total como descrito acima. Os efeitos colaterais da fotocoagulação, como aumento da dificuldade de adaptação ao escuro e presbiopia (dificuldade para visão de perto) e outros, são mínimos quando comparados a seus benefícios.

Medicamentos: novos medicamentos estão surgindo, com grande ação na retinopatia diabética, mas a necessidade de aplicações intra-oculares e o tempo de duração de seus efeitos, atualmente, inviabilizam este tipo de tratamento por longo prazo, e estão sendo um excelente tratamento coadjuvante.

Poderemos resumir os cuidados para preservação da boa visão, nos seguintes tópicos:

1. PROCURAR MANTER A GLICEMIA ESTÁVEL E O MAIS PRÓXIMO POSSÍVEL DO NORMAL.
2. VARIAÇÃO DA VISÃO DURANTE O DIA PODE SIGNIFICAR GRANDE DESCONTROLE DA GLICEMIA. TROCAR ÓCULOS APENAS COM GLICEMIA ESTÁVEL
3. LEMBRAR QUE DIABETES É UMA DOENÇA SILENCIOSA E O QUANTO ENXERGA NÃO É UM BOM PARÂMETRO PARA MEDIR A SAÚDE DE SEUS OLHOS.
4. FAZER FUNDO DE OLHO COM AS PUPILAS DILATADAS 1 VEZ AO ANO OU A CRITÉRIO DO OFTALMOLOGISTA.
5. NÃO TEMER A LASERTERAPIA, POIS EM TEMPO HÁBIL EVITARÁ A PERDA DA VISÃO.

Rins

Da mesma forma que os olhos, os rins merecem especial atenção dos portadores de diabetes, pois, durante a evolução da doença, podem ser acometidos por alterações importantes.

Hiperfunção renal

É uma das primeiras alterações do rim a aparecer no diabetes. O rim filtra, nessas condições, 20 a 30% a mais do que o normal, podendo ocasionar perda de proteína pela urina (proteinúria). Tanto a hiperfunção renal como a proteinúria são reversíveis com o bom controle do diabetes e as medidas mencionadas abaixo.

Com o passar do tempo, as lesões mais características do diabetes se concentram no glomérulo (menor fração funcional do rim) e nos vasos sangüíneos, levando a alterações anatômicas e conseqüente redução progressiva da função renal.

Controle das alterações da função renal

Necessário se faz um controle periódico dessa função. É recomendável proceder a dosagem inicial de microalbuminúria em portadores de diabetes tipo 2 ao diagnóstico e, em pessoas com diabetes tipo 1, cinco anos após o diagnóstico. Naqueles com valores normais de albumina na urina, devem-se realizar anualmente medidas de albuminúria. Recomenda-se para o rastreamento da nefropatia diabética a dosagem de albumina em amostras isoladas de urina em jejum ou a qualquer momento com valores normais aceitáveis até 17mg/l, ressalvadas as mesmas condições abaixo enumeradas que aumentam a albumina na urina. É um método pouco dispensioso e de fácil execução que poderá orientar as pessoas que deverão fazer a determinação da microalbuminúria.

A evidência clínica de nefropatia é o aparecimento de níveis de albumina na urina acima de valores normais: 30mg/24 horas, 30mg/g de creatinina (também em amostras isoladas) ou 20mcg/minuto. Acima desses valores e até 299mg/24 horas ou 299mg/g de creatinina ou 199mcg/minuto é denominado de MICRO-ALBUMINÚRIA que constitui um dos primeiros indícios de alteração renal. Essa fase ainda é reversível com bom controle do diabetes, normalização da pressão arterial quando elevada, restrição da ingesta de proteínas em até 0,8g/kg de peso por dia, tratamento do colesterol quando aumentado, da anemia e de insuficiência cardíaca quando presentes (fatores agravantes da nefropatia), interrupção do fumo e utilização de medicamentos inibidores da ECA (enzima de conversão de angiotensina) como enalapril, captopril, lisinopril, ramipril entre outros (respectivamente, Renitec®, Capoten®, Zestril®, Triatec®), ou bloqueadores do receptor de angiotensina II como losartan, valsartan entre outros (respectivamente, Cozaar®, Diovan®), e os antagonistas dos canais de cálcio como amlodipina (Norvasc®, Cordarex®), nifedipina (Adalat®, Cardalin®) e os inibidores diretos da renina como o alisquireno (Rasilez®), todos estes mesmo nos casos com pressão arterial normal.

É recomendável a repetição da determinação de microalbuminúria para confirmação em até 6 meses.

Quando a microalbuminúria aumenta muito (acima de 300mg/24 horas ou de 300mg/g de creatinina ou ainda acima de 200mcg/minuto, de acordo com o método empregado), passa a denominar-se macroalbuminúria (valores até 500mg/ 24 horas). Quando a proteinúria de 24 horas é superior a 500mg, indica alterações renais importantes, mais difíceis de regredirem, confirmando o diagnóstico de nefropatia clínica ou fase proteinúrica. Também, nesses casos, as condutas e os medicamentos acima descritos têm-se mostrado importantes protetores renais, reduzindo a progressão da proteinúria, independentemente de alterar a pressão arterial, mesmo naqueles com pressão normal. Quando não tratado adequadamente, após 4 a 6 anos as alterações vão progredindo paulatinamente, com aumento de uréia e creatinina no sangue decorrentes da diminuição da função renal. É a insuficiência renal se estabelecendo. Nessa fase, os medicamentos anteriormente citados, principalmente os inibidores da ECA, deverão ter suas doses ajustadas, ou mesmo serem interrompidas. No decurso da insuficiência renal, entre outras alterações, ocorre diminuição da eritropoetina (substância estimulante na formação de glóbulos vermelhos), com conseqüente anemia.

Observação: há inúmeras condições e doenças do ser humano que podem causar o aparecimento de proteína na urina, também em portadores de diabetes, sem o mesmo significado que a nefropatia diabética, como hematúria (sangue na urina), infecções urinárias, hipertensão arterial, outras doenças que acometem os rins, doenças glomerulares, infecções sistêmicas, exercícios físicos intensos etc.

A dosagem de albumina em amostras isoladas de urina em jejum ou a qualquer momento assim como a determinação da microalbuminúria na presença dessas condições não deverá ser valorizada como manifestação renal do diabetes. Deverão ser repetidas após o tratamento adequado das condições anteriormente citadas, para que se possa correlacionar a presença de microalbuminúria e alterações renais decorrentes do diabetes.

> Assim, a pesquisa sistemática de albumina na urina é ainda hoje a única maneira de diagnosticar precocemente a nefropatia diabética.

Modificações da dose de insulina

Uma característica importante da insuficiência renal, nas fases mais tardias, é a diminuição da necessidade de insulina diária. O paciente passa a requerer doses progressivamente menores, por apresentar constantes hipoglicemias. A diminuição de insulina injetada diariamente deve-se ao fato de que uma enzima (insulinase), que também é produzida pelos rins e que tem a finalidade de inativar a insulina, é produzida em menores quantidades. Como conseqüência há "sobra" de insulina na circulação sangüínea, maior permanência no sangue e, em decorrência disso, maior atuação na redução da glicose circulante. Daí a necessidade de diminuir-se a quantidade de insulina injetada, acertando-se sempre as doses pela glicemia diariamente.

Modificações das doses de comprimidos

Nos pacientes que fazem uso de hipoglicemiantes orais, especialmente as sulfoniluréias, além da "sobra" de insulina (no caso endógena, aquela produzida pelo próprio paciente), pelo mesmo motivo explicado acima, existe aumento da concentração desses medicamentos no sangue, pois eles, na sua grande maioria, são eliminados pelos rins. Assim, poderemos ter aumento da atividade desses antidiabéticos, favorecendo o aparecimento de hipoglicemia.

Para evitá-la, reduzir as doses de hipoglicemiantes orais ou mudar para outros de diferentes formas de eliminação, ou mesmo substituir por outros de curta duração (veja Medicamentos orais utilizados, pág. 69). Poderemos também substituí-los pelas glinidas em virtude de sua rápida eliminação.

Evolução

Com o decorrer do tempo, e quando não diagnosticada e tratada adequadamente nas fases iniciais, agrava-se progressivamente a insuficiência renal, vindo o rim a perder a maior parte de sua capacidade funcional, instalando-se a fase de uremia (insuficiência renal grave). Nessa fase, outros tratamentos poderão ser necessários como diálise peritoneal, hemodiálise e, eventualmente, transplante renal. A diálise peritoneal ambulatorial crônica (CAPD) tem sido muito utilizada em nosso meio. Nesse tipo de diálise, o médico instala o sistema, e/ou o próprio paciente e/ou seus familiares fazem as trocas dos "banhos" no domicílio.

Transplante de pâncreas e de ilhotas

O transplante de pâncreas tem sido realizado, desde 1966, em vários pacientes com *diabetes mellitus*. A partir de 1986, com os avanços da imunossupressão, tem-se tornado mais freqüente e, ultimamente, é considerado uma terapia aceitável para os casos selecionados.

No Brasil, os primeiros transplantes foram realizados no Rio Grande do Sul e em São Paulo. Atualmente muitos centros espalhados pelo País têm procedido o transplante de pâncreas.

Existem duas formas de transplantes para pacientes portadores de diabetes: de órgão inteiro vascularizado ou de ilhotas pancreáticas que contêm as células beta, produtoras de insulina.

Transplante de órgão vascularizado

Com o aumento dos centros de captação de órgãos para doação, do aprimoramento das técnicas de transplantes e com a melhora na qualidade das substâncias imunossupressoras, os transplantes vêm sendo uma terapêutica cada vez mais utilizada e indicada em pacientes na iminência de falência renal e/ou naqueles com diabetes lábil, isto é, com freqüentes hiperglicemias e/ou hipoglicemias severas.

Os pacientes com transplantes bem-sucedidos apresentam em geral melhora na sua qualidade de vida.

As modalidades de transplantes de órgãos vascularizados são:

Transplante isolado de pâncreas: mais indicado nos casos de hipoglicemia grave ou hipoglicemia assintomática e naqueles com aumento da proteinúria, porém com função renal conservada (redução de até 30%, expressada pelo clearance de creatinina).

Transplante simultâneo de rins e pâncreas: quando são transplantados o pâncreas e um rim.

Transplante de rins seguido de transplante de pâncreas: primeiro é transplantado um rim de um doador vivo e posteriormente o pâncreas de outro doador.

Os dois últimos, também chamados de transplantes duplos, são indicados para pacientes portadores de diabetes com insuficiência renal (valores de clearance de creatinina menor ou igual a 40ml por minuto).

Apesar dos grandes avanços da medicina, o procedimento apresenta desvantagens, pois o paciente necessita de uma cirurgia de grande porte principalmente quando o transplante for duplo.

Estão contra-indicados nos portadores de algumas doenças, como cardiovasculares, vasculares severas, distúrbios psiquiátricos, complicações diabéticas mal definidas, obesidade significativa, múltiplas cirurgias prévias e outros.

Transplante de ilhotas pancreáticas

As ilhotas pancreáticas foram descritas por Paul Lagerhans em 1869. Encontram-se por todo o pâncreas em número de 1 milhão de ilhotas, equivalente a 1 a 2% do órgão. Essas ilhotas abrigam as células beta, produtoras de insulina, células alfa, que produzem glucagon, e outras. Após tratamento complexo e especial as ilhotas são separadas do restante do pâncreas do doador e implantadas no fígado através da veia porta. O objetivo é o restabelecimento da produção de insulina. O autotransplante ocorre quando uma pessoa necessita submeter-se à retirada do pâncreas por qualquer outra doença não relacionada ao diabetes. Nesses casos, o processo de isolamento das ilhotas não requer grande purificação por se tratar das ilhotas do próprio paciente, mas pode ocorrer perda parcial do número delas. Implanta-se no fígado. Já nos alotransplantes o paciente recebe as ilhotas/células de cadáver, com maior risco de rejeição. Em virtude da necessidade de uma maior purificação das ilhotas/células a serem implantadas, o processo de separação das ilhotas/células causa uma grande perda de ilhotas. Geralmente, conseguem-se com esses processos 300 a 400 mil ilhotas. Sabe-se que para obter uma produção adequada de insulina é necessário transplantar cerca de 850.000 ilhotas/células, obtidas de três a nove pâncreas.

Contrariamente ao transplante de órgãos, esse transplante é executado sob anestesia local, sem cirurgia e permanência hospitalar por 24 horas.

O transplante de ilhotas está indicado em pacientes que tenham hipoglicemia grave sem sintomas e também em diabetes lábil, ou seja, grandes variações entre hiper e hipoglicemias.

O paciente, após receber o transplante de ilhotas, começa a apresentar produção de insulina adequada após dois ou três dias em virtude da necessidade das ilhotas se adaptarem ao novo meio. Existe também a necessidade de uso de imunossupressores, com os inconvenientes próprios deste tratamento.

As complicações mais freqüentes são: hemorragias, tromboses, diminuição da freqüência cardíaca (bradicardia), perfuração do pulmão (pneumotórax), obstrução da vesícula ou vazamento de bile. Por ser um procedimento relativamente recente ainda não está disponível à população diabética. No presente encontra-se em estudos científicos.

Banting, prêmio Nobel em 1923, disse: "Insulina não é a cura para diabetes, é um tratamento. Proporciona ao portador de diabetes a queima suficiente dos carboidratos, assim como das proteínas e das gorduras adicionados a dieta em suficiente quantidade para prover energia para as necessidades da vida". Assim também, passados oitenta anos, diz o Prof. Camilo Ricordi: "O transplante de ilhota não é a cura para o diabetes, é um tratamento".

É necessário considerar o que é mais válido: continuar aplicando insulina ou ficar sujeito aos efeitos colaterais adversos e a custo financeiro elevado dos imunossupressores.

Hipertensão arterial – pressão alta e diabetes

Considera-se pressão alta em pessoas com diabetes quando a pressão sistólica (máxima) for igual ou maior que 130mm ou 13cm de mercúrio e a pressão diastólica (mínima) for igual ou maior que 80mm ou 8cm de mercúrio. Diríamos, na prática, igual ou superior a 13 por 8.

A pressão alta é considerada uma condição de alta morbidade, principalmente em portadores de diabetes, por contribuir no desenvolvimento e na progressão da aterosclerose de grandes vasos, e agravar a retinopatia e a nefropatia diabéticas. Por essa razão, recomenda-se aos portadores de diabetes que vigiem e meçam a pressão arterial freqüentemcnte com o mesmo interesse e assiduidade recomendada e praticada no controle domiciliar de diabetes.

Essa vigilância não tem por única finalidade detectar o aparecimento da hipertensão arterial, mas, naqueles já hipertensos, verificar variações, muitas vezes sem sintomas, para que sejam adequadamente tratadas e imediatamente informadas ao clínico. NÃO ESQUEÇAM: É PREFERÍVEL EVITAR AS COMPLICAÇÕES EM TEMPO HÁBIL.

O controle da hipertensão arterial reduz a progressão da nefropatia diabética, da nefropatia hipertensiva, a incidência de "derrames" (moléstia cerebrovascular) e infarto do miocárdio (moléstia cardiovascular), e retinopatia hipertensiva (alterações da retina decorrente da pressão alta).

A Sociedade Brasileira de Diabetes (Diretrizes SBD 2006) recomenda que se tratem portadores de diabetes com idade de 18 anos ou mais, quando a pressão ultrapassar 130/80mmHg, e naqueles pacientes com insuficiência renal e proteinúria acima de 1 a 2g/dia, quando a pressão ultrapassar 120/75 – metas para proteção cardiovascular. Para ajustes de medicação, na ausência de neuropatia autonômica, recomenda-se considerar as mensurações da pressão em pé.

Recomenda-se limitar a ingestão de sal de cozinha em até 2,4g por dia (aproximadamente 1 colher rasa das de café ou o conteúdo de uma tampa de caneta Bic®).

O tratamento também deve incluir mudanças no estilo de vida como evitar o fumo, a prática de exercícios regulares (veja Exercícios – caminhadas, pág. 105) e a redução do peso corporal.

Dentre os medicamentos para reduzir a pressão alta, são recomendáveis:

1. **Inibidores da enzima conversora de angiotensina (ECA)**: captopril (Capoten®), enalapril (Renitec®, Vasopril®, Eupressin®, Atens®), lisinopril (Zestril®, Prinvil®), benazepril (Lotensin®), ramipril (Triatec®, Ecator®, Naprix®), tandrolapril (Gopten®) perindopril (Coversyl®) etc. São considerados os mais benéficos para o portadores de diabetes, pois melhoram a atuação da insulina, têm efeito favorável sobre lípides no plasma e ação protetora renal, principalmente na fase de hiperfunção ou de microalbuminúria. Podem causar aumento do potássio no sangue principalmente em indivíduos com diminuição da função renal (veja Rins – controle das alterações da função renal, pág. 162).

2. **Antagonistas do receptor de angiotensina II**: losartana (Cozaar®, Aradois®, Torlos®, Valtrian®), valsartana (Diovan®), ibesartana (Aprovel®), telmisartana (Pritor®, Micardis®), candesartana (Blopress®, Atacand®) etc. Estudos recentes têm demonstrado que possuem ação protetora renal e cardiovascular mais duradouras que os inibidores da ECA, além de não alterarem o controle glicêmico.

3. **Bloqueadores de canais de cálcio**: amlodipina (Norvasc®, Cordipina®, Pressat®), diltiazem (Cardizem®, Angiolong®, Diltizen®), felodipina (Splendil®), verapramil (Dilacoron®, Cronovera®), nifedipina (Adalat®, Cardalin®, Oxcord®). Não alteram o controle do diabetes.

4. **Diuréticos:**
   – Tiazídicos (hidroclorotiazida, Moduretic®, Higroton® etc.). Os diuréticos podem reduzir o potássio no sangue, alterar a secreção de insulina, piorar o controle do diabetes, reduzir a pressão arterial em pé (causando fraque-

za e tonturas ao ficar em pé) e aumentar os triglicérides e o ácido úrico no sangue. A dose recomendada de tiazídicos é de 12,5mg por dia.

– A indapamida, derivado sulfonamídico (Natrilix®) e a indapamida SR (Natrilix® SR, Indapen® SR) podem ser utilizadas em portadores de diabetes.

– Outro diurético não-tiazídico – furosemide (Lasix®) –, principalmente em idosos, freqüentemente aumenta aqueles efeitos mais intensamente; apesar disso são indicados na síndrome nefrótica, na insuficiência cardíaca congestiva e na insuficiência renal com creatinina no sangue igual ou superior a 2,5mg/dl.

5. **Betabloqueadores**: propranolol (Inderal®), atenolol (Atenol®, Angipress®, Ablok®), bisoprolol (Concor®), metropolol (Lopressor®, Seloken®, Selozok®). Mascaram freqüentemente os sintomas de hipoglicemia. Podem inibir a secreção de insulina e aumentar a produção de açúcar pelo fígado e os triglicérides no sangue. Apesar desses efeitos, o UKPDS demonstrou que o atenolol reduziu o risco de doença macro e microvascular em pessoas com diabetes. Os cardiosseletivos, em doses moderadas, devem ser preferidos.

6. **Inibidores diretos da renina:** constituem uma nova classe de agentes anti-hipertensivos que suprimem o sistema renina-angiotensina em seu ponto de ativação – a enzima renina. O alisquireno (Rasilez®) é o primeiro representante desta nova classe, reduzindo tanto a atividade plasmática de renina, quanto da angiotensina II.

Assim, os inibidores da ECA e os antagonistas do receptor da angiotensina II deverão ser o tratamento de escolha para pacientes com pressão alta e diabetes. Os inibidores diretos da renina também estão sendo considerados.

Os diuréticos (da classe furosemida) e betabloqueadores deverão ser utilizados com cautela e com estrita indicação médica.

Todas as classes terapêuticas poderão ser associadas a outros diuréticos como os tiazídicos e indapamida.

> Siga sempre o parecer de seu clínico ou especialista para que possa ter uma orientação perfeita. Evite tomar tal medicamento porque o vizinho, parente ou "farmacêutico" indicaram. Procure não se prejudicar.

Circulação, aterosclerose e diabetes

Aterosclerose é uma doença caracterizada pelo depósito de colesterol na parede interna dos vasos sangüíneos arteriais. Esse acúmulo causa diminuição de seu calibre, leva a uma deficiência de circulação do sangue arterial no órgão ou nos órgãos que são irrigados por esses vasos.

A aterosclerose acomete praticamente as artérias do corpo todo, sendo, por isso, denominada doença sistêmica.

Os pesquisadores concordam em que a aterosclerose tende a ocorrer em idades mais precoces e com maior severidade na população diabética do que na não diabética. Estudos clínicos e de necropsias revelam que os ataques cardíacos e derrames cerebrais ocorrem em dobro nos portadores de diabetes em relação à população geral; gangrena ocorre, no mínimo, cinco vezes mais.

Nos portadores de diabetes, as doenças macrovasculares (artérias mais calibrosas) são responsáveis por 75% de todas as mortes decorrentes de doenças cardiovasculares. As doenças macrovasculares e suas complicações ocorrem indistintamente em diabetes tipo 1 e tipo 2.

A hiperglicemia pós-prandial e a glicotoxicidade, conforme exposto, têm importante participação na ocorrência da doença macrovascular (veja Glicemia pós-prandial, pág. 147).

Embora as manifestações clínicas da aterosclerose sejam habitualmente mais comuns em homens, um fato singular é sua grande prevalência na mulher portadora de diabetes, mesmo antes da menopausa. Na fase fértil da mulher não diabética é baixa a incidência de acidentes vasculares coronarianos e aumenta após a menopausa. Mesmo assim, a aterosclerose é mais intensa no homem do que na mulher, em todas as idades.

LÍPIDES E LIPOPROTEÍNAS

Os lípides (colesterol–triglicérides–fosfolípides) são transportados no plasma humano ligados a proteínas, formando complexos macromoleculares solúveis na água, denominados lipoproteínas.

As lipoproteínas se classificam em quatro tipos (de acordo com seu tamanho e densidade):

1. QUILOMÍCRONS
   É de maior tamanho e de menor densidade, complexo macromolecular, sendo sintetizado na parede intestinal. Sua função é transportar triglicérides ou gordura exógena (proveniente da alimentação). Confere aspecto leitoso ao soro após a alimentação, daí o nome *soro quiloso*. Eles são metabolizados (degradados) nos capilares, no tecido gorduroso e nos músculos, sendo assim eliminados da corrente circulatória em poucos minutos, em pessoas normais. Por esta razão, sua dosagem no sangue após jejum de 12 a 14 horas é, praticamente zero.
2. VLDL ("Very Low Density Lipoprotein") ou pré-beta-lipoproteínas: lipoproteínas de muito baixa densidade, fabricadas pelo fígado. Constituem-se predominantemente de triglicérides e possuem pequena proporção de colesterol.
3. LDL ("Low Density Lipoprotein") ou beta-lipoproteínas: lipoproteínas de baixa densidade que derivam da metabolização das VLDL. Constituem cerca de 50% das lipoproteínas circulantes no sangue, transportando ao redor de 75% do colesterol total.
4. HDL ("High Density Liprotein") ou alfa-lipoproteínas: lipoproteínas de alta densidade. São as lipoproteínas mais densas, porque 50% de sua massa é constituída de proteína. As HDL se originam do metabolismo de quilomícrons e das VLDL e são, em parte, produzidas pelo fígado e pelo intestino.

Podemos resumir na Tabela 17, as lipoproteínas e seus principais componentes.

Tabela 17 – Lipoproteínas e seus componentes.

Composição em porcentagem	Quilomícrons	VLDL	LDL	HDL
Colesterol	3-7	20-30	51-58	18-25
Triglicérides	80-95	50-65	4-10	3-7
Fosfolípides	3-6	15-20	18-24	24-32
Proteínas	1-2	6-10	18-22	45-55

HIPERLIPIDEMIA

Hiperlipidemias (aumento de lípides ou gorduras no sangue) constituem um conjunto de anormalidades metabólicas freqüentemente associadas ao diabetes. Sua prevalência é variável, dependendo do tipo e severidade do diabete, do controle glicêmico, estado nutricional, hábitos alimentares, idade e outros fatores.

A hipertrigliceridemia (aumento de triglicérides no sangue), mais freqüente nos portadores de diabetes, pode também se associar ao aumento de colesterol visto traduzir aumento de VLDL.

A aterosclerose prematura é relacionada com o aumento de certas lipoproteínas no sangue, principalmente do tipo LDL. As partículas LDL pequenas e densas são mais aterogênicas. Elas não são dosadas no sangue pelos métodos habituais e se encontram mais presentes em portadores de diabetes, principalmente naqueles com LDL-colesterol elevado. Por outro lado, estudos estatísticos mostraram que, quanto mais alto o nível de HDL, menor a freqüência de infarto do miocárdio. O HDL teria então uma ação protetora em relação a essa patologia.

MEDICAMENTOS UTILIZADOS PARA REDUZIR O COLESTEROL E TRIGLICÉRIDES

São chamados hipolipemiantes, representados pelas estatinas, fibratos, ezetimiba, ácido nicotínico e resinas seqüestrantes de ácidos biliares.

As **estatinas** agem inibindo o enzima HMG-CoA (Redutase da hidroximetilglutaril – coenzima A) que é crítica na síntese de colesterol; com esta inibição aumenta o número de receptores de LDL no fígado, o que promove redução desta partícula e, em conseqüência, do colesterol total do sangue.

Os **fibratos** reduzem a síntese e aumentam a destruição de partículas VLDL, desta forma agindo principalmente na diminuição dos triglicérides.

A **ezitimiba** inibe a absorção intestinal de colesterol da dieta e da bile e contribui para atingir a meta de redução da colesterolemia quando usada em associação com as estatinas.

O **ácido nicotínico** reduz os triglicérides principalmente por diminuir a produção de VLDL, mas também aumenta o HDL-colesterol por estimular a conversão de VLDL em HDL. As preparações de ação ou liberação prolongada associadas à ingestão prévia de ácido acetil salicílico (AAS) são preferíveis para evitar os efeitos colaterais como vermelhidão no rosto. Pode aumentar o ácido úrico, as enzimas hepáticas e a glicemia. Portanto, embora seja uma droga potente para normalizar os lípides, sua tolerância é baixa.

As **resinas seqüestrantes de ácidos biliares** no intestino impedem que o colesterol da bile retorne ao fígado e, por esta razão, aumentam os receptores de LDL no fígado, reduzindo assim os níveis de LDL-colesterol no sangue. Os triglicérides tendem aumentar um pouco. Em portadores de triglicérides acima de 500mg/dl não devem ser utilizadas.

O objetivo do tratamento via normalização dos lípides no sangue é sempre a proteção contra a doença cardiovascular prematura. Entre as complicações cardiovasculares podemos citar:

• Infarto do miocárdio.
• Acidente vascular cerebral.

A prevenção dos eventos cardiovasculares em portadores de diabetes é conseguida, quer tenham ou não tenham manifestação prévia destas doenças. Desta forma, quando administrada (atorvastatina 20mg/dia) duas semanas antes de cirurgia vascular, esta droga reduz as complicações pós-operatórias.

As estatinas atuam também por reduzir as inflamações nas artérias e beneficiam os diabéticos mesmo quando estes não têm elevação da colesterolemia.

Medicamentos hipolipemiantes			
	Nome comercial	Comprimidos (mg)	Dose diária habitual
Estatinas			
Atorvastatina	Citalor®, Lipitor®	10-20-40-80	10-80
Fluvastatina	Lescol®	20-40	20-80
Fluvastatina XL	Lescol XL®	80	80
Lovastatina	Lovastatina®	10-20-40	20-40
Pravastatina	Pravacol®	10-20-40	10-40
Sinvastatina	Clinfar®, Vaslip®, Zocor®	5-10-20-40-80	10-80
Rosuvastatina	Crestor®, Vivacor®	10-20	10-40
Inibidores da absorção intestinal de colesterol			
Ezetemiba	Ezetrol®, Zetia®	10	10
Inibidores da absorção intestinal de colesterol + estatinas			
Ezetemiba + sinvastatina	Vytorin®, Zetsim®	10/10-10/20-10/40-10/80	10/10-10/80
Fibratos			
Bezafibrato	Cedur®	200-600	200-600
Bezafibrato Retard	Cedur Retard®	400	400
Ciprofibrato	Lipiless®, Oroxadin®	100	100
Genfibrozila	Lopid®	600	600-1.200
Genfibrozila Retard	Lopid Retard®	900	900
Etofibrato	Tricerol®	500	500
Fenofibrato	Lipanon®	250	250
Fenofibrato micronizado	Lipidil®	200	200
Ácido nicotínico	Acinic®	500-750	1.000-2.000
	Metri®	500-750-1.000	1.000-2.000
Resinas de sequestrantes ácidos biliares	Questran Light®	4mg/envelope	8-24

METAS E OBJETIVOS EM PORTADORES DE DIABETES

A Sociedade Brasileira de Diabetes recomenda os seguintes valores máximos como alvo terapêutico:

- Colesterol total inferior a 200mg/dl
- LDL-colesterol inferior a 100mg/dl
- HDL-colesterol superior a 45mg/dl
- Triglicérides inferior a 150mg/dl

Em portadores de diabetes com doença cardiovascular prévia (angina ou infarto prévio), de acordo com o estudo CARDS, recomenda-se como opção de alvo terapêutico de LDL-colesterol inferior a 70mg/dl.

Para se obter esses alvos deve-se observar as seguintes recomendações:

1. Modificação do plano alimentar, reduzindo-se a ingestão de gorduras saturadas (de origem animal), que coincidentemente são ricas em colesterol, e aumentando-se as poliinsaturadas como os óleos vegetais (vide pág. 43). Estas medidas devem ser acompanhadas sempre de aumento da atividade física regular, objetivando manutenção do peso corpóreo saudável (vide pág. 155). Dessa forma, pode-se reduzir o LDL colesterol em 15 a 25mg/dl.

2. Utilização de estatinas. É o tratamento de primeira escolha; deverão ser ingeridas no período da noite ou antes de dormir para as estatinas que têm duração mais curta como a sinvastatina. Outras estatinas podem ser ingeridas a qualquer hora. É bom lembrar que as doses das estatinas não são equivalentes. Cada uma tem sua dose mais eficaz. As doses serão acertadas em cada caso, sempre com controle médico periódico, até que se consiga a meta ideal. Muitas vezes, em vez de aumentar-se a dose de uma determinada estatina, pode-se mudar de grupo de estatina para obter-se um resultado melhor ou com melhor tolerância. Outras vezes, a associação de estatina com outras drogas se faz necessária para melhorar a eficiência na redução dos lípides, objetivando sempre atingir os valores preconizados nos consensos internacionais. Exemplo é a associação de estatina com ezetimiba, ou ainda com um fibrato. Entretanto, associações de estatinas com fibratos devem ser criteriosamente acompanhadas pelo médico, pois podem ocorrer efeitos indesejáveis com maior freqüência do que quando estes fármacos são usados isoladamente.

3. Quanto a redução de triglicérides, recomenda-se além da modificação do plano alimentar acima descrito, obtenção do peso ideal e redução ou abstenção de bebidas alcoólicas. O controle glicêmico rigoroso é fundamental para normalização dos triglicérides.

4. Utilização de fibratos e ácido nicotínico pode ser feita quando as medidas dietéticas e as modificações do estilo de vida não forem suficientes para atingir a redução para menos de 150mg/dl. Os fibratos são os mais utilizados e devem ser ingeridos às refeições. Quando associar estatinas com fibratos, deve-se utilizar com o fenofibrato, pois a associação de estatinas com genfibrozila pode com mais freqüência produzir miosite (manifestada com dores musculares e alterações de enzimas musculares). Nos casos

em que os triglicérides estão acima de 700mg/dl, iniciar o tratamento com fibratos em virtude do risco de pancreatite aguda, principalmente quando a triglicеridemia é muito elevada (acima de 4.000 a 5.000mg/dl).

5. A interrupção do hábito de fumar é essencial para a proteção cardiovascular nos portadores de diabete.

Convém relembrar que a orientação do tratamento deverá ser recomendada pelo médico e nunca utilizar qualquer medicamento porque teve alguma outra informação.

OUTROS OBJETIVOS IMPORTANTES DO TRATAMENTO

O objetivo mais imediato é a normalização dos lípides no sangue.

Entretanto, o real objetivo é a redução da doença aterosclerótica e suas conseqüências. Entre elas podemos citar, todas com comprovações:

1. Reduz a incidência de infarto do miocárdio.
2. Reduz o risco para acidente vascular cerebral.
3. É útil para prevenir eventos cardiovasculares em portadores de diabetes mesmo sem doença aterosclerótica manifesta.
4. Quando administrada (atorvastatina 20mg/dia) duas semanas antes de cirurgia vascular, reduz as complicções pós-operatórias.
5. As estatinas atuam em reduzir as inflamações nas artérias, reduzindo a formação de placas ateroscleróticas.
6. A rosuvastatina (40mg por dia) por 2 anos, reduziu a espessura aumentada da intima-média das artérias (onde se formam inicialmente as placas de aterosclerose), demonstrado com ultra-sonografia intravascular. Também, em outro estudo, a rosuvastatina nessa mesma dosagem e tempo de administração, reduziu a espessura e volume das placas ateroscleróticas em artérias coronárias.
7. Em virtude desses efeitos benéficos arteriais de um lado e a grande incidência de alterações arteriais em portadores de diabetes, tem-se discutido a indicação de estatinas nesses pacientes, mesmo com valores normais de colesterol e suas frações.

FUMO E ATEROSCLEROSE

O fumo, além da ação da nicotina sobre o calibre dos vasos, participa na formação de carboxiemoglobina. Esta e várias outras substâncias do cigarro aceleram o processo de aterosclerose.

Conclusão: a população diabética, mais predisposta à aterosclerose, tem no cigarro mais um fator de risco para o agravamento dessa doença.

> RECOMENDA-SE, POIS, ENFATICAMENTE, AO PORTADOR DE DIABETES QUE NÃO FUME.

Sistema nervoso periférico – neuropatia

O envolvimento do sistema nervoso periférico pelo diabetes é conhecido como NEUROPATIA DIABÉTICA. É a complicação mais freqüente e precoce. Ela pode ocorrer, geralmente, em pacientes mal controlados, com glicemias, hemoglobina glicada (A1c) e glicosúrias persistentemente elevadas, porém a cetose parece não ser um fator de desenvolvimento dos sintomas. Existem, no entanto, portadores de diabetes que apresentam neuropatia, mesmo com bom controle glicêmico. Em outros, a neuropatia pode ocorrer como sintoma proeminente do diabetes. Recentemente, demonstrou-se que o controle glicêmico intensivo e rigoroso diminui o risco de aparecimento dessa complicação (veja DCCT, pág. 145). Estima-se que 50% desenvolverão a neuropatia durante o curso da doença. A prevalência da neuropatia é igual nos portadores de diabetes tipo 1 e tipo 2.

Podemos classificar a neuropatia diabética em:

1. MONONEUROPATIA FOCAL

Podem ocorrer dor, fraqueza, diminuição da movimentação de músculos e paralisias. Ocorre geralmente nos nervos cranianos de um só lado e em especial nos que comandam a movimentação do globo ocular (desvios do globo ocular para fora ou para dentro).

2. POLINEUROPATIA PERIFÉRICA

A polineuropatia se manifesta freqüentemente nos membros inferiores e, principalmente, nos pés. Pode ocorrer nas mãos. Manifesta-se com:
- dor (geralmente como ardor ou queimação, mais durante a noite);
- diminuição da sensibilidade (sente-se menos);
- fraqueza nas pernas e pés;
- ausência de reflexos (do joelho e pés).

Nos pacientes que apresentam diminuição de sensibilidade, recomenda-se não andar sem calçados, visto que poderão se ferir com algum objeto, sem sentir (veja Cuidado com os pés, pág. 174).

3. MONONEUROPATIA MULTIFOCAL RADICULAR

Caracteriza-se por dor aguda, localizada e de início brusco, nos nervos intercostais e abdominais, ou seja, em nervos do tronco, freqüentemente de um só lado. A dor é em faixa com perda da sensibilidade tátil. Muitas vezes, confunde-se com hérnias de disco e, na fase aguda, com doenças agudas abdominais (colecistite, úlcera gastroduodenal, apendicite, cólica renal) e até mesmo com infarto do miocárdio. Afeta geralmente pacientes com mais de 50 anos que também podem apresentar a polineuropatia periférica.

4. MONONEUROPATIA MULTIFOCAL MULTIPLEXOS

Envolve múltiplos nervos periféricos e caracteriza-se por dor aguda localizada, em graus variáveis e migratórias. Geralmente ocorre nos nervos do antebraço, punhos, cotovelos, coxas, pernas (lado externo).

5. PLEXOPATIA (AMIOTROFIA DIABÉTICA)

Acomete os nervos da cintura pélvica (quadril) e escapular (ombros). Ocorre dor, comprometimento motor (dificuldade de movimentação) e conseqüente hipotrofia muscular (redução do volume e ação muscular). Os afetados não conseguem subir escadas ou movimentar os ombros. Ocorre geralmente em pessoas com mais de 50 anos. Na forma aguda, quando acomete o quadril, a plexopatia pode ser confundida com hérnia de disco, fato que chamamos a atenção, pois não raramente os pacientes são tratados erroneamente. Exame clínico e/ou neurológico e/ou tomografia computadorizada em geral esclarecem o diagnóstico correto.

6. NEUROPATIA AUTONÔMICA

Diz-se quando é afetada parte do sistema nervoso relacionado à inervação de órgãos internos (vísceras) e vasos sangüíneos.

Na neuropatia autonômica dependendo da região acometida poderemos ter sintomas:

Cardiovasculares

- Hipotensão postural: queda de pressão arterial, quando a pessoa passa da posição deitada ou sentada para a posição em pé. Caracteriza-se por tonturas, sensação de desmaio, palidez quando em pé. Decorre da incapacidade de adaptação da pressão arterial à posição adotada (verticalizada), tendo, como conseqüência, redução do fluxo sangüíneo cerebral. Esses são agravados pela ingestão de diuréticos (Lasix®, Hidrion® e outros), vasodilatadores e clorpromazina (Amplictil®).
- Taquicardia sinusal: batimentos cardíacos acelerados, rítmicos, mesmo em repouso.
- Infarto do miocárdio silencioso (sem dor).

Gastrointestinais

- Movimentos peristálticos reduzidos no esôfago (dificuldade para "descer" o alimento).
- Hipotonia gástrica – redução do tônus (dificuldade de digestão, "peso no estômago").
- Disfunções da vesícula biliar ("vesícula preguiçosa").
- Diarréia noturna ou pós-prandial (após se alimentar).
- Obstipação intestinal ("prisão de ventre").

Geniturinárias

- Bexiga hipotônica neurogênica: nessa condição a bexiga vai perdendo a capacidade de contração, com conseqüente aumento de urina no seu interior, traduzindo-se por grandes volumes de urina eliminados de uma só vez (próximos de 1 litro). Essa perda da capacidade de contração faz com que nem sempre se consiga eliminar toda a urina acumulada na bexiga, permanecendo uma certa quantidade denominada urina residual. A urina residual, estagnada, em muitas ocasiões, facilita a ocorrência de infecção. A pesquisa de glicose em portadores de bexiga neurogênica, com urina residual, não refletirá a variação glicêmica de um determinado período, pois conterá urina de outros períodos; no entanto, quando a glicosúria for persistentemente negativa, informará que, provavelmente, a glicemia não ultrapassou 160 a 180mg%. A glicemia deve ser preferida.

- Ejaculação retrógrada: ocorre devido à incompetência do esfíncter interno (anel muscular) da bexiga, que permanece aberto durante a ejaculação (normalmente permanece fechado), com conseqüente desvio do sêmen para o interior da bexiga. Percebe-se, ao urinar, presença de esperma.

- Disfunção erétil ou impotência sexual: ocorre precoce ou tardiamente em 50% a 60% dos portadores de diabetes, podendo ser a primeira manifestação da doença. A disfunção erétil no portador de diabetes é usualmente gradual e se caracteriza, inicialmente, por ausência de ereções noturnas e/ou matinais.

O tratamento da disfunção erétil consiste em controle rigoroso da glicemia, suporte psicológico e, atualmente, podem-se utilizar medicamentos inibidores de fosfodiesterase 5, como: sildenafila (Viagra®), vardenafila (Levitra®), tadalafila (Cialis®). Tais medicamentos deverão ser prescritos somente sob orientação do médico assistente, respeitando suas contra-indicações e efeitos colaterais. Outros tratamentos poderão ser realizados após investigação detalhada por médicos especializados.

SUDOMOTORAS

- Anidrose: é a ausência de sudorese (transpiração). Geralmente ocorre na metade inferior do corpo.
- Desidrose: caracteriza-se pelo excesso de sudorese. Ocorre na metade superior do corpo, principalmente na face (sudorese facial).
- Intolerância ao calor.

Cuidados com os pés

Um dos segmentos mais vulneráveis do portador de diabetes é o seu pé. Um exame diário, ao tomar banho ou ao lavá-los, mostrará se algo anormal está ocorrendo, conforme descreveremos nas próximas páginas, devendo tomar as providências necessárias para corrigir as alterações, tão logo sejam constatadas.

Os pés das pessoas com diabetes, principalmente os mal controlados, como foi mencionado nos capítulos anteriores, sobre alterações de nervos periféricos e circulação, são suscetíveis a alterações de sensibilidade (formigamentos, não sentir bem os pés etc.), alterações na circulação (pés mais frios, dor na panturrilha ao caminhar etc.), além de alterações na marcha, na forma dos pés. Assim, o reconhecimento precoce dessas alterações deverá constituir preocupação constante do portador de diabetes e dos profissionais de saúde. Por outro lado, sabe-se que o reconhecimento também precoce de pequenas alterações e seu adequado tratamento poderão impedir o desenvolvimento de complicações mais sérias.

Conforme o Consenso Internacional Sobre o Pé de Portadores de Diabetes, Ministério da Saúde, 2001, um número considerável de estudos tem provado que a taxa de amputação pode ser reduzida em mais de 50% se as seguintes estratégias forem seguidas:

- Inspeção regular dos pés e calçados no auto-exame e durante as visitas clínicas do paciente.
- Educação para os cuidados com os pés, higiene, unhas, calçados e avaliação de riscos.
- Abordagem cuidadosa de lesões já estabelecidas por profissional competente.
- Diagnóstico precoce de alterações dos nervos (sensibilidade) e da circulação dos membros inferiores.
- Acompanhamento contínuo dos pacientes com risco e das feridas.
- Registro das alterações nos pés: feridas e amputações.

FATORES PREDISPONENTES DE COMPLICAÇÕES NOS PÉS

São fatores que ocorrem freqüentemente na população, porém, no portador de diabetes, revestem-se de importância, principalmente naqueles com alterações da sensibilidade e da circulação de membros inferiores.

Não é demais repetir que o auto-exame para o reconhecimento precoce e o tratamento adequado das alterações que descreveremos a seguir são de extrema importância na prevenção de complicações graves. O bom controle do diabetes é, sem nenhuma dúvida, fundamental para a prevenção dessas complicações.

◆ Micoses

Infecções por fungos ou micoses são mais comuns nas pessoas com diabetes. As micoses podem alterar a pele e/ou as unhas. A pele acometida de micose encontra-se mais esbranquiçada, avermelhada, "esfarelada", descamativa e há presença de "rachaduras", com ou sem prurido (coceira). As unhas com infecções por fungos podem apresentar deformações, mau cheiro, "massa" na parte inferior, unhas "ocas", entre outras. Quando forem observadas essas alterações de pele ou de unhas, deve-se tão logo quanto possível, após comprovação da presença de fungos, iniciar o tratamento. A importância desses cuidados específicos permite prevenir a entrada de bactérias, causando, por vezes, infecções graves nos pés e pernas. Os fungos se proliferam e se desenvolvem em meios quentes e úmidos. Assim, recomenda-se a troca de meias diariamente e a utilização de meias de algodão, pois absorvem a umidade dos pés. As meias de cor branca mostram mais a sujeira e manchas, por esse motivo são preferíveis às coloridas.

Verificar sempre se o tipo de calçado ou tênis que esteja usando está umedecendo os pés. Se isso estiver ocorrendo, deverá mudá-los e, desde que possível, usar calçados que proporcionem alguma ventilação. O mesmo calçado não deve ser usado em dois dias consecutivos, recomendando-se deixá-lo exposto ao ar e sol, arejando pelo menos por um dia. Temos observado que muitas pessoas utilizam o Lysophorm® spray nos sapatos também para higienizá-los. Ao chegar em casa procurar sempre tirar as meias. É bom lembrar que os tecidos sintéticos (utilizados na confecção de meias, sapatos e tênis) são impermeáveis e retêm o suor, colaborando na proliferação de fungos.

Recomenda-se lavar bem os pés, principalmente entre os dedos, enxugá-los bem, passando um pano ou toalha entre eles. Não se devem utilizar hidratantes entre os dedos. Banhos com bicarbonato de sódio (uma colher das de sopa em 1 litro de água) ajudam a proteger de alguma forma. Pós secativos e cremes antifúngicos são também utilizados.

◆ Unhas

Além da presença de micoses, é bom lembrar que as unhas, não raramente, podem ser porta de entrada de infecções, muitas vezes graves, quando cortadas inadequadamente.

As unhas dos pés deverão ser cortadas, procurando seguir a linha do leito ungueal, ou seja, reta. Evitar cortar cutículas, ou usar instrumentos cortantes para aparar a pele circunvizinha (ou seja, evitar, de qualquer maneira, tirar "bifes"), o que constitui porta de entrada de infecções por fungos e bactérias. Nas que costumam "encravar", coloca-se entre a unha e a pele um pequeno chumaço de algodão de maneira que ele não lese ou perfure a pele ou, sob os cuidados do podólogo, podem-se usar dispositivos especiais que impedem essa situação, pois esses locais também, como já explicamos, são porta de entrada de infecções bacterianas ou fungos.

◆ Calos

Os calos são reação de defesa da pele que se espessa como resultado de uma pressão repetida ou contínua e localizada.

Calos na parte superior dos pés surgem, na maioria das vezes, de pressões exercidas por calçados inadequados (apertados, justos etc.).

Calos nas plantas dos pés decorrem, na maioria das vezes, de alterações da marcha ou nas estruturas ósseas dos pés. São, freqüentemente, encontrados nos pés com arco plano (pé chato) ou nos pés com arco exagerado.

Em algumas ocasiões podem apresentar, na sua parte inferior, coleções de sangue (hematomas), sedes possíveis de infecções que poderão se estender ao osso subjacente (osteomielite).

Todos os cuidados devem ser tomados na retirada de hiperqueratoses (calos) na planta dos pés, que deve ser realizada por profissional competente, evitando-se assim a osteomielite. Os calos, quando seccionados por instrumentos cortantes, ou quando usados os calicidas indiscriminadamente, podem se expor ao acesso de bactérias que, em algumas ocasiões, provocam infecções gravíssimas, chegando, como já pudemos observar, à perda de parte do membro afetado.

Assim, recomenda-se o uso de sapatos mais macios, se necessário com orientação médica. Variar o calçado diariamente. Usar protetores acolchoados nos lugares de maior pressão. Quando o problema está localizado na planta dos pés é necessário consultar médicos especializados em pés, reumatologistas ou ortopedistas. Medidas por vezes simples, como calços ou palmilhas especiais, poderão diminuir a pressão em determinado ponto (sempre por indicação médica).

Em resumo, recomenda-se em relação à prevenção e ao tratamento dos calos:

1. Observar o tipo de calçado a usar. Utilizar sapatos macios que não apertem ou machuquem.
2. Evitar cortar os calos e o uso indiscriminado de calicidas.

3. Usar protetores acolchoados nos lugares de maior pressão.
4. Procurar variar constantemente os exemplares utilizados, ou seja, não usar o mesmo calçado todos os dias, a não ser que seja extremamente confortável.
5. Procurar consultar profissionais habilitados; evitar "tratamentos populares" e não retirar calos em hipótese nenhuma com técnicas não padronizadas pelos serviços de atendimento de pessoas com diabetes. Cuidado! Podem ocorrer, como conseqüência, infecções dramáticas.
6. A utilização criteriosa da "pedra-pomes", de maneira suave, após o banho, pode auxiliar no abrandamento do volume do calo.
7. Não utilizar em nenhuma hipótese lixas metálicas ("ralador").
8. Consultar médicos e profissionais especializados nos casos de calos em plantas dos pés.

◆ Rachaduras e fissuras

São freqüentemente causadas por pele seca, nos calcanhares, em volta dos calos e na presença de micoses. Maceração (amolecimento) da pele, entre os dedos, devido ao excesso de transpiração, também causa fissuras. Recomenda-se colocar entre os dedos pequenos chumaços de algodão hidrofílico (absorvem água) ou lã de carneiro, além da hidratação com cremes, sem aplicá-los entre os dedos.

Nos calcanhares, além de lanolina, pode-se usar creme ou pomada contendo vitamina A (por exemplo Hipoglos® sem hidrocortisona). *Atenção*: procure não utilizar cremes ou pomadas contendo cortisona ou seus derivados, pois podem agravar as infecções por fungos ou bactérias.

◆ Bolhas

São causadas comumente por fricção de sapatos inadequados (aumentam rapidamente com o andar), dobras de meias, corpos estranhos nos sapatos, exposição ao calor (bolsa de água quente e similares), frio intenso e irritantes químicos. Pacientes que apresentam neuropatia (com redução da sensibilidade) não devem usar bolsa de água quente; elas podem causar queimaduras com formação de bolhas sem que sejam percebidas. Calor ou frio excessivo deve ser evitado pela mesma razão. Outra recomendação importante é evitar andar descalço dentro e fora de casa e em areia quente.

Toda BOLHA deve ser considerada potencialmente como abscesso. Não é exagero. Por isso deve ser tratada adequadamente.

Se, durante o exame diário dos pés, aparecerem bolhas, estas deverão ser cobertas após lavagem abundante com água e sabonete neutro ou jato de soro fisiológico estéril; cubra com gazes estéreis, enfaixe o pé e procure seu clínico, enfermeira especializada ou pronto-socorro. Não utilize mercurocromo, povidine ou pomadas de antibióticos locais como a neomicina e outras, em virtude de danificarem o tecido de cicatrização.

Caso se perceba, durante o exame diário, aparecimento de pus (indicação de infecção secundária), far-se-á necessário o uso de antibióticos, cuja indicação ficará a critério do médico, a quem a ocorrência deverá ser comunicada, necessariamente.

Não se deve andar – ou fazê-lo minimamente – quando estiver com essas lesões. Em muitas ocasiões, faz-se necessário repouso até a cura.

◆ Trauma nos pés

Ocorre mais freqüentemente quando a sensibilidade à dor está afetada, ou seja, quando não se sente bem os pés (veja Neuropatia diabética). Sapatos inadequados, pedaços de unha e pedriscos perdidos nos calçados podem causar sérios danos aos pés, de natureza infecciosa e/ou circulatória.

Devem ser tratados da mesma maneira que as bolhas e avaliados por profissionais capacitados. O atrito deve ser retirado imediatamente. O uso de gazes, espumas próprias, aliviadores de pressão, coxins e faixas de proteção é indicado.

Com o intuito de prevenir tais complicações, faz-se necessário o exame diário dos pés, ao tomar banho ou ao lavá-los, para constatar a ocorrência de quaisquer alterações. Quando apresentar dificuldades para o auto-exame, dever-se-á utilizar um espelho ou o auxílio de familiares ou amigo. Assim que constatadas quaisquer alterações, providências adequadas e imediatas deverão ser tomadas para corrigi-las adequadamente.

Examinar os pés diária e cuidadosamente é, pois, uma recomendação que nunca será demais repetir.

ALGUMAS RECOMENDAÇÕES

A propósito, dizia Joslin, grande mestre americano da Diabetologia, um dos pioneiros na educação em diabetes: "O diabético deve ser o cidadão de pés mais bem cuidados na comunidade".

As recomendações a seguir devem ser consideradas por todas as pessoas com diabetes, por seus familiares ou cuidadores, a fim de prevenir e tratar adequadamente as alterações dos pés:

1. Lave os pés diariamente com água morna e sabonete. Seque-os bem, principalmente entre os dedos, sem esfregar.
2. Utilize cremes para hidratar os pés, porém não os utilize entre os dedos como já foi explicado. Pode-se aplicar lanolina (facilmente encontrada nas farmácias) em pequena quantidade. Nos pés muito secos, recomenda-se também o uso de cremes a base de uréia. A hidratação é importante para evitar as rachaduras.
3. Nos pés muito úmidos, recomenda-se usar calçados abertos e ventilados e aplicar um pouco de álcool.
4. Utilize meias de algodão, preferencialmente de cor branca, para que a umidade dos pés seja absorvida, reduzindo a proliferação de fungos e facilitando a observação de quaisquer alterações através de aparecimento de manchas na meia.
5. Cortar as unhas em ângulo reto, após o banho, semanalmente, sem ferir a pele. Se tiver dificuldade, procure uma enfermeira ou podólogo de preferência especializados em diabetes.
6. Quando os dedos são muito juntos, pode-se separá-los com pequeno chumaço de algodão ou de lã.
7. Todos os pacientes acima de 60 anos devem repousar diariamente e remover os sapatos. Aos domingos, pelo menos, pedir para alguém da família examinar seus pés.

8. Evite usar chinelos e sandálias (facilitam os tropeços) quando puder usar calçados. Evite andar descalço.
9. Utilize sapatos macios de tamanho certo, nem apertados nem muito folgados. Às vezes são necessários os sob medida.
10. Reveze os sapatos, assim eles têm tempo de arejar, evitando contaminação por fungos e odor desagradável.
11. Compre sapatos no final da tarde, pois seus pés podem estar um pouco inchados e assim os calçados não irão machucá-lo.
12. Quando na piscina, atente que a área circundante (lajotas) poderá estar extremamente aquecida e queimar seus pés. Utilize sempre chinelos apropriados quando for andar nessas condições.
13. Não utilize garrafas e bolsas de água quente nos pés (mesmo que sinta frio). Evite usar almofadas elétricas. Não queime seus pés!
14. Além do exame diário, é recomendável uma avaliação de seus pés pelo médico ou enfermeira a cada 6 meses.
15. Constatada qualquer alteração em seus pés, ela não deve ser tratada pelo próprio paciente, e sim deverá a pessoa com diabetes recorrer ao médico clínico, ambulatório, hospital ou unidade básica de saúde de seu bairro ou cidade.

PÉ DIABÉTICO

O pé é um dos pontos mais vulneráveis do portador de diabetes.

Destacamos o *pé diabético*, um dos aspectos mais dramáticos dessa patologia, por ser um segmento sede de alterações que representam o somatório das alterações dos nervos, da pele, dos vasos e do sistema musculoesquelético ligamentar dos pés.

O conceito de pé diabético tem mudado ultimamente. Baseado na definição da OMS, o pé diabético é caracterizado por infecção, ulceração e/ou destruição dos tecidos profundos, anormalidades neurológicas e doença vascular de membros inferiores. As alterações sistêmicas são fatores que precipitam o pé diabético. Abrange todas as situações de risco para os pés (fatores predisponentes), no paciente portador de diabetes, passíveis de tratamento preventivo, diferentemente do que ocorria em passado recente, quando o termo *pé diabético* era sinônimo de infecção grave no pé, resultado final de uma seqüência de eventos que geralmente terminava com amputação. As alterações que predispõem ao aparecimento de infecções e ulcerações nos pés são: neuropatias sensitiva, motora e autonômica, microangiopatia e macroangiopatia, anormalidades do colágeno (tecido de sustentação) e da ação dos leucócitos. Resumindo: a presença de isquemia (falta de circulação), neuropatia, infecção e deformidades dos pés predispõe ao aparecimento das úlceras.

Neuropatia periférica

A neuropatia periférica, quando acomete os pés, a ponto de causar o *pé diabético*, o faz através de redução da sensibilidade, redução da umidade da pele e alteração da marcha e do equilíbrio.

179

Redução da sensibilidade

A redução da percepção de tato, pressão, dor e temperatura, conseqüência de lesões dos nervos, que conduzem os estímulos provenientes da pele para o cérebro, faz com que o indivíduo perceba menos ou não perceba tudo aquilo que possa feri-lo: pontas de pregos ou pedrinhas no interior dos sapatos, superfícies muito aquecidas pelo sol (praias e bordas de piscinas), calçados muito apertados ou mal adaptados, bolsas de água quente ou aquecedores, unhas encravadas etc.

Redução da umidade da pele

A redução da umidade da pele é conseqüência de lesões dos nervos que comandam as glândulas cutâneas produtoras de suor.

A pele torna-se mais seca, quebradiça e propensa à formação de calos. Essas alterações facilitam a formação de fissuras e rachaduras, verdadeiras portas de entrada de infecções.

Alteração da marcha e do equilíbrio

Resultante de lesões dos nervos que conduzem a noção de posição dos pés em relação ao resto do corpo – *propriocepção.*

Com essas alterações, a maneira de pisar favorece o atrito e a pressão excessiva em certas áreas dos pés, forçando-as de encontro ao solo e/ou calçado. Como a pressão e o atrito são repetitivos, favorecem o aparecimento de calos e feridas nas plantas dos pés (úlceras neuropáticas).

As lesões desses nervos também afetam os pequenos músculos intrínsecos dos pés, com conseqüente atrofia (redução do volume e função). Essa atrofia causa mudança do formato dos pés, aparecimento de saliências ósseas, agravando os problemas de pressão e atrito excessivos durante o andar.

Paralelamente, as articulações tornam-se mais rígidas, prejudicando o amortecimento natural por elas exercido na transmissão do peso do corpo para os pés, durante a marcha.

Angiopatia ou vasculopatia

A angiopatia (veja Circulação. Aterosclerose e diabetes, pág. 163) causa redução da circulação (isquemia) em todos os orgãos do corpo e, em particular, nos pés (maior distância do coração).

A isquemia nos pés se manifesta por meio de câimbras, dores na panturrilha (barriga das pernas) ao andar, pés frios, diminuição da temperatura local, palidez, arroxeamento da pele, manchas vermelhas, queda de pêlos, atrofia do tecido subcutâneo etc.

Também diminui a nutrição dos tecidos, podendo causar, por si só, feridas (úlceras isquêmicas) e contribuir na dificuldade de cicatrização de ferimentos ou das úlceras originadas pela neuropatia.

Concluindo, pode-se dizer que as alterações dos nervos, da pele, dos vasos e do sistema de sustentação (ossos, músculos, ligamentos e articulações) dos pés constituem a seqüência de eventos que poderão causar graves infecções e, não raro, a amputação do segmento afetado.

Não é demais repetir que calos ulcerados, unhas encravadas, bolhas pelo uso de sapatos apertados e "frieiras" são portas de entrada de infecções que podem causar abscessos profundos e atingir os ossos, causando osteomielite etc.

A neuropatia periférica pode acometer os ossos dos pés, ocasionando reabsorção do tecido ósseo (tornando-os mais frágeis) e fraturas. Essa situação é conhecida como "Pé de Charcot", geralmente associada a grandes deformidades dos pés e aumento da temperatura local, sem infecção.

Avaliação da neuropatia periférica

Pelo exame cuidadoso dos pés podemos observar a pele, as unhas, presença de micoses e inflamações, pontos anormais de pressão ou atrito, mobilidade articular e alteração de seu formato.

As alterações dos nervos dos pés, que podem causar o pé diabético, são avaliadas principalmente em clínicas especializadas em pés com instumentos adequados:

1. filamentos de náilon: para sensibilidade protetora tátil;
2. biotensiômetro: para a propriocepção;
3. goniômetro: para a mobilidade articular;
4. pedobarógrafo: mostra pontos anormais de pressão na planta dos pés,
5. podoscópio: imagem do apoio dos pés.

Avaliação dos calçados

A grande maioria dos traumatismos dos pés, que desencadeiam as alterações do pé diabético, provém de calçados inadequados – estreitos, baixos, pontudos; material duro, inelástico e não flexível; saltos muito altos; revestimento interno com costuras e acabamentos salientes (pontos de atrito importantes).

Avaliação da circulação

Geralmente é avaliada pelo médico através do exame físico detalhado (pulsos pediosos, tibiais posteriores, perfusão e temperatura) e/ou com aparelhos próprios para tal fim, como o ultra-som com Doppler e/ou arteriografia; estes quantificam o grau de isquemia e/ou obstrução arterial.

Medidas preventivas – reduzindo os fatores de risco

Vale a pena repetir que o auto-exame, o exame clínico e os especializados, atuando no diagnóstico precoce das alterações, contribuem significativamente para evitar as amputações tão freqüentes naqueles que desconhecem essas medidas.

Podemos reafirmar, como já foi explicado em capítulos anteriores, que a medida preventiva principal é o esforço continuado para manter um bom controle da glicemia com alimentos, medicamentos, exercícios e controle domiciliar diário.

Os fatores de risco de ulceração, gangrena e amputação do pé devem sempre ser lembrados. Entre eles destacam-se a perda da sensibilidade, a neuropatia autonômica, o aumento da pressão plantar, as deformidades do pé, a presença de enfermidade vascular, as infecções, a perda de visão, a história de úlcera ou amputação prévias e a idade avançada. Os traumas também contribuem, principalmente nas pessoas que apresentam ausência de percepção dolorosa (não sentem os pés), pele seca, aumento de pressões locais e em cicatrizes, distribuição anormal de peso, áreas com falta de circulação adequada, falta de cuidado e atenção tardia.

Todos esses fatores de risco deverão sempre ser lembrados pelos portadores de diabetes e profissionais de saúde, para que se evitem complicações mais sérias. Na medida do possível, esses fatores deverão sempre ser evitados. Muitas medidas já foram abordadas neste capítulo. Vale a menção da importância da identificação dos portadores de diabetes com risco potencial de desenvolver *pé diabético*, por meio de exames de sensibilidade, da estrutura e da circulação dos pés, contribuindo significativamente para sua prevenção.

Também naqueles com risco definido para desenvolverem pé diabético, recomenda-se, a critério clínico, adotar, entre outras, as seguintes medidas preventivas:

- Palmilhas de acomodação e calçados adequados.
- Fisioterapia e reabilitação musculoarticular.
- Cuidados profissionais com podólogos.
- Hidratação da pele.
- Tratamento da neuropatia e da vasculopatia.

Quando ocorrem ulcerações, todo o tecido necrosado (tecido decomposto e sem vitalidade) deverá ser removido por meio de limpeza cirúrgica por profissionais experientes.

Os antibióticos deverão ser utilizados, sempre orientados pelo médico, se houver qualquer suspeita de infecção, para evitar que esta se torne generalizada, com sério risco de vida e amputação do segmento afetado.

Em verdade se você gostar de si mesmo,
cuidar bem de sua saúde,
controlar a glicemia,
examinar seus pés diariamente,
você poderá dar vida aos seus anos,
viverá com qualidade, afetividade e
espalhará bem-estar por onde passar.

Cuide-se bem, a prevenção ainda é o melhor remédio.

Monica Gamba

Vacinação em portadores de diabetes

Heloisa Pedrosa Mitre

DIZ-SE QUE PREVENIR UMA DOENÇA É MELHOR, MAIS INTELIGENTE
E MAIS BARATO DO QUE TRATÁ-LA.

As vacinas confirmam esta afirmativa. Nos últimos anos, a imunização, através da vacinação, tem-se mostrado muito importante e eficaz. Além da já conhecida vacinação de crianças, atualmente tem sido enfatizada a vacinação de maiores de 60 anos, pessoas com doenças crônicas do coração, pulmões, fígado e rins, alguns portadores de deficiências imunológicas (redução de certas defesas do nosso corpo) e de pessoas portadoras de doenças metabólicas como o diabetes.

No entanto, para que as vacinas sejam totalmente eficazes, algumas observações são necessárias, a saber:

Origem da vacina – laboratório e método empregado para a produção da vacina.

Transporte, manuseio e temperatura de estocagem das vacinas – devem ser rigorosos, pois sabe-se que, às vezes, uma simples variação da temperatura da geladeira por horas pode comprometer a qualidade da vacina.

Local de aplicação – para algumas vacinas, o fato de mudar o local de aplicação poderá resultar em redução de seu efeito.

A seguir, vamos expor as doenças atuais mais importantes que podem ser prevenidas com o uso de vacinas. As recomendações são válidas para portadores de diabetes, pessoas com mais de 60 anos, portadores de doenças crônicas do coração, pulmões, rins e fígado, além de pessoas com deficiências imunológicas.

Queremos esclarecer e chamar a atenção dos portadores de diabetes, principalmente os com mais de 60 anos, porque nestas pessoas tais doenças podem causar infecções sérias, piora do controle do diabetes, necessitando, muitas vezes, de internações hospitalares, gastos desnecessários, além do risco de morte.

NÃO VALE A PENA ARRISCAR!

VACINA ANTITETÂNICA E VACINA DUPLA TIPO ADULTO

O tétano é uma doença que atinge o sistema nervoso e caracteriza-se por espasmos musculares (contrações involuntárias) e é causada por uma toxina (neurotoxina) produzida pelo bacilo do tétano (*Clostridium tetani*). O bacilo é encontrado no solo (terra), penetra através de um ferimento na pele, produz uma substância – toxina tetânica – que atinge o sistema nervoso.

Quem deve ser vacinado?

Todas as crianças e adultos deverão ser vacinados.

Os portadores de diabetes, principalmente aqueles que apresentam neuropatia, com perda da sensibilidade nos pés, poderão apresentar ferimentos sem percebê-los, que poderão ser verdadeiras "portas de entrada" para o bacilo tetânico (veja Cuidado com os pés, pág. 174).

Esquema de vacinação recomendado:
- Iniciar preferencialmente na infância.
- Aplicar reforços da vacina a cada 10 anos ou a cada 5 anos quando houver algum ferimento que teve contato com a terra, com ferro enferrujado, pregos etc.

VACINA CONTRA INFLUENZA (GRIPE)

A influenza, conhecida popularmente como gripe é uma doença causada pelo vírus da Influenza e caracteriza-se por início súbito, febre, calafrios, dor de cabeça, mal-estar geral, dores musculares e sintomas respiratórios, como tosse, espirros e corrimento nasal.

Geralmente, é adquirida após contato com pessoas que estejam gripadas, ocorrendo nos meses mais frios (maior chance de aglomeração).

Cabe lembrar que essa vacina visa a proteção contra a gripe e não contra outras doenças respiratórias como resfriados e rinites.

Quem deve ser vacinado?
- A vacina pode ser aplicada a partir de 6 meses de idade.
- Pessoas com mais de 60 anos de idade (a melhor idade!).
- Portadores de diabetes em qualquer idade.
- Portadores de doença pulmonar crônica.
- Portadores de doença cardíaca crônica.
- Portadores de doença hepática crônica.
- Portadores de insuficiência renal crônica.
- Pacientes com deficiências imunológicas: SIDA, neoplasias, uso de drogas imunodepressoras e outras.

Esquema de vacinação recomendado:
- Dependendo da idade, uma ou duas doses iniciais, via intramuscular. Revacinar todos os anos, em qualquer época, de preferência antes do inverno.

Os vírus da gripe sofrem mudanças freqüentes e conseqüentemente as vacinas são reestruturadas e contêm as cepas (tipos de vírus) mais freqüentes no último ano. Essa é a razão pela qual é necessária a revacinação anual.

VACINA CONTRA PNEUMOCOCO (PNEUMONIA)

A vacinação contra o pneumococo tem como objetivo a proteção contra doenças causadas pelo *Streptococcus pneumoniae* (pneumococo), agente mais freqüentemente associado a pneumonias bacterianas adquiridas na comunidade (ambiente não-hospitalar). Cabe lembrar que freqüentemente as pneumonias requerem tratamentos especiais, dispendiosos, não raramente a hospitalização além do risco de evolução para a morte. Por esses motivos, esta vacina é recomendada aos pacientes de maior risco de gravidade.

Quem deve ser vacinado?

- A vacina pode ser aplicada a partir de 2 anos de idade.
- Portadores de diabetes a partir de 2 anos de idade.
- Pessoas com mais de 60 anos.
- Portadores de doenças cardíacas ou pulmonares crônicas.
- Portadores de doenças renais ou hepáticas crônicas.
- Portadores de imunodeficiência ou dificuldade de opsonização.
- Portadores de fístula liquórica.
- Esplenectomizados (retirada do baço).

Esquema de vacinação recomendado:

- Uma dose por via intramuscular.
- Reforço a cada 5 anos.

Atualmente está disponível no Brasil a vacina conjugada contra o pneumococo, indicada a partir de 2 meses de idade. Além da proteção contra formas graves de infecção causada pelo *Streptococcus pneumoniae* (pneumonia, septicemia, meningite), a vacina conjugada também confere proteção contra otites e sinusites causadas por esta bactéria.

VACINA CONTRA VÍRUS DA HEPATITE B

A Organização Mundial de Saúde estima que cerca de 300 milhões de pessoas no mundo estão infectadas cronicamente com o vírus da hepatite B (VHB), sendo considerado o agente mais importante de infecção viral crônica do mundo.

Adquire-se o VHB por meio do contato com sangue contaminado com esse vírus (transfusões de sangue, agulhas e/ou seringas) e também por contato sexual. O intervalo do contato até a primeira manifestação da doença é de 40 a 180 dias.

Quando a infecção pelo VHB ocorre nos primeiros anos de vida, o risco de tornar-se crônica chega a 90%.

Em adultos, a doença pode estender-se por até 6 meses e 6 a 10% das pessoas que adquirem o vírus podem evoluir para a forma crônica.

Os sintomas iniciais não costumam ser alarmantes, até que apareça a icterícia (olhos e pele amarelados). No entanto, um terço dos pacientes, na fase aguda, não apresenta sintomas, embora possa contaminar outras pessoas. Um terço apresenta sintomas como perda do apetite, dores abdominais, fadiga e febre, freqüentemente não são reconhecidos como hepatite. E um terço restante apresenta icterícia, fezes mais claras e urina manchando a roupa.

Dentre as pessoas que apresentam infecção crônica pelo VHB, 40% falecerão por causas diretamente relacionadas à infecção como cirrose e tumores malignos do fígado.

Portanto, vale a pena vacinar!

Quem deve ser vacinado?

- A Organização Mundial de Saúde recomenda que todos sejam vacinados preferencialmente ao nascimento ou a partir da adolescência, pois, com o início da atividade sexual, o risco de contato com o vírus aumenta.

- Pessoas que têm contato com sangue, como dentistas, médicos, enfermeiras, aqueles que manipulam ou coletam sangue etc.
- Os portadores de diabetes, pois, quando adquirem hepatite, podem desencadear ou piorar o controle do diabetes.

Esquema de vacinação recomendado:
- Geralmente, preconizam-se 3 doses, sendo necessário 6 meses para a vacinação completa.
- Proteção estimada em 10 a 20 anos ou mais.
- Não são indicados reforços àqueles que "responderam" à vacina, ou seja, aqueles que produziram anticorpos contra o vírus.

VACINA CONTRA A HEPATITE A

A hepatite A é causada pelo vírus A da hepatite (VHA). Geralmente, adquire-se após contato com água ou alimento contaminado por esse vírus.

É uma doença benigna na infância, freqüentemente não diagnosticada, devido à ausência ou escassez de sintomas. Apesar de não evoluir para as formas crônicas, no adulto costuma ser mais sintomática e evoluir prolongadamente por até 6 meses.

Quem deve ser vacinado?
- A vacinação pode ser realizada a partir do nascimento.
- Portadores de diabetes pelo risco de desencadear ou piorar o controle da doença.
- Pessoas institucionalizadas (creches, deficientes, militares etc.).
- Adultos que não tiveram hepatite A.
- Crianças pertencentes a classes socioeconômicas em que a "circulação" do VHA é pequena.

Esquema de vacinação recomendado:
- Podem ser vacinadas crianças a partir dos 12 meses de vida.
- São necessárias 2 doses com intervalo de 6 meses.
- Proteção estimada em mais de 20 anos.
- Necessidade de reforços ainda não definida, possivelmente, como na hepatite B.

OUTRAS VACINAS

Assim como qualquer outro indivíduo, não devem ser esquecidas as vacinas contra o sarampo, a caxumba e a rubéola. Mulheres jovens devem receber a vacina contra o HPV, principal causa de cânceres de cérvice uterina. A indivíduos que não tenham história de varicela pregressa, deve ser oferecida a vacina contra a varicela, em duas doses. O Brasil tem áreas endêmicas de febre amarela. Nestes locais o diabético também deve receber a vacinação a cada 10 anos.

A imunoprofilaxia com vacinas faz parte de um conjunto de medidas que deve ser implantado e conduzido por uma equipe multiprofissional e que depende do envolvimento da equipe e igualmente do paciente que, por sua vez, deve ter disciplina e conhecimento de sua doença.

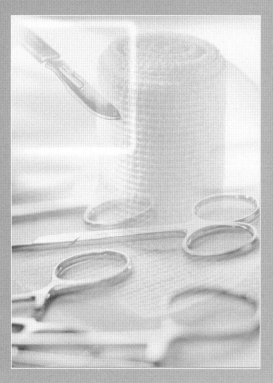

6
Situações Especiais

Gravidez e diabetes
    Fatores de alerta para possível presença de diabetes materno
    Rastreamento do diabetes gestacional
    Critérios diagnósticos para o *diabetes mellitus* gestacional
    Medicamentos na gravidez
    Análogos de insulina
    Categorias FDA (Food and Drugs Administration)
    Primeiro trimestre
    Segundo trimestre
    Terceiro trimestre
    Parto
    Cuidados com o recém-nascido

Cirurgia e diabetes
    Avaliação pré-operatória
    No dia da cirurgia
    Após a cirurgia
    Cirurgia de urgência
    Cicatrização e infecções

Viagens e passeios

Cirurgia para diabetes tipo 2. Desenvolvimento e progressos
    Diretrizes da Sociedade Brasileira de Diabetes

SITUAÇÕES ESPECIAIS

Gravidez e diabetes

A gravidez, como foi visto anteriormente, pode precipitar o aparecimento de diabetes em mulheres predispostas. Algumas com antecedente familiar de diabetes, mesmo sem o aparecimento deste durante a gravidez, poderão apresentar fetos macrossômicos (crianças com mais de 4kg ao nascer).

Inicialmente, devemos diferenciar o *diabetes mellitus* gestacional daquele da portadora de diabetes tipo 1 ou tipo 2 que engravida. O *diabetes mellitus* gestacional é a alteração da tolerância à glicose, de magnitude variável, diagnosticada pela primeira vez na gestação, podendo ou não persistir após o parto. Abrange os casos de diabetes e de tolerância à glicose diminuída detectados na gravidez. Os fatores da própria gestação aliados aos hereditários seriam as causas do seu aparecimento. Já a portadora de diabetes, quando engravida, não é classificada como *diabetes mellitus* gestacional.

O *diabetes mellitus* gestacional ocorre em 4% a 7% das gestações, com a característica de apresentar maiores riscos de pré-eclâmpsia (pressão alta), partos por via cesariana, macrossomia (fetos maiores que 4kg), hipoglicemia do recém-nascido e anomalias congênitas.

Fatores de alerta para possível presença de diabetes materno

- História familiar de diabetes.
- Obesidade abdominal (visceral).
- Ganho excessivo de peso na gravidez.
- Idade superior a 25 anos.
- Baixa estatura (1,5m).
- Glicosúria (açúcar na urina).
- Glicemia em jejum maior ou igual a 85mg/dl ou maior que 130mg/dl após 50g de glicose.
- Fatores perinatais:
  – Natimortos.
  – Macrossomia (recém-nascidos com mais de 4kg).
  – Poliidrâmnio (excesso de líquido amniótico).

Rastreamento do *diabetes mellitus* gestacional

O rastreamento do *diabetes mellitus* gestacional pode ser realizado na primeira consulta, na 20ª semana (com muitos fatores de alerta) e entre a 24ª e 28ª semanas da gravidez

Em duas etapas:
1. Glicemia de jejum ou glicemia após uma hora da ingestão de 50 gramas de glicose (em qualquer hora do dia). Consideram-se resultados positivos quando:
   - glicemia de jejum igual ou maior que 85mg/dl, ou
   - glicemia uma hora após 50g de glicose via oral igual ou maior que 130 mg/dl.
2. Em casos positivos realiza-se a curva glicêmica com 75 gramas de glicose oral.

Em uma etapa:
- Realiza-se a curva glicêmica com 75g de glicose por via oral.

Critérios diagnósticos para o *diabetes mellitus* gestacional

O diagnóstico de diabetes é feito quando uma ou mais das alterações estão presentes:

1. Glicemia de jejum (8 a 14h) maior ou igual a 126mg/dl.
2. Teste de tolerância à glicose oral com 75g:
   • glicemia de duas horas igual ou maior que 140mg/dl.
3. No rastreamento com o teste de 50g de glicose oral:
   • glicemia de uma hora igual ou maior que 185mg/dl.

Em virtude de ter-se demonstrado a correlação de malformações congênitas e o grau de hiperglicemia no momento da concepção, recomenda-se àquelas que desejam engravidar que o façam com planejamento e sempre com controle adequado da glicemia. Evitar engravidar por acaso!

Mulheres portadoras de diabetes evoluem, durante a gravidez, distintamente, dependendo de fatores pessoais e preexistentes, como:

1. tempo de duração da doença;
2. comportamento do diabetes em relação à dieta;
3. tipo de resposta aos comprimidos orais ou à insulina;
4. presença de complicações renais, oculares e hipertensão arterial.

Durante a gravidez, recomenda-se ingerir alimentação balanceada, com as calorias corretas para cada caso, dependendo da atividade física, de modo fracionado e rica em fibras alimentares. Também se recomenda a prática de exercícios.

É importante ressaltar que, durante a gravidez, poderão ser usados hipoglicemiantes orais para o tratamento de diabetes, com estrita recomendação médica. Impõe-se que, quando a dieta *per se* não for eficaz no controle, o uso da terapia intensiva com insulinas tem caráter eletivo.

Medicamentos na gravidez

- Há alguns anos, estão sendo estudados alguns medicamentos orais para o tratamento do DMG mais leve. No Brasil, ainda não estão liberados.
- Metformina é segura e há estudos que comprovam sua eficácia em casos selecionados – CATEGORIA B.
- Acarbose – muitos efeitos adversos – CATEGORIA B.
- Sulfoniluréias também foram estudadas, mas ainda não completamente conhecidos seus efeitos quanto ao bebê – CATEGORIA C.
- Rosiglitazona, glinidas também carecem de estudos mais aprofundados – CATEGORIA C.

Análogos de insulina

- Lispro/Asparte: já aceita para uso rotineiro durante a gravidez – CATEGORIA B.
- Glargina e Detemir: ainda não liberada oficialmente para uso na gravidez, porém com várias experiências bem-sucedidas na prática clínica – CATEGORIA C.

Categorias FDA (Food and Drugs Administration)

A – Estudos controlados. Riscos remotos.
B – Sem estudos controlados. Sem riscos a partir do 2º trimestre da gravidez.
C – Risco em animais ou sem estudos. Avaliar risco-benefício.
D – Evidente risco fetal, aceitável se existir relação risco-benefício.
X – Estudos mostram risco. Relação risco-benefício inaceitável. Droga contra-indicada.

Em pacientes com diabetes gestacional, o controle da glicemia pós-prandial é muito importante para prevenir o risco de hipoglicemia neonatal, macrossomia fetal e parto por via cesariana.

Durante a gravidez ocorre diminuição do limiar renal de glicose, isto é, ocorre glicosúria mesmo na presença de glicemias próximas a 140mg/dl, razão por que as fitas de urina para o controle do diabetes não devem ser utilizadas. Usam-se tiras ou sensores para determinação da glicemia capilar. Recomendam-se, para um bom controle, glicemias menores de 95mg/dl em jejum, menores de 140mg/dl 1h pós-prandial, menores de 120mg/dl 2h pós-prandial e maiores de 60mg/dl na madrugada. Esse ajuste em grávidas deverá ser feito sempre com insulina de ação rápida ou ultra-rápida (veja pág. 81).

Em virtude da grande freqüência de infecções urinárias (causa freqüente de agravamento do diabetes) nas grávidas, recomenda-se fazer cultura de urina periodicamente. Às grávidas que necessitam reduzir a dose de insulina inexplicavelmente, recomenda-se avaliar a função renal e pensar na possibilidade de insuficiência placentária. Fatos que deverão ser comunicados ao médico imediatamente.

Podemos dividir a gravidez em três etapas ou trimestres, para melhor entendimento das alterações dela decorrentes.

PRIMEIRO TRIMESTRE – caracterizado pela instabilidade do diabetes e freqüentes reações hipoglicêmicas. A necessidade de insulina pode diminuir nesse trimestre em até 10% do total utilizado previamente. Várias formas de insulinoterapia, dependendo das condições individuais, são necessárias para manter a glicemia sempre próxima dos padrões normais, ou seja, próxima de 90mg/dl em jejum e até 120mg/dl duas horas após alimentação. Para isso são necessárias mudanças nos hábitos alimentares, automonitorização freqüente e insulinoterapia intensiva, utilizando insulinas com tempo de ação intermediária e rápida ou ultra-rápida, em horários convenientes (veja Importância do controle glicêmico e Tratamento com insulina) e visitas quinzenais ou mensais ao médico.

Para tal, poderemos utilizar a insulina humana nos seguintes métodos de tratamento:

- 2 doses de NPH ao dia (cedo e noite).
- NPH + R ou ultra-rápida cedo e antes do jantar.
- 3 doses de NPH + R ou ultra-rápida antes do café – almoço – jantar.
- 1 dose NPH ao deitar e R ou ultra-rápida às refeições de acordo com as glicemias capilares e com a contagem de carboidratos.

Nesse trimestre ocorre maior incidência de abortamento.

É muito importante monitorar os corpos cetônicos nessa fase, pois podem prejudicar muito o feto. Atualmente, pode-se realizar essa dosagem utilizando-se aparelho que mede a cetona no sangue da mesma forma que a glicemia, além da sua pesquisa na urina (veja Controle domiciliar do diabetes).

A1c (hemoglobina glicada) continua sendo o método de avaliação trimestral, mas na gestação pode-se utilizar a frutosamina glicada (proteína glicosilada) que reflete a média da variação glicêmica nas últimas 2 a 3 semanas.

SEGUNDO TRIMESTRE – durante esse trimestre, o diabetes tende a ser mais estável, apesar de necessitar de aumento progressivo da quantidade de insulina, em decorrência de a placenta produzir hormônios com ação antagônica (oposta) à da insulina.

Nessa fase também é obrigatório controle diário e várias vezes ao dia de glicemia, para que o clínico possa orientar os acertos necessários dos tipos e das doses de insulina.

TERCEIRO TRIMESTRE – as necessidades de insulina com o decorrer da gravidez aumentam progressivamente, chegando a doses altas ao final do 3º trimestre, tanto das insulinas intermediárias quanto das de ação rápida ou ultra-rápida. Isso ocorre pelo aumento da resistência periférica à insulina devido aos hormônios placentários e ao desenvolvimento do feto. Nesse trimestre podem ocorrer hipertensão arterial, inchaço e perda de proteína pelo rim, o que obriga a tratamentos específicos.

A ultra-sonografia, inicialmente na 20ª semana, posteriormente ao redor da 28ª a 30ª semanas, e finalmente na 36ª semana, é utilizada para verificar o desenvolvimento e o tamanho fetal.

Exames especializados, obtidos por meio da análise do líquido amniótico, são utilizados para acompanhar a maturidade fetal. A viabilidade fetal é melhor acompanhada pela cardiotocografia, aparelho destinado a registrar as variações dos batimentos cardíacos do feto com e sem determinado estímulo. Essas determinações constituem critérios fundamentais para orientar o obstetra na eventual antecipação do parto.

A bomba de infusão de insulina, como mencionado, pode ser utilizada com vantagens na gravidez, pois podem-se ajustar as doses de insulina de forma precisa, impedindo as variações glicêmicas.

Recentemente, entrou no mercado o sistema de infusão contínua de insulina (bomba de insulina) Paradigma 722 que pode ser acoplada a um sensor de glicemia contínuo, e realizar medições contínuas com alarmes de hiper e hipoglicemia, além de alarmar a velocidade de queda e de ascenção da glicemia (vide pág. 95).

Ainda faltam testes para validar o método na gravidez, porém acreditamos que este método pode trazer grandes benefícios para o controle glicêmico da grávida com diabetes.

CGMS

É um método interessante para ajustes das doses de insulinoterapia e redução das hipoglicemias principalmente noturnas (vide pág. 134).

Parto

Pode-se, se o conjunto de dados de aferição (situação metabólica, maturidade e vitalidade fetais, condições cardiocirculatórias, renais, ausência de retinopatia proliferativa etc.) assim o permitirem, deixar a gravidez evoluir a seu termo (40ª semana), inclusive com parto normal.

Desde que o feto apresente condições de viabilidade, pode-se antecipar o parto para a 38ª semana de gravidez, se as condições maternas assim o exigirem.

Decidindo-se pela antecipação do parto, por meio de cirurgia cesariana, esta deverá ser feita de preferência pela manhã a fim de facilitar o acompanhamento do diabetes. No dia do parto e no 1º dia pós-parto, as necessidades de insulina caem drasticamente para menos da metade das que eram requeridas pela mãe antes da gravidez. Assim, no dia do parto, recomenda-se reduzir a dose de insulina para um terço da dose utilizada no dia anterior e no 1º dia pós-parto reduzir a um terço da quantidade de insulina L ou N utilizada antes de engravidar, devido ao risco de hipoglicemia. Poderão ser necessários o uso de soro glicosado e o controle de glicemia. Nas hiperglicemias utiliza-se insulina regular (R) ou ultra-rápida.

Cuidados com o recém-nascido

O feto, na hora do parto, deverá ser assistido por médico neonatologista, pois está sujeito a hipoglicemia severa, que poderá ser fatal, se não for diagnosticada e tratada a tempo. Utiliza-se desde logo infusão EV de glicose hipertônica ou de soro glicosado. Recomenda-se laquear o cordão placentário o mais rapidamente possível para evitar sobrecarga de sangue no feto, principalmente nas grávidas com placenta grande. Outra complicação grave, que também pode levá-lo a óbito, é a síndrome do desconforto respiratório (também chamada de "membrana hialina"). Essa entidade geralmente está associada à maturidade fetal (quanto menor esta tanto maior a possibilidade de desenvolver "membrana hialina").

É necessário, portanto, que o médico obstetra, o diabetólogo e o neonatologista trabalhem juntos, principalmente na hora do parto, para evitar complicações que possam comprometer a saúde da mãe e da criança.

A amamentação é muito importante para a mãe e o recém-nascido. Sempre deve ser encorajada e não há riscos para ambas as partes. A insulinoterapia materna não impede a amamentação. Devem-se manter as recomendações do pediatra e do obstetra.

Cirurgia e diabetes

O portador de diabetes, assim como a população geral, está sujeito a algumas enfermidades de tratamento preferencial ou estritamente cirúrgico.

Em virtude dos grandes avanços tecnológicos ocorridos nas últimas décadas no tratamento do paciente cirúrgico, o portador de diabetes que se encontra na contingência de submeter-se à cirurgia poderá fazê-lo com grande segurança, mesmo para os mais complicados procedimentos. No entanto, nos portadores de obesidade e/ou complicações vasculares (micro ou macroangiopatias) pode ocorrer maior morbidade ou mortalidade.

Avaliação pré-operatória

Todas as vezes que o portador de diabetes tenha que se submeter a um determinado tratamento cirúrgico, serão necessários avaliação clínica global e preparo pré-operatório, que consistem em:

1. Controle satisfatório do diabetes e outras alterações metabólicas eventualmente associadas.

   O objetivo é manter glicemias de jejum menores que 120mg/dl e glicemias pós-prandiais menores que 180mg/dl.

   Caso seja necessário, nas cirurgias eletivas monitorar com glicemias capilares para ajustes das doses de insulina NPH, além da regular ou ultra-rápida, para obter esses valores.

   Em pacientes em uso de sulfoniluréias e não bem controlados (glicemia em jejum maior que 180mg/dl e A1c maior que 2% dos valores superiores do método) deve-se instituir insulinoterapia em substituição aos hipoglicemiantes orais, para conseguir o controle adequado. Os bem controlados que necessitam de cirurgias maiores com anestesia geral ou que atinjam cavidade torácica e/ou abdominal deverão também substituir o tratamento oral pela insulinoterapia.

   A clorpropamida (Diabinese®) deverá ser interrompida pelo menos quatro dias antes da cirurgia, e as biguanidas pelo menos uma semana antes do procedimento cirúrgico.

2. Avaliação e correção do estado nutricional referentes à ingestão calórica adequada e à quantidade de proteínas, vitaminas e sais minerais.

3. Tratamento da anemia, se presente.

4. Diagnóstico, avaliação e tratamento de anormalidades cardíacas, pulmonares, renais e outras.

5. Hidratação adequada e correção de eventual desequilíbrio eletrolítico.

Exames como eletrocardiograma, teste ergométrico, ecocardiograma etc. estão indicados na suspeita de doenças cardíacas e/ou coronarianas.

Em portadores de diabetes de longa evolução, avalia-se a função renal por meio de urina tipo 1, uréia, creatinina, clearance de creatinina, radiografias especiais, mapeamento renal etc.

A capacidade e a função respiratórias poderão exigir avaliação. A interrupção do fumo contribui, significativamente, para aumentar a capacidade respiratória. Fumantes crônicos, que param de fumar, mesmo poucos dias antes da cirurgia, apresentam diminuição de complicações respiratórias no período pós-operatório.

É de grande importância a avaliação do estado nutricional do paciente. Assim, os portadores de diabetes mal controlados, os portadores de gastroenteropatia, cardiopatias severas ou nefropatia são mais propensos a desenvolver desnutrição ou subnutrição com deficiência protéica. Dietas especiais, ricas em proteínas, poderão melhorar essa condição, bem como o controle do diabetes.

Àqueles que utilizam insulina e se submeterão à cirurgia com anestesia geral, recomenda-se reduzir a dose habitual de insulina N ou L em 50% no dia anterior ao ato operatório, sempre sob orientação médica e com monitorização de glicemia, para fazer os acertos necessários com insulina rápida ou ultra-rápida.

No dia da cirurgia

No dia da cirurgia recomenda-se utilizar por via endovenosa solução de glicose a 5% (soro glicosado) na velocidade de 100ml/hora e de 30 a 50% da dose usual de insulina NPH. Monitora-se a glicemia capilar a cada 4 horas, aumentando-se ou diminuindo-se a velocidade de infusão do soro glicosado e, se necessário, proceder ajustes com insulina regular no subcutâneo conforme o seguinte esquema usual:

Glicemia em mg/dl	Insulina regular SC 4/4h
Menor que 120	0
121 a 200	4 unidades
201 a 300	6 unidades
Maior que 300	8 unidades

Outro método empregado é o da infusão endovenosa contínua de insulina e glicose. Adicionam-se 20 unidades de insulina regular a 500ml de soro glicosado (1 unidade para cada 25ml). Inicia-se 1 unidade por hora (25ml/h) e monitoriza-se com glicemia capilar a cada hora, controlando-se de acordo com o seguinte esquema:

Glicemia capilar em mg/dl	Velocidade de infusão
Entre 60 e 80	Suspender infusão por 30 minutos
Entre 80 e 200	Manter infusão
Entre 200 e 300	Aumentar em 0,5U/h (37,5ml/h)
Maior que 300	Aumentar em 1U/h (50ml/h)

Associado a esse procedimento deve-se infundir soro glicosado 5 gramas/hora. Caso glicemia menor que 60mg/dl, faz-se infusão de glicose hipertônica (50%) endovenosa, repetindo-se a glicemia capilar após 30 minutos. Após correção, retornar ao esquema do horário anterior.

Em ocasiões especiais, como parto ou cirurgias prolongadas, é necessária a determinação da glicemia durante a operação, para que não haja intercorrências prejudiciais ao paciente.

Após a cirurgia

Logo após o ato cirúrgico deve-se determinar a glicemia. Quando alta, utilizam-se doses pequenas de insulina regular e, quando baixa, glicose EV ou soro glicosado.

O controle subseqüente de glicemia, glicosúria e cetonúria é feito com os mesmos critérios descritos em cetoacidose diabética, para que o paciente ultrapasse o pós-operatório sem incidentes.

Cirurgia de urgência

É necessário comentar algo a respeito dos pacientes que necessitam de cirurgia de urgência (por exemplo, apendicite aguda). Nessa eventualidade, não haverá tempo hábil para a realização do preparo pré-operatório habitual. Nos casos em que há presença de cetoacidose, a cirurgia deverá ser adiada por algumas horas, para que se consiga, por meio de medidas adequadas, como insulinoterapia, hidratação, reposição eletrolítica, alcançar condições clínicas mais apropriadas para o procedimento cirúrgico.

Durante o pós-operatório o controle da glicemia deverá ser realizado criteriosamente para que, com tratamento adequado, ela não ultrapasse 180mg/dl.

Cicatrização e infecções

Nos portadores de diabetes bem controlados, a cicatrização da ferida operatória se faz em tempo normal, não raro em menor tempo. Haverá retardo na cicatrização nas áreas com alteração da circulação sangüínea.

Não há dúvida, porém, de que nos portadores de diabetes, principalmente mal controlados, haja maior tendência a infecções, sendo necessário um controle rigoroso para detectá-las e tratá-las o mais precocemente possível. Em casos especiais – colecistite aguda (inflamação da vesícula) – utilizam-se antibióticos desde o início e/ou durante o ato cirúrgico até a alta do paciente.

Viagens e passeios

Viajar é sempre bom, seja a passeio, a estudos ou a trabalho.

Muitas pessoas acreditam que, por serem portadoras de diabetes, têm dificuldade de empreender viagens, por receio, insegurança e até mesmo apreensão de poder apresentar variações da glicemia em virtude de enfrentar novos hábitos alimentares, variar os exercícios habituais etc.

Com a globalização da economia entre os países, as viagens têm-se tornado mais freqüentes, motivando novos conhecimentos e recomendações para que essas viagens não representem nenhum transtorno ou preocupação adicional.

Algumas recomendações deverão ser observadas

1. Consulte seu médico antes de viajar, com alguma antecedência, para que lhe forneça relatório de seu estado de saúde, o esquema e a quantidade de medicamentos que serão utilizados (o nome genérico ou fórmula; por exemplo, em vez de Novolin N® ou Humulin N®, escrever insulina humana NPH). Além disso, poderá fornecer endereços e telefones de médicos e hospitais das regiões de destino.

2. Se for com companhia, procure certificar-se e orientá-la quanto aos métodos e medicamentos básicos utilizados na hipoglicemia e comas (recomenda-se ler o capítulo de hipoglicemias e comas neste Manual).

3. Procure levar consigo os materiais necessários (enumerados abaixo) para eventuais ocorrências, e não deixar para adquiri-los no local de destino. É preferível viajar com certa garantia.

   • Cartão de identificação.

SITUAÇÕES ESPECIAIS

- Medicamentos, insulina, seringas/agulhas. As canetas, já com insulina, são muito práticas nessas ocasiões (veja Canetas, pág. 94, e Apresentações das insulinas, pág. 82).
- Quantidade suficiente de fitas para cetona na urina e glicose no sangue.
- Aparelhos de leitura de glicemia (glicosímetros), com bateria sobressalente.
- Álcool e algodão (atualmente em embalagens individuais e muito práticas – Alcohol swabs® e álcool sachê MP®). Lancetas para colher sangue do dedo.
- Tabletes de glicose, açúcar líquido, açúcar comum (100g) e/ou alimentos de fácil transporte (chocolate, biscoitos, frutas secas) para que possam ser ingeridos no caso de atraso de refeições e/ou em exercícios não habituais (veja Medidas práticas na prevenção de hipoglicemia, pág. 120).
- 1 ou 2 frascos de Glucagon (GlucaGen®).
- Bloqueador solar potente, para evitar queimaduras solares.
- Levar sapatos confortáveis e já em uso. Evite levar sapatos novos, pois estes poderão causar danos aos seus pés, principalmente em longas caminhadas (veja Cuidados com os pés, pág. 174).

4. Transporte do material.
   Procure sempre levar, à mão, o material anteriormente descrito em uma pequena bolsa (se for térmica, melhor), pasta, frasqueira ou mesmo recipiente de isopor, para que possa estar sempre à disposição, quando necessário.
   Não despachar esse material dentro de malas pelas seguintes razões:
   - Não disponibilidade do material principalmente em viagens longas.
   - Possibilidade de extravio de bagagens.
   - Variação grande de temperatura em porta-malas de carro, em carros fechados sob o sol e em compartimentos de carga de aviões (veja Estocagem de insulina, pág. 82).

5. Adaptações a possíveis modificações alimentares e exercícios.
   Procure seguir as recomendações aos que praticam exercícios e como evitar a hipoglicemia descritas neste Manual.

6. Viagens para locais em que existe diferença de fuso horário.
   Os pacientes que utilizam insulina intermediária N devem saber a diferença de algumas horas para mais ou para menos, quando chegarem ao local de destino, para que possam ajustar a dose de insulina no novo horário. Esse ajuste se faz somente no 1º dia e para a 1ª insulina da manhã. No entanto, aqueles que utilizam as insulinas detemir ou glargina não precisarão fazer os ajustes descritos abaixo. Deverão manter o mesmo intervalo em horas para as aplicações, cada 24 ou 12 horas.
   Essa nova dose de Insulina NPH é aproximada, razão pela qual o controle da ingestão alimentar, a cada 3 horas, e a determinação (em maior número

de vezes no 1º dia da chegada) da glicose no sangue são recomendáveis. Seu médico poderá orientar-lhe nessa modificação. No entanto, vamos expor uma das possibilidades a ser seguida.

Viagens para o oeste (por exemplo: EUA, México, Caribe)
Ganha-se tempo. Tem-se que atrasar o relógio. Na chegada, *aumenta-se* a insulina intermediária (N) aplicando na mesma hora rotineira.
Calcula-se a nova dose adaptada de insulina, somente para a primeira aplicação, com a seguinte fórmula:

$$\text{Dose adaptada} = \text{Dose habitual} \times \left(\frac{24 + \text{N}^{\circ} \text{ de fusos}}{24} \right)$$

Assim, se estiver utilizando 20 unidades de insulina NPH e, ao chegar no destino, for 3 horas a menos, a sua primeira dose será:

$$22 = 20 \times \left(\frac{24 + 3}{24} \right)$$

Viagens para o leste (por exemplo: Europa)
Perde-se tempo.Tem-se que adiantar o relógio. Na chegada, *reduz-se* a insulina intermediária (N) aplicando na mesma hora rotineira.
Calcula-se a nova dose adaptada de insulina, somente para a primeira aplicação, com a seguinte fórmula:

$$\text{Dose adaptada} = \text{Dose habitual} \times \left(\frac{24 - \text{N}^{\circ} \text{ de fusos}}{24} \right)$$

Assim, se estiver utilizando 20 unidades de insulina NPH e, ao chegar no destino, for 4 horas a mais, a sua 1ª dose será:

$$17 = 20 \times \left(\frac{24 - 4}{24} \right)$$

Do segundo dia em diante, deverá voltar a aplicar 20 unidades de insulina NPH e continuar fazendo os ajustes necessários de acordo com a alimentação e os exercícios, sempre monitorados com exames de sangue.
Quando utilizar insulina rápida ou ultra-rápida para correção de hiperglicemias pré e pós-prandiais, não há necessidade de nenhuma mudança de dose. Usar o esquema habitual.

Dessa forma, terá uma boa viagem. Aproveite!

SITUAÇÕES ESPECIAIS

Cirurgias para Diabetes Tipo 2 – Desenvolvimento e Progressos

Sérgio Santoro

Recentemente houve o reconhecimento de que diversas intervenções cirúrgicas sobre o sistema digestivo têm o poder de causar remissão ou acentuada melhora do diabetes tipo 2, especialmente quando esta se associa aos demais elementos da síndrome metabólica (vide pág. 151).

Esta percepção veio da observação de que várias modalidades de intervenção para obesidade mórbida causavam esta melhora. Em alguns casos (principalmente quando são criados atalhos no tubo digestivo para que o alimento atinja mais rápida e intensamente as porções finais do intestino delgado – o íleo) a melhora era imediata, antes mesmo do paciente perder peso. Em outras, quando não há nenhum atalho, como acontece na banda gástrica ajustável, a melhora tinha que aguardar a ocorrência da perda de peso e era dela dependente.

Assim percebia-se que havia mecanismos de melhora do diabetes tipo 2 independentes da perda de peso. Hoje vários destes modelos estão sendo adaptados para os não obesos e testados. Não há ainda a definição de qual modelo é o melhor e para os não obesos, nesta condição, as cirurgias são consideradas ainda experimentais. Porém, é inegável que vários destes modelos funcionam e há sólidas evidências que seu funcionamento é duradouro, posto que alguns modelos têm mais de 40 anos (como o "jejunoileal bypass", cirurgia da década de 1960, hoje abandonada, mas cujos pacientes avaliados por décadas, tinham imediata remissão de diabetes tipo 2 e assim se mantinham por anos).

A PERCEPÇÃO DOS ALIMENTOS PELO TUBO DIGESTIVO

Mamíferos como nós, têm um complexo sistema de controle dos estoques e do fornecimento de combustíveis para os tecidos, que serão "queimados" para gerar energia.

Quando estamos em jejum, o organismo se preocupa em manter níveis de açúcar (evitando as hipoglicemias) e gordura no sangue através de um fornecimento contínuo que sai dos estoques. Assim que se come algo nutritivo, a preocupação se inverte. Nutrientes como açúcares e gorduras não podem se acumular no sangue e se em excesso devem ser removidos do sangue para os estoques no interior das células.

DOIS ESTADOS OPOSTOS	
Jejum	Pós-prandial
• Evitar hipoglicemias e alimentar o corpo	• Evitar hiperglicemias e evitar hiperlipemia
⬆ Glucagon ⬇ Insulina	⬇ Glucagon ⬆ Insulina
• Produção hepática de glicose • Fornecimento de ácidos graxos	• Inibir a produção de glicose • Limpeza de ácidos graxos

É natural que este processo precisa ser perfeitamente regulado para evitar tanto a falta como o excesso e isto depende de quanto e o que foi ingerido. A novidade é que percebeu-se que cabe ao sistema digestivo fazer esta avaliação e que, quando prejudicada ou imperfeita, ocorrem distúrbios metabólicos.

Os nutrientes induzem a resposta metabólica necessária e saciedade, que é uma sensação produzida pelo sistema nervoso central após detectar uma quantidade adequada de nutrientes por um determinado período de tempo. Portanto, detectar corretamente os nutrientes é o fundamental.

Em geral, essa detecção baseia-se na percepção de volume na parte superior proximal (estômago) do trato GI e de seu conteúdo nutricional nas partes seguintes (intestinos). Intui-se que a detecção de nutrientes seja mais precisa do que aquela de volumes; caso contrário, os animais que se alimentam de substâncias não nutritivas poderiam se sentir impropriamente satisfeitos. Claramente, ao tomar água, ainda que em grande quantidade, a saciedade não deve vir, nem tampouco deflagrar uma resposta insulínica.

A detecção de nutrientes é essencial, a detecção de volumes é assessória. Pacientes submetidos à gastrectomia total (retirada de 100% do estômago) apresentam regulação metabólica e de apetite bastante normal. Talvez essa possa ser a razão pela qual cirurgias puramente restritivas no tratamento da obesidade apresentam resultados piores quando comparados a todas as técnicas que, de alguma forma, levam os nutrientes mais rapidamente para o intestino.

O alimento é detectado no estômago e intestino delgado. O jejum estimula a secreção de grelina, por células neuroendócrinas A, principalmente localizadas no fundo do estômago. A grelina produzida é jogada no sangue e circula por todo o corpo atingindo o sistema nervoso. A grelina é uma substância orexígena (que leva à fome), produz um comportamento de busca por alimentos, diminuição de gasto energético e certa atividade anti-insulínica, sendo, portanto um típico hormônio dos períodos de jejum.

As primeiras porções do intestino delgado, ditas intestino delgado proximal (duodeno e jejuno) detectam nutrientes e produzem vários hormônios e substâncias que contribuem para a resposta metabólica pós-prandial. No entanto, as substâncias mais potentes geradas pelo intestino para induzir a saciedade são produzidas principalmente em sua porção distal, o íleo.

O peptídeo glucagon-símile 1 (GLP-1), a oxintomodulina (OXM) e o polipeptídeo YY (PYY) são hormônios intestinais produzidos por células L, localizadas basicamente no intestino distal, cujas ações múltiplas criam as condições fisiológicas adequadas ao estado pós-prandial. Esses hormônios são responsáveis pelo término de uma refeição. Em suma, reduzem o esvaziamento gástrico e diminuem a velocidade do trânsito intestinal (para permitir a digestão adequada), reduzem a secreção de ácido (pois a refeição está para terminar), ativam uma maior produção e secreção de insulina e, simultaneamente, "desativam" os hormônios anti-insulínicos.

Causam ainda uma intensa sensação de saciedade ao atingir o sistema nervoso central (SNC), após cruzar a barreira hematoencefálica. As elevações de hormônios de intestino distal e de insulina terminam por inibir a secreção de grelina.

O GLP-1 e o PYY também fecham o piloro o que contribui para a distensão gástrica. Assim, alguém que tenha ingerido o suficiente para induzir resposta do intestino distal, irá apresentar sinais de distensão gástrica, baixos níveis de grelina e altos níveis de hormônios do intestino proximal e distal (estes últimos mais potentes na indução de resposta insulínica e saciedade). Esta complexa rede de sinais, ainda incompletamente conhecida, gera a resposta metabólica pós-prandial perfeita e sensação de saciedade plena.

A importância fisiológica do GLP-1 vai além da ativação da resposta insulínica. Demonstrou-se que este peptídeo é responsável pela manutenção e das células beta (que produzem insulina) no pâncreas; além disso, a falta crônica de GLP-1 induz diabetes tipo 2 e seu suprimento pode curá-la, além de induzir a nova formação de células beta (comprovado em animais).

Podemos concluir que a detecção de nutrientes pelo trato GI, principalmente nas porções distais, é fundamental para a saciedade e para as respostas fisiológicas esperadas relacionadas à ingestão de alimentos e a falta de resposta normal do intestino à ingestão alimentar é um distúrbio metabólico que pode induzir tanto a obesidade como ao diabetes tipo 2.

Hoje sabemos que este conjunto de respostas endócrinas do intestino está atenuada e lentificada tanto nos obesos como nos portadores de diabetes tipo 2. Entretanto, o intestino não está doente, nem incapaz de secretar os hormônios. Quando se leva nutrientes ao íleo, por qualquer mecanismo, o intestino é capaz de produzir quantidade normais ou até acima do normal. Qual seria a causa desencadeante desta situação? A resposta mais provável é: uma associação entre um perfil genético e o uso da dieta moderna.

A dieta moderna, produto da intervenção humana, concentrou nutrientes de alta absorção (inclusive elementos "não naturais", como o açúcar e a farinha de trigo refinados) e, com uma quantidade cada vez menor de fibras e resíduos. Esses nutrientes processados, na verdade, sofreram uma "digestão externa" para serem produzidos. O calor do fogo e o cozimento quebram ligações estruturais e tornam o alimento mais facilmente digerível e absorvível. O refinamento remove as fibras que revestem os nutrientes nos alimentos vegetais. Podemos criar artificialmente a refeição que nossos instintos mais procuram: nutrientes livres de partes não nutritivas.

Esta refeição concentrada e "pré-digerida" pode ser absorvida de modo eficaz nas porções mais iniciais do intestino, criando picos de absorção de nutrientes (os chamados alimentos de alto índice glicêmico- vide índice glicêmico pág. 34) e também um "intestino distal vazio". Nesta situação, a secreção de GLP-1 estaria reduzida.

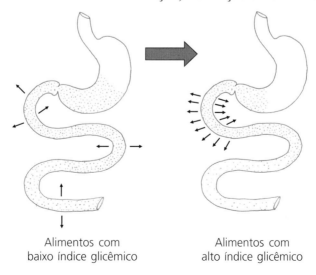

Alimentos com baixo índice glicêmico

Alimentos com alto índice glicêmico

201

INTERVENÇÕES CIRÚRGICAS QUE MELHORAM O DIABETES

Dito isto, podemos imaginar algumas intervenções cirúrgicas que melhorem o diabetes e estas podem ser divididas em grupos:

- **Procedimentos que limitam a quantidade de alimento.** Comendo menos se reduz a sobrecarga do pâncreas.
- **Procedimentos que diminuem o esvaziamento gástrico**, assim diminuindo a velocidade de invasão do sangue por nutrientes.
- **Procedimentos que emagrecem.** A perda de massa gordurosa reduz a resistência insulínica.

PROCEDIMENTOS QUE LIMITAM A QUANTIDADE DE ALIMENTOS INGERIDA

Assim sendo, procedimentos usados em cirurgia para obesidade, todos eles praticamente apresentam efeitos positivos no diabetes e têm sido sugeridos para uso em pacientes portadores de diabetes com menos peso do que se exigiria normalmente em cirurgia para obesidade. Deste modo, o **Bypass Gástrico em Y-de-Roux** (no Brasil conhecido por **Cirurgia de Capella** – que inclui um anel contensor, mas neste caso é feito sem anel para reduzir a perda de peso), tem sido apontado por alguns como um procedimento possivelmente útil. Esta forma inclui uma redução dos volumes de comida, uma exclusão duodenal e elevação de hormônios intestinais, e apresenta nos obesos índices muito bons de reversão do diabetes.

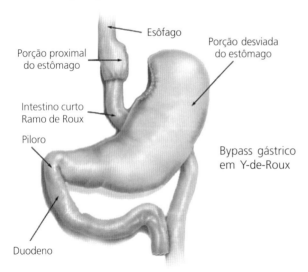

Bypass gástrico em Y-de-Roux

A **Gastrectomia Vertical** é outra forma de cirurgia de obesidade que tem sido apontada como provável ajuda no tratamento também de portadores de diabetes. Conduz a uma redução do volume ingerido em cada refeição e a uma redução de grelina. Este é um hormônio, como já explicado, produzido mormente no fundo gástrico que provoca fome e tem ação anti-insulínica. Esta forma de cirurgia leva a consequências adversas menores que o Bypass Gástrico em Y-de-Roux, e ainda pode ser

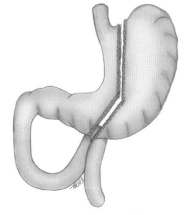

Gastrectomia vertical

abrandada para reduzir ainda mais efeitos colaterais e por isso, talvez realmente possa ser útil, isolada ou em associação com outros procedimentos, no tratamento da síndrome metabólica.

PROCEDIMENTOS QUE NÃO IMPLIQUEM EM RESTRIÇÃO ALIMENTAR SIGNIFICATIVA

Entretanto, para os não obesos os procedimentos anteriores trazem inconvenientes claros. Procedimentos que não impliquem em restrição alimentar significativa são obviamente mais interessantes aos não obesos. Para estes hoje estão sendo testados procedimentos que:

◆ Excluem o duodeno do trânsito de alimento ou cirurgia de exclusão duodenal

Este procedimento foi idealizado mediante a observação de que os procedimentos para emagrecimento que mais prontamente causavam melhora do diabetes (mesmo antes da perda de peso, sugerindo um outro mecanismo de ação independente), todos excluíam o duodeno, não permitindo que o alimento ingerido passasse por esta porção do intestino. Alguns passaram a imaginar que uma atuação endócrina desajustada do duodeno fosse então, entre outras, causa do diabetes. O duodeno teria nestes pacientes, segundo esta visão, uma ação ruim, ainda não esclarecida (**Teoria do Intestino Proximal**).

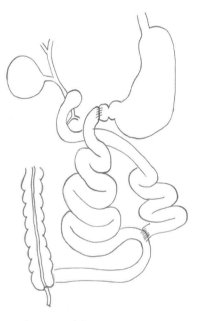

Outros autores negam este papel prejudicial do duodeno e alegam que a melhora que se observa nos diversos tipos de cirurgia que excluem o duodeno reside no simples fato de se fazer um atalho para o intestino distal, expondo-o mais e mais rápido a nutrientes e assim levando a melhor produção de GLP-1, PYY, Oxintomodulina. Estes acionariam perfeitamente a resposta metabólica pós-prandial, removendo açúcar e gorduras do sangue. Portanto o benefício não viria diretamente da exclusão do duodeno, mas da chegada rápida e intensa de nutrientes ao intestino distal (**Teoria do Intestino Distal**).

Entretanto, já está demonstrado fartamente que a exclusão do duodeno não é condição necessária para a remissão do diabetes, pois modelos cirúrgicos antigos (como o "bypass jejunoileal") e novos (interposição ileal, enterectomia, bipartição do trânsito intestinal – vide abaixo) que não excluem o duodeno também atingem índices de remissão do diabetes semelhantes aos mais altos alcançados pelos procedimentos mais eficazes. O duodeno é segmento intestinal importante. É o principal segmento na absorção de cálcio, ferro, ácido fólico e é nele que desemboca a papila de Vater, orifício de saída da via biliar e do ducto pancreático. Tecnicamente, fica em região profunda e de acesso cirúrgico mais difícil. Assim sendo, se sua exclusão não é necessária e podem-se atingir resultados similares sem a referida exclusão, é provável que técnicas que não impliquem em sua exclusão prevalecerão.

◆ Levam nutrientes mais rapidamente ao intestino distal sem excluir o duodeno

Retirada de um pedaço inicial do intestino delgado ou Enterectomia segmentar proximal.

Com a mesma linha de raciocínio, as dimensões do intestino também podem ser cirurgicamente adaptadas sem perder as funções ou excluir segmentos, mas apenas com a redução da sua imensa reserva funcional. O intestino delgado humano considerado normal mede entre 3 a 8 metros. Mantendo-se segmentos de intestino proximal e distal, algo em torno de 70cm a 120cm são suficientes para uma completa absorção de nutrientes; o restante é reserva funcional. O principal objetivo das enterectomias proximais programadas deixando intestinos residuais acima dos limites inferiores de normalidade não é causar malabsorção, (e isso obviamente não ocorreria com estas dimensões) mas fazer com que mais alimento seja absorvido mais embaixo (como se uma dieta não refinada tivesse sido ingerida) fazendo com que GLP-1, PYY, e oxintomodulina sejam produzidos e secretados de forma mais rápida e eficiente. Além disso, os pacientes saem do centro cirúrgico com o comprimento do intestino dentro dos limites normais para adultos nunca operados.

As enterectomias são simples e muito seguras. Reduzem a reserva do órgão, mas para o tipo de dieta facilmente absorvível dos tempos de civilização, há evidências biológicas e antropológicas de que o intestino atual pode estar supradimensionado.

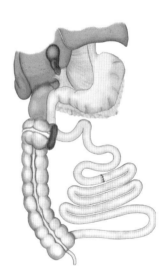

Além disso, a esperada resposta neuroendócrina que eleva GLP-1 eleva também GLP-2, uma vez que são secretados em associação. O GLP-2 promove crescimento compensatório da mucosa intestinal. Já está amplamente demonstrado que enterectomias elevam GLP-1 e GLP-2, causam queda acentuada das gorduras no sangue e melhoram o diabetes. O envolvimento de uma ressecção é o principal empecilho a esta alternativa. A ressecção ainda poderá ser elemento útil, quando abrandada e associada a outros procedimentos eficazes, para potenciá-los, como a gastrectomia vertical nos obesos e a omentectomia nos portadores de diabetes (vide figura ao lado).

Opções à enterectomia para aproximar o intestino distal

A Interposição Ileal

Proposta por Mason, em 1999, a interposição desloca o intestino de baixo, interpondo-o no trecho de cima de modo a aproximar o íleo, em geral associada à gastrectomia vertical.

Bipartição do Trato Digestório

Bipartição do trato digestório (BTD) é uma proposta para reduzir a exposição de nutrientes ao intestino proximal sem entretanto causar a exclusão duodenojejunal. Também é em geral associada à gastrectomia vertical.

Quando comparada a interposição ileal, a bipartição é mais fácil, evita transposição de mesentérios, tem só 2 anastomoses (ao invés de 3), menos brechas mesentéricas a fechar, deixa o estômago drenado, o que protege contra refluxo e estase gástrica (estômago com esvaziamento ruim). Além do mais leva o íleo (todo e não parte) ao estômago, de modo que os nutrientes não têm que atravessar todo o duodeno e parte do jejuno para atingi-lo, o que atenua o efeito desejado, em especial por que duodeno e jejuno ficarão hipertróficos por ação de GLP-2, como já mencionado. Entretanto, a experiência acumulada é que mostrará qual destes dois modos de aproximar o íleo terá melhores efeitos e mais duradouros.

A Bipatição pode ser adicional à enterectomia ou mesmo dispensá-la. A Omentectomia é adicionada com freqüência.

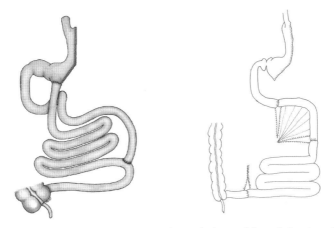

Compação entre a e a gastrectomia vertical com **bipartição de trânsito** (esquerda) e a gastrectomia vertical com **Interposição Ileal** (direita).

◆ Retirada cirúrgica de gordura visceral – Omentectomia

A gordura visceral, mais do que a gordura subcutânea, está associada ao que se chama síndrome metabólica. A relação cintura-quadril tem sido usada para quantificar o risco cardiovascular e muitos estudos epidemiológicos apontaram sua relação com hipertensão arterial, hipertrigliceridemia, resistência à insulina e doença trombótica.

Muitos pacientes extremamente obesos apresentam um perfil metabólico bastante bom, pois a maior parte de sua gordura é subcutânea, enquanto a obesidade visceral está fortemente relacionada a complicações metabólicas. A gordura visceral produz principalmente muitas substâncias relacionadas a outras doenças, incluindo a resistina e o inibidor do ativador de plasminogênio tipo 1 (PAI-1). A primeira induz a resistência à insulina e a segunda facilita a formação de trombos e, quando elevada, é um importante marcador para risco de trombose arterial. A gordura visceral também produz vários agentes pró-inflamatórios, e hoje, a síndrome metabólica é considerada um estado pró-inflamatório que tem um papel importante, sobretudo por desencadear a obstrução de artérias que contêm ateromas.

A remoção de reservas de gordura visceral reverte a resistência insulínica, a hepática e também a periférica. Adicionar uma omentectomia (retirada cirúrgica de gordura visceral) a cirurgias bariátricas melhora significativamente o perfil metabólico dos pacientes. Alguns cirurgiões sugerem que, com a retirada do omento, os pacientes poderiam perder a proteção bloqueadora contra doenças inflamatórias; porém, após a omentectomia, os indivíduos com obesidade visceral ainda apresentam mais gordura visceral nos apêndices epiplóicos e no mesentério do que os magros. Além disso, a grande experiência com omentectomia em pacientes com câncer gástrico e ovariano confirma a segurança do procedimento.

A Omentectomia não parece ser potente o suficiente para ser indicada isoladamente para tratar a síndrome metabólica que inclua o diabetes, mas se mostrou claramente efetiva e por isso talvez deva ser adicionada a outros procedimentos, para torná-los mais eficientes em induzir a remissão da referida síndrome.

Conclusão

Havendo obesidade mórbida, vários dos procedimentos hoje vigentes são capazes de induzir a remissão do diabetes tipo 2. Estes e outros procedimentos estão sendo adaptados e há fortes evidências de que sejam úteis aos pacientes que apresentam não a obesidade mórbida, mas uma obesidade visceral, ainda que leve, associada ao diabetes tipo 2, dislipidemia, e hipertensão arterial. Em pacientes portadores de diabetes tipo 2 magros e na ausência de dislipidemia e hipertensão arterial (ou seja, sem síndrome metabólica) não há ainda evidências fortes de que procedimentos cirúrgicos sejam úteis.

Na ausência de obesidade, os diversos procedimentos que estão sendo desenvolvidos visando à cura do diabetes tipo 2 estão sob análise.

SITUAÇÕES ESPECIAIS

Diretrizes da Sociedade Brasileira de Diabetes, 2ª Edição 2008

Indicações dessas cirurgias sugeridas aos portadores de diabetes tipo 2

1. Índice de massa corpórea(IMC) maior que 35 kg/m².
2. Pacientes com até 60 anos.
3. Diagnóstico recente (pâncreas mais preservado).
4. Tratamentos para redução de peso ineficazes.
5. Motivação elevada.
6. Outros componentes da síndrome metabólica.
7. Risco anestésico/cirúrgico aceitável.

Pacientes com cuidados especiais ou contraindicações

1. Doença arterial coronariana grave.
2. Nefropatia avançada.
3. Compulsões alimentares.
4. Alcoolismo e dependentes de drogas.
5. Baixa motivação.
6. Suporte social inadequado.

Indicações a serem definidas

1. Obesidade com índice de massa corpórea (IMC) entre 30 e 35 kg/m².
2. Pacientes com mais de 60 anos.
3. Adolescentes com diabetes tipo 2.

Evidências de benefícios das cirurgias para diabetes tipo 2

1. Prevenção, melhora e mesmo reversão do diabetes.
2. Reduz a prevalência de diabetes após seguimento de 10 anos.
3. Redução significativa sobre os fatores de risco cardiovasculares.
4. Ainda não existem dados sobre a redução das complicações crônicas micro e macro vasculares.

A potencial reversão do diabetes faz com que estas cirurgias devam ser consideradas uma opção terapêutica em casos indicados.

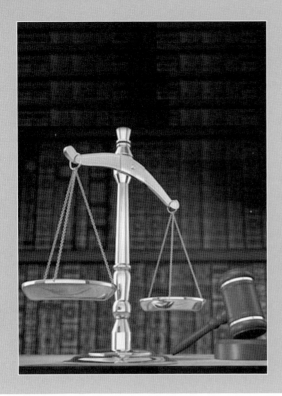

7
O Diabetes no Mundo do Direito

Introdução
Direito à vida e à saúde no âmbito constitucional
Acesso a medicamentos e tratamentos
Plano de saúde para todos
Direito ao trabalho
Benefícios previdenciários
Direito tributário
Multiprofissionais da Saúde

O diabetes no mundo do direito

Adriana Daidone
Fernanda Tavares

Introdução

Muitas são as leis que regulam as relações humanas. E por ser o direito uma ciência dinâmica, não há mesmo como ser diferente: situações novas são colocadas à nossa frente a cada dia e, para que não nos deparemos com um verdadeiro caos, é necessário que elas sejam legalizadas e regulamentadas.

É fácil notar a necessidade de normas específicas quando observamos o universo do diabetes. O número de pessoas acometidas por tal doença cresce a cada nova estatística e, com isso, aumenta a oferta de produtos e serviços dirigidos a esse público. O avanço tecnológico não pára e novos medicamentos e tratamentos surgem nos consultórios, ao mesmo tempo que exames e procedimentos cirúrgicos também se aperfeiçoam, tornando-se, muitas vezes, verdadeiros objetos de desejo aos pacientes.

As relações jurídicas que daí decorrem não são poucas. E as dúvidas do paciente aí envolvido aumentam de forma vertiginosa: tenho direito a um novo tratamento independentemente de minha situação financeira?; posso contratar um plano de saúde mesmo já sendo portador de diabetes?; posso trabalhar em qualquer atividade profissional apesar de minha condição clínica diferenciada?; tenho isenção de impostos por ter diabetes?

São essas e outras dúvidas pertinentes à realidade das pessoas com diabetes que serão a seguir abordadas.

Direito à vida e à saúde no âmbito constitucional

A Constituição Federal em vigor desde 1988 é a lei máxima no Brasil; é ela que estabelece os pilares de toda a estrutura legal de nosso país. Uma vez ali previsto um direito ou um dever, não poderá ser criada nenhuma outra norma que venha a contrariá-la, modificá-la ou mesmo restringi-la.

Dentre outros, um dos direitos e garantias fundamentais de todo e qualquer cidadão, seja ele brasileiro ou estrangeiro residente no Brasil, é aquele que diz respeito à "vida", sem o qual nenhum outro pode ser exercido, razão de sua absoluta supremacia em relação aos demais.

Diretamente relacionado à vida encontra-se estabelecido na mesma Constituição Federal o direito à saúde, esse considerado um direito social. Ou seja, de nada adianta ao indivíduo ter a vida – direito que lhe é fundamental – sem a saúde que, por sua vez, permite-lhe a participação plena na sociedade. E no que diz respeito à saúde, o direito estabelecido pela Carta Magna é bastante amplo.

E no que diz respeito à saúde, a Constituição Federal em seu artigo 196 estabelece que *"é direito de todos e dever do Estado"*. Independentemente de quaisquer condições pessoais, a saúde é um direito do cidadão que deve ser garantido pelo poder público; e as políticas sociais e econômicas a serem elaboradas para tanto devem atender a totalidade da população do país, de forma igualitária, não apenas prevenindo a doença, mas também tratando os pacientes já acometidos por uma ou outra patologia. O princípio constitucional da igualdade, aplicável a toda a gama de direitos estabelecidos pela Lei Maior, sugere que todos os cidadãos devem ser tratados de forma igualitária, respeitadas obviamente suas respectivas desigualdades. Ou seja, um indivíduo deve ter garantido esse seu direito, esteja ele em perfeitas condições, seja ele portador de uma doença crônica ou esteja ele em uma situação temporária em que necessite de cuidados médicos especializados.

Traduzindo isso para o nosso tema, significa dizer que o portador de diabetes tem o direito de usufruir de todos os meios que lhe proporcionem a maneira mais próxima ao de um pâncreas sadio de fazê-lo, segundo o tratamento que se lhe mostrar mais adequado.

Eis o desafio do poder público: tratar de forma "igual" as pessoas com e sem diabetes, na medida de suas desigualdades, de forma a proporcionar-lhes as mesmas oportunidades em relação à saúde, não importando os maiores custos que esse ideal implique ao Estado.

Acesso a medicamentos e tratamentos

Desde setembro de 2007 está em vigor a Lei Federal nº 11.347 que garante aos pacientes com diabetes acesso gratuito aos medicamentos indispensáveis ao tratamento que lhes for indicado pelo médico responsável. Em tese, não seria necessária a elaboração de uma lei específica para isso diante do que prevê a nossa Constituição Federal quanto ao direito à saúde já acima demonstrado. Sem falar que outros regulamentos, como o Estatuto do Idoso (Lei nº 10.741/03) e o Estatuto da Criança e do Adolescente (Lei nº 8.069/90), também contêm previsões de garantia à saúde aos maiores de 60 anos e aos menores de 18, respectivamente. Apesar de específicas a algumas faixas etárias, essas normas não deixam também de ser redundantes, eis que só vêm a confirmar o já disposto de forma geral na Lei Maior, ou seja, que TODOS os cidadãos têm direito à saúde, aí incluídos os idosos, menores de idade, pacientes crônicos e quaisquer outros – é o tal princípio da igualdade.

Na verdade, a aprovação da legislação federal só veio tentar regular o que de alguma forma acontecia na prática. Muitos estados e municípios vinham fornecendo alguns medicamentos e insumos aos pacientes com diabetes, porém sem controle ou cadastramento prévio em programas de saúde, o que tornava incerta a continuidade do tratamento, bem como a correta utilização dos medicamentos. Alguns até tinham legislações locais nesse sentido, como São Paulo (Lei nº 10.782/01), Rio de Janeiro (Lei nº 4.119/03) e Minas Gerais (Lei nº 14.533/02), que, todavia, nem sempre se mostravam eficazes.

Assim, nos locais onde o fornecimento inexistia ou acontecia de forma irregular e insuficiente, os pacientes acabavam tendo que se valer de ações judiciais, exigindo na justiça o seu direito à saúde previsto na Constituição Federal.

Com a sanção da lei em 2006 e sua entrada em vigor em setembro de 2007, regulamentada pela Portaria 2.583/2007, restou definida a forma do fornecimento dos medicamentos e insumos, quais itens seriam entregues e a quem, e que órgão seria o responsável por essas despesas. Em todo o país, pacientes com diabetes tipo 1 passam a ter acesso gratuito a insulinas humanas, tiras reagentes, lancetas e seringas, bastando se cadastrar nos postos de saúde; e pacientes com diabetes tipo 2 devem receber medicamentos orais – glibenclamida, cloridrato de metformina e glicazida – e realizar as monitorações de glicemia diretamente nos postos. Ficaram responsáveis pelas despesas o Ministério da Saúde a partir da compra das insulinas e as Secretarias Estaduais e Municipais da Saúde pelos demais insumos, bem como pela distribuição de todos os itens.

Mesmo assim, considerando-se que agora existe uma lista exata do que deve ser fornecido pela rede pública, pacientes que têm necessidades diferenciadas de tratamentos permanecem com o seu direito à saúde restringido e por essa razão continuam com total possibilidade de exigir na justiça o que é específico ao seu caso, com fundamento na própria Constituição Federal, desde que devidamente atestado e justificado pelo médico responsável.

Planos de saúde para todos

Mesmo considerando-se que a saúde representa uma das obrigações do poder público, a própria Constituição Federal prevê em seu artigo 199 a criação e exploração dos planos de saúde por empresas privadas como forma complementar de suprir as necessidades da população nesse aspecto.

Até 1998, muito embora já existissem planos de saúde em plena atividade, não havia uma legislação própria que regulasse seu funcionamento. Assim, as empresas que exploravam esse mercado recorriam às normas gerais estabelecidas pelo Código Civil, especialmente àquelas atinentes aos contratos. Mas na prática tais normas mostravam-se falhas e freqüentes eram os episódios em que os pacientes se viam desamparados quando deles necessitavam.

Com o advento do Código de Defesa do Consumidor, vigente desde março de 1991, muitas das regras nele previstas puderam ser diretamente aplicadas às relações entre as operadoras de planos de saúde e seus contratantes. Dentre elas, merece destaque a previsão no sentido de que os consumidores – no caso os pacientes – são sempre a parte mais vulnerável dessa relação, motivo porquê, surgindo dúvida, as cláusulas contratuais devem sempre ser interpretadas da maneira que lhes for mais favorável.

Além disso, o Código de Defesa do Consumidor passou a considerar nulas e sem nenhuma eficácia as cláusulas abusivas, que criam um desequilíbrio na relação de consumo e muitas vezes presentes nesses contratos

Em 1998, com a criação da Lei nº 9.656, os planos de saúde passaram a ter uma regulamentação própria, que trouxe benefícios imediatos aos contratos firmados a partir de então.

O primeiro deles é a proibição de toda e qualquer discriminação na contratação de um plano de saúde. As operadoras não podem mais recusar um paciente por portar uma doença diagnosticada anteriormente à data da contratação – doença preexistente. Para compensar as despesas maiores com tais casos, os planos podem então disponibilizar ao segurado duas alternativas de contrato – uma contendo a chamada "cobertura parcial temporária", na qual a seguradora impõe ao paciente um prazo de carência de até 24 meses para a cobertura de eventos cirúrgicos, procedimentos considerados de alta complexidade e internações em UTI ou, alternativamente, a cobrança do "agravo", através do pagamento de uma parcela mensal maior pela prestação do serviço.

Alerta-se aqui para a importância da veracidade da declaração de saúde preenchida pelo consumidor previamente ao seu ingresso em um plano de saúde. Qualquer falsidade nessas informações poderá caracterizar fraude que, por sua vez, ocasionará a rescisão do contrato. Além dessa hipótese, a única outra possibilidade de cancelamento da prestação de serviços pelo convênio médico é no caso de não pagamento dos valores mensais devidos por 60 dias, ainda que não consecutivos.

Outro ganho imediato havido com a Lei nº 9.656/98 foi a imposição da obrigação às operadoras de planos de saúde de fazerem constar em seus contratos, de forma clara e precisa, os prazos relativos ao início e fim de sua vigência, bem como as carências impostas para cada tipo de atendimento.

As novas regras dos planos de saúde são reguladas e fiscalizadas pela Agência Nacional de Saúde – ANS, através da edição periódica de Resoluções Normativas, como a de nº 167, em vigor desde o dia 02 de abril de 2008, pela qual foram acrescidas algumas coberturas obrigatórias a serem custeadas pelas seguradoras, como consultas com multiprofissionais da saúde (nutricionistas, fonoaudiólogos e terapeutas ocupacionais), ainda que em quantidades limitadas, transplante autólogo de medula, bem como os métodos contraceptivos de vasectomia e laqueadura de trompas. Trata-se de atualizações que, ainda que não supram a totalidade das necessidades dos pacientes, ao menos as complementam de tempos em tempos, agregando avanços científicos importantes à realidade dos conveniados.

A Lei nº 9.656/98 proibiu a existência de uma diferença maior do que o sêxtuplo entre a primeira e a última faixas etárias estabelecidas pelo contrato. Além disso, com o advento do Estatuto do Idoso (Lei nº 10.741/03) foram proibidos quaisquer aumentos de mensalidades por faixa etária após os 59 anos de idade do beneficiário. Permanecem todavia válidos, em todos os casos, os reajustes anuais do contrato, de acordo com a orientação da ANS.

Existem ainda contratos anteriores à Lei nº 9.656/98 que se encontram em plena vigência e, portanto, permanecem sob a proteção das normas estabelecidas no Código Civil (contratos em geral) e pelo Código de Defesa do Consumidor. Além desses, temos contratos anteriores à lei e que foram a ela adaptados e por isso passaram a ser por ela regidos. Assim, em caso de negativa de cobertura pela seguradora, necessário observar a época da contratação do plano de saúde, bem como os termos do contrato, a fim de se buscar a melhor solução e a regulamentação específica para cada caso concreto.

Direito ao trabalho

A Constituição Federal prevê, ainda dentre as garantias fundamentais dos cidadãos, o direito ao trabalho e ao tratamento igualitário pelo empregador, inclusive em razão de suas condições físicas e de saúde. Mais especificamente, ninguém pode deixar de ser contratado por ser portador de uma doença crônica, como o diabetes por exemplo, ou em razão de uma deficiência física. E, principalmente, o diagnóstico da doença não pode fundamentar a demissão de um funcionário, assim como, uma vez admitido, esse funcionário não pode ser diferenciado em relação a salário ou outros benefícios. A regra é que todos os empregados ou candidatos ao emprego devem, num primeiro momento, ser tratados igualitariamente.

A prática de atos discriminatórios na admissão ou durante a relação jurídica de trabalho, inclusive aqueles que venham a provocar uma rescisão contratual, é

214

O DIABETES NO MUNDO DO DIREITO

proibida pela Lei nº 9.029/95. Uma vez comprovado o comportamento discriminatório do empregador, pode ele ser punido por sanções administrativas – como multas, e trabalhistas –, readmissão e indenização.

Mas é preciso identificar um comportamento discriminatório de outro simplesmente de diferenciação. Isso porque é fato que certas pessoas, sejam elas acometidas ou não por alguma enfermidade, têm mais aptidão para exercer uma determinada função em comparação a outras. Essas "habilidades" diferenciam uma da outra e hão de ser legitimamente consideradas quando da contratação de um funcionário.

Assim, não é considerada discriminação a não admissão de um profissional que, por ser portador de diabetes, poderá colocar em risco não só a sua vida, mas principalmente a de terceiros inocentes em razão da periculosidade envolvida na função pretendida. O bom senso nessas situações deve prevalecer.

O mesmo pode-se dizer em casos de dispensa de um funcionário por comportamento inadequado no ambiente de trabalho. A doença crônica não lhe permite agir de forma diferenciada dos demais funcionários, nem o torna estável, impedindo-o de ser dispensado. A discriminação só se configura se essa demissão for motivada exclusivamente em razão da doença.

Bom lembrar que o paciente com diabetes não se enquadra no rol dos deficientes a serem beneficiados pela lei de quotas. A definição de deficiência para esses casos compreende a perda ou deficiência permanente de estrutura, função psicológica, fisiológica ou anatômica, com incapacidade para a atividade dentro do padrão do homem médio. Assim, eles não podem se valer de tal benefício para ser admitidos em empresas públicas, e tampouco para galgarem avaliações diferenciadas em concursos públicos.

Benefícios previdenciários

Esclarece-se desde logo que não existe um benefício previdenciário específico para a pessoa com diabetes, e sim situações em que o portador da doença, ainda que não em razão dela, também pode se aproveitar desses benefícios.

Dentre os diversos benefícios concedidos pelo Instituto Nacional da Previdência Social, alguns merecem ser aqui abordados. O primeiro deles é o auxílio-doença, concedido ao segurado do INSS impedido de trabalhar por mais de 15 dias consecutivos em razão de doença ou acidente. Situação essa que pode ser facilmente vislumbrada na realidade da pessoa com diabetes, seja por conta de uma descompensação glicêmica severa, seja pelo diagnóstico de algum dos comprometimentos comuns à doença mal controlada.

Já a aposentadoria por invalidez consiste no benefício concedido aos trabalhadores que, também em razão de doença ou acidente, forem considerados pela perícia médica da própria Previdência Social incapacitados para exercerem qualquer atividade profissional que lhe garanta alguma renda. Para tanto, é preciso que o segurado não seja portador da doença ou lesão quando de sua filiação ao INSS, salvo quando a incapacidade resultar do agravamento da enfermidade. A aposentadoria por invalidez não é definitiva, sendo necessário que o segurado se submeta a perícias médicas periódicas, geralmente a cada dois anos, a fim de comprovar a subsistência da incapacidade total para o trabalho.

215

O benefício da prestação continuada, previsto na Lei nº 8.742/93 (Lei Orgânica da Previdência Social – LOAS), é concedido aos idosos com mais de 65 anos de idade e aos portadores de deficiência incapacitados para o trabalho e para uma vida independente, desde que comprovem uma renda familiar *per capita* inferior a ¼ do salário mínimo vigente.

O conceito de deficiência para os fins dessa lei é o de *toda perda ou anormalidade de uma estrutura ou função psicológica, fisiológica ou anatômica que gere incapacidade para o desempenho de atividade, dentro do padrão considerado normal para o ser humano*[1]. A maioria das enfermidades aí abrangidas envolve a paralisação de membros, nervos ou músculos, salvo no que se refere à "ostomia", popularmente chamada de "bolsa". Definições essas dentre as quais não se inclui o diabetes, razão por que a pessoa com tal patologia não se enquadra no conceito de deficiência a ser beneficiado pela prestação continuada.

Direito tributário

De fato o paciente com diabetes não possui nenhum benefício ou privilégio de ordem tributária além de qualquer outro cidadão. Os abatimentos possíveis com relação ao imposto de renda no que se refere à saúde, por exemplo, são exatamente os mesmos daqueles que não portam a doença, ou seja, planos de saúde e gastos médicos dentro dos limites estabelecidos pela lei fiscal a cada ano.

A legislação que trata do imposto de renda contém uma lista de doenças cujos portadores gozam de isenção, dentre as quais não está o diabetes, mas sim algumas enfermidades que podem ser dela decorrentes – aquelas consideradas comuns as suas complicações –, como por exemplo a nefropatia e a cardiopatia graves e a cegueira.

Importante lembrar que essa isenção compreende os rendimentos vindos de aposentadoria por invalidez e pensão, aí incluídas a complementação recebida de entidade privada ou decorrente de pensão alimentícia (outros rendimentos não são isentos).

Com relação ao IPI (imposto sobre produtos industrializados), somente são considerados isentos os deficientes físicos, novamente não se considerando para tanto os portadores de diabetes, e sim aqueles com déficit visual, mental (severo ou profundo) ou de locomoção, e os autistas. Essa isenção é voltada à aquisição de veículos automotores a serem utilizados para o transporte do deficiente.

Já a isenção de IOF (imposto sobre operações financeiras) beneficia somente os deficientes físicos que não têm condições de dirigir um veículo comum, mas totalmente capacitados para utilizarem outro devidamente adaptado as suas restrições.

Também nesses dois últimos casos um paciente com diabetes pode acabar se beneficiando caso seja acometido por alguma complicação que venha a inseri-lo no conceito de deficiente, tal como previsto na legislação própria. Para tanto, deverá se submeter a uma perícia perante o próprio Detran que, constatando alguma necessidade especial, determinará a expedição de uma nova carteira de habilitação onde conste essa anotação.

---

[1] Decreto nº 3.298, de 20/12/99.

Multiprofissionais da saúde

Não existe nenhuma diferenciação entre os direitos individuais de uma pessoa sem diabetes daquela portadora da enfermidade. Porém, há de se ressaltar que, por ter necessidades diferenciadas, o paciente com diabetes certamente requer cuidados especiais. E, sabidamente, esses cuidados atualmente compreendem a atuação conjunta de multiprofissionais na área da saúde.

Além de vida, saúde e trabalho, é também direito fundamental do paciente o acesso à informação, que, por sua vez, está diretamente relacionado com a educação, não apenas aquela própria das escolas de ensino fundamental e médio, mas também outras formas de instrução e transmissão de conhecimento em diferenciados assuntos de interesse geral.

Apesar do elevado número de diagnósticos, o diabetes é uma doença ainda extremamente desconhecida e ignorada pela população. Situação agravada pelo caráter silencioso do diabetes tipo 2. Por isso, a sobrevivência depende não só da disponibilização de medicamentos, mas do ensino ao paciente acerca do melhor tratamento. Significa dizer que se faz necessário não apenas o fornecimento de "saúde", com a efetiva disponibilização de medicamentos e insumos, mas também de "educação", por meio da prestação das informações necessárias ao melhor entendimento pelo paciente de todo o universo que o tratamento do diabetes compreende.

É daí que decorre a importância dos multiprossifionais da saúde: esse ensino depende de profissionais habilitados e treinados, capazes de levarem tais informações aos pacientes. Eis novamente em foco a Constituição Federal, trazendo-nos o direito individual e social de acesso à informação também por todos os profissionais que dela desejarem – e na obrigação do Estado de promover e incentivar a educação, com a colaboração da sociedade.

Em outras palavras, e exemplificativamente, a má formação de médicos e enfermeiros, decorrente do pouco ou parco acesso às atualidades científicas, resulta em profissionais deficitários que podem acabar por comprometer seriamente a vida e a saúde de inúmeros pacientes, que, por sua vez, tornam-se a cada dia mais dependentes de tratamentos, de leitos hospitalares, gerando mais e mais gastos públicos sobre algo que poderia ter sido evitado na origem apenas e tão-somente a partir do acesso à informação. É um ciclo vicioso.

Assim, se todos têm o dever de colaborar para um fim comum – o melhor atendimento com a conseqüente redução de internações e gastos públicos –, certamente todos têm direito de acesso aos meios necessários para tanto. É um raciocínio lógico e legal que recai novamente no direito à igualdade já citado inicialmente, e também à liberdade, por que não (?).

Ao mesmo tempo que se trata de um direito, a atualização do profissional, bem como sua atuação de forma geral, compreende uma de suas obrigações na carreira, passíveis de responsabilização tanto de ordem criminal (como no caso de omissão de socorro) como civil (no erro médico, por exemplo). Para melhor regular esses comportamentos, cada área possui um Código de Ética que não só prevê o exercício dos direitos e deveres de cada profissional, como também acaba por preservar o direito do paciente à vida e ao sucesso de seu tratamento.

Glossário

Algumas palavras utilizadas neste Manual

A1c — nova denominação da hemoglobina glicosilada, glicada ou glicoemoglobina.

ACETONA — uma das substâncias resultante da decomposição das gorduras.

ÁCIDOS GRAXOS LIVRES — são um dos componentes do tecido gorduroso e dos triglicérides.

ACIDOSE — presença de ácidos em quantidade excessiva no sangue alterando ou não o pH.

ACROMEGALIA — doença causada por excesso de produção do hormônio de crescimento pela hipófise, caracterizado, entre outras, por crescimento das extremidades no adulto. Quando na criança, esse excesso causa gigantismo.

ADN – veja DNA.

ALBUMINÚRIA — presença de albumina (tipo de proteína) na urina.

AMINOÁCIDOS — unidade fundamental da composição de proteínas.

ANEMIA HEMOLÍTICA — anemia causada por destruição dos glóbulos vermelhos (hemácias) do sangue.

ANGIOTENSINA — hormônio natural do corpo humano que participa do mecanismo de manutenção da pressão arterial, entre outros.

ANSIEDADE — estado de apreensão, expectativa.

ANTICORPOS — substância formada como resposta a estímulo imunogênico e capaz de interagir com o antígeno que levou à sua sintese, ou com outro estreitamente relacionado com ele.

ANTÍGENOS — qualquer das substâncias capazes de, penetrando no organismo, provocar a formação de anticorpos.

AUTO-ANTICORPOS — anticorpos contra determinadas substâncias ou células do próprio corpo.

AUTO-IMUNE — condição em que o corpo produz anticorpos contra determinadas substâncias ou células do próprio corpo.

AUTOMONITORIZAÇÃO — é a determinação da glicose e a de cetonas na urina ou sangue executadas pelo próprio paciente objetivando um bom controle do diabetes.

AUTOSSÔMICA — herança genética transmitida por cromossomos não-sexuais.

BETABLOQUEADORES — medicamentos que bloqueiam os receptores beta, do sistema nervoso simpático, que ocorrem em várias partes do corpo como pâncreas, vasos sangüíneos, coração, brônquios etc. Usados comumente para reduzir a pressão arterial.

cal — calorias.

CARBOIDRATO — o mesmo que hidratos de carbono ou açúcares.

CARBOXIEMOGLOBINA — hemoglobina combinada com gás carbônico, impede o transporte de oxigênio por meio dela.

CATABOLISMO — estado metabólico no organismo em que predomina a degradação ou destruição de diferentes substâncias.

CETONEMIA — refere-se comumente à presença de acetona e/ou corpos cetônicos no sangue.

CETONÚRIA — refere-se à presença de corpos cetônicos na urina.

CETOSE — corpos cetônicos no sangue.

cm — centímetro.

COLESTÁTICA — estase ou interrupção do fluxo da bile.

COLESTEROL — tipo especial de álcool considerado como "gordura", fabricado normalmente pelo corpo e encontrado em grande quantidade em gorduras de origem animal.

COMA — estado de inconsciência. Encontrado em portadores de diabetes com extrema redução ou elevação de glicose no sangue.

219

CORPOS CETÔNICOS — substâncias derivadas da quebra de gorduras, compreendendo acetona, ácido beta-hidroxibutírico e ácido acetoacético.

CURVA GLICÊMICA — teste de sobrecarga à glicose oral; utiliza-se 75g de glicose dissolvida em 200ml de água, e dosa-se a glicemia a cada 30 ou 60 minutos durante 2 a 5 horas.

DISFUNÇÃO SENSORIAL — alteração do sensório, ou seja, da capacidade mental de pensar, conhecer, reconhecer, perceber o que está ao seu redor.

DIURÉTICOS — substâncias que promovem o aumento do volume urinário.

DNA — ácido desoxirribonucléico, determinador de síntese de proteínas no organismo.

DOENÇA DE CUSHING — doença causada por excesso de produção do hormônio cortisol, produzido nas glândulas supra-renais (situadas acima dos rins). Sintomas mais freqüentes: obesidade de tronco, face tipo "lua cheia", pressão alta, estrias vinhosas no corpo, aumento de pilificação na mulher, fraqueza muscular etc.

DUODENO — 1ª porção do intestino delgado.

ECA — enzima conversora de angiotensina (veja Angiotensina).

EDEMA — o mesmo que inchaço.

ENTERECTOMIA — operação de retirada parcial ou total do intestino delgado.

ESTASE — parada ou dificuldade de fluxo.

ESTRESSE — conjunto de reações do organismo decorrente de agressões de ordem física, psíquica, infecciosas e outras, capazes de perturbar-lhe a homeostase (exemplo: doenças agudas, cirurgias, acidentes, traumas emocionais etc.).

EV — endovenosa, dentro da veia.

FENÔMENO DE DAWN — o mesmo que fenômeno do alvorecer.

FENÔMENO DO ALVORECER — é a ocorrência de hiperglicemia das 3 às 9 horas da manhã devido à liberação exagerada de adrenalina, cortisol e hormônio de crescimento, sabidamente antagônicos à ação da insulina.

FIBROCALCULOSO — referente à consistência fibrosa, dura e com presença de cálculos (pedras).

FITOESTERÓIS — substâncias de origem vegetal semelhantes ao colesterol. Atuam ao diminuir a absorção de colesterol contido nos alimentos, quando ingeridos.

g — grama. 1.000g igual a 1 quilo (kg).

GASTRECTOMIA — operação de retirada parcial ou total do estômago.

GENE DOMINANTE — caráter genético manifesto, ou seja, quando o gene está presente existe manifestação do traço hereditário.

GENE — unidade hereditária ou genética situada no cromossomo e que diferencia as características de um indivíduo.

GLICEMIA — glicose do sangue.

GLICÍDEOS OU GLÍCIDES — igual a carboidratos, hidratos de carbono ou açúcares.

GLICOGÊNIO — forma complexa de açúcar, formado por conglomerados de glicose. Presente no fígado e músculos. Reserva energética; quando degradado produz glicose em situações de necessidade desta, como por exemplo na hipoglicemia, nos grandes intervalos de ingestão alimentar, no jejum, durante exercícios e no estresse.

GLICOSE — uma forma simples de açúcar, constituído de uma molécula – monossacarídeo.

GLICOSÚRIA — presença de glicose na urina.

GLUCAGON — hormônio secretado pelo pâncreas, pelas células alfa, com função principal de aumentar o açúcar no sangue (glicemia), por meio da quebra de glicogênio, produzindo glicose.

HC — hidratos de carbono, carboidratos ou açúcares.

HEMIPLEGIA — alteração neurológica, secundária ao "derrame" caracterizada pelo déficit motor e sensitivo de um lado do corpo.

HEMODIÁLISE — procedimento em que se utiliza um aparelho, pelo qual se filtra o sangue (à semelhança do rim), com objetivo de retirar substâncias normalmente eliminadas pelos rins (exemplo: uréia, creatinina etc.).

HIPERGLICEMIA — aumento do açúcar no sangue (glicemia) acima dos valores normais.

HIPERGLICEMIANTE — qualquer substância ou situação que aumente a glicemia.

HIPERINSULINEMIA — aumento da insulina no sangue acima dos valores normais.

HIPERTENSÃO ARTERIAL — situação clínica caracterizada pela elevação da pressão arterial. Considera-se, na idade adulta, 130/85mm de Hg limite superior da normalidade. Recomenda-se a determinação de pelo menos três tomadas consecutivas para concluir-se sobre a existência de hipertensão.

HIPERTIREOIDISMO — doença causada por excesso de produção de hormônios da tireóide (glândula localizada na região anterior do pescoço). Sintomas mais freqüentes: perda de peso, excesso de fome, nervosismo, palpitações, corpo quente, sudorese etc.

HIPOGLICEMIA — redução da glicemia abaixo de valores normais.

HIPOGLICEMIANTE — qualquer substância ou situação que diminua a glicemia.

HORMÔNIO ANTIDIURÉTICO — hormônio produzido pelo sistema hipotálamo-hipofisário; apresenta como função básica a regulação da reabsorção de água nos rins, para a manutenção de água adequada no corpo.

HORMÔNIOS — substâncias geralmente de natureza protéica, produzidas por glândulas que as secretam dentro da corrente sangüínea, atuando em órgãos-alvo distantes.

HORTALIÇAS — nome genérico de vegetais alimentares, cultivados em horta. Exemplo: couve, alface, cenoura, beterraba, frutos imaturos (vagem).

ICTERÍCIA — coloração amarelada da pele e mucosa decorrente da impregnação de bilirrubina (pigmento da bile).

ÍLEO — porção terminal e maior do intestino delgado.

IM — intramuscular, entre as fibras musculares.

INCIDÊNCIA — número de casos novos por ano para cada 100.000 habitantes.

INCOORDENAÇÃO MOTORA — perda da capacidade de realizar movimentos perfeitos.

INSULINA — hormônio protéico, constituído de 51 aminoácidos, atua no metabolismo de proteínas, gorduras e hidratos de carbono. Reduz a glicemia por meio de sua entrada nas células. A seqüência de aminoácidos varia com a espécie animal, caracterizando e diferenciando cada tipo de insulina.

INSULINA ANÁLOGO — insulina quimicamente semelhante à humana, produzida por síntese bacteriana ou por leveduras (técnica de recombinação do DNA) diferindo na posição de alguns aminoácidos das cadeias da insulina, modificando seu tempo de ação.

INSULINA ASPART — análogo da insulina humana com substituição da prolina pelo ácido aspártico na cadeia B da insulina, conferindo ação mais semelhante à insulina produzida pelo pâncreas.

INSULINA DETEMIR — insulina quimicamente semelhante à humana, produzida por síntese bacteriana ou por leveduras (técnica de recombinação do DNA), diferindo na posição de alguns aminoácidos da cadeia da insulina, conferindo ação prolongada e sem picos.

INSULINA GLARGINA — insulina quimicamente semelhante à humana, produzida por síntese bacteriana ou por leveduras (técnica de recombinação do DNA), diferindo na posição de alguns aminoácidos da cadeia B da insulina, conferindo ação prolongada e sem picos.

INSULINA GLULISINA — análogo da insulina humana com substituição da asparagina por lisina e lisina por ácido glutâmico na cadeia B da insulina, conferindo ação mais semelhante à insulina produzida pelo pâncreas.

INSULINA HUMANA — insulina quimicamente igual à humana, produzida por síntese bacteriana ou por leveduras (insulina humana sintética) – técnica de recombinação do DNA.

INSULINA LISPRO — análogo da insulina humana com substituição da posição de dois aminoácidos (lisina e prolina), conferindo ação mais semelhante à insulina produzida pelo pâncreas.

INSULINA NPH — preparação que confere aos cristais de insulina ação demorada e suave. Preparada com protamina.

INSULINA PRÉ-MISTURA — mistura no mesmo frasco de insulinas de ação intermediária e ação rápida (NPH + R) ou de ação intermediária e ultra-rápida (NPL ou NPA + UR).

INSULINA ULTRA-RÁPIDA — insulina aspart e lispro.

INTRA-HEPÁTICO — dentro do fígado.

ISOFLAVONAS — substâncias de origem vegetal semelhantes ao hormônio feminino, presente na soja, na *Trifolium pratense L.* (Climadil®) e em outras plantas.

JEJUNO — 2ª porção do intestino delgado.

K — potássio.

kcal — quilocaloria, igual a 1.000 calorias.

km/h — quilômetros por hora.

LEGUMES — popularmente, designam-se hortaliças como abobrinha, jiló, beringela etc.

LEGUMINOSAS — plantas que frutificam em vagens. Exemplo: feijão, soja, grão-de-bico, vagem, ervilha, lentilha etc.

LIGAMENTO — estrutura constituída por tecido fibroso, forte, que se insere, pelas extremidades, em ossos e cartilagens, constituindo, assim, um meio de união de articulações ou de partes ósseas ou cartilaginosas.

LIGNINA — parte lenhosa das plantas.

LÍPIDES — o mesmo que gordura.

LIPÓLISE — processo de destruição de gordura ou lípides.

LÍQUIDO AMNIÓTICO — líquido que envolve o feto.

MACROANGIOPATIA — doenças das artérias de grosso calibre ou macrovascular.

MACROVASCULAR — refere-se a grandes vasos arteriais distribuídos por todo o corpo: aorta, carótidas, coronárias, cerebrais e artérias de membros inferiores e superiores.

MATURIDADE FETAL — grau de desenvolvimento fetal.

MEIOS DE CULTURA — produtos ou substâncias ricos em nutrientes adequados para o bom desenvolvimento e a multiplicação de bactérias ou fungos.

mg — miligrama.

mg/dl — miligrama por decilitro.

MICELA — partícula de uma solução coloidal.

MICROANGIOPATIA — doenças das arteríolas.

MICROVASCULAR — refere-se a pequenos vasos arteriais e/ou arteríolas estudadas principalmente nos olhos, rins e nervos periféricos.

MONITORIZAR — assistir e vigiar com certa freqüência e assiduidade os pacientes com qualquer doença que necessite de um programa de controle.

MONOGÊNICA — herança transmitida por um gene.

MORBIDADE — capacidade de produzir doença em um indivíduo ou em um grupo de indivíduos.

MORTALIDADE — percentual de pessoas que morrem em decorrência de alguma doença.

NEOGLICOGÊNESE — toda geração ou produção de glicose a partir de gorduras ou proteínas.

OMENTO — lâmina de gordura que cobre a cavidade abdominal.

OMENTECTOMIA — operação de retirada parcial ou total do omento.

OPSONIZAÇÃO — anticorpos que tornam as bactérias e outras células suscetíveis à fagocitose.

OSTEOMIELITE — infecção bacteriana dos ossos.

P — proteínas.

PÂNCREAS — órgão localizado no abdome, atrás do estômago, maciço, produtor de enzimas digestivas e hormônios (insulina e glucagon).

PARESTESIA — distúrbio em que a pessoa acusa sensações anormais (formigamento, picada, queimação etc.) não causadas por estímulo exterior ao corpo.

PICOS HIPERGLICÊMICOS — elevações geralmente abruptas da glicose no sangue.

PLASMA — a parte líquida coagulável do sangue e da linfa e em que se acham, em suspensão, as células deste.

POLIDIPSIA — excesso de ingestão de líquidos, excesso de sede.

POLIENDOCRINOPATIAS — presença de doenças de múltiplas glândulas internas concomitantemente.

POLIFAGIA — excesso de ingestão alimentar, excesso de fome.

POLIGÊNICA — herança transmitida por muitos genes.

POLIÚRIA — excesso de volume urinário, aumento da quantidade de urina.

PÓS-PRANDIAL — após qualquer alimentação.

PREDISPOSIÇÃO GENÉTICA — tendência à manifestação de determinada doença ou característica herdada de parentes.

PRÉ-PRANDIAL — antes da alimentação.

PREVALÊNCIA — número de casos estimados na população.

PRÓ-INSULINA — hormônio precursor da insulina.

PRURIDO — coceira.

SC — subcutâneo, embaixo da pele, na gordura subcutânea.

SINERGIA — ação de duas ou mais substâncias no mesmo sentido, em muitas ocasiões uma até aumentando o efeito da outra.

SORO — líquido amarelo-citrino, sobrenadante que se obtém após a coagulação do sangue.

TUBÉRCULOS — formação globosa, de natureza feculenta, que apresenta a parte subterrânea de certas plantas: batata, inhame etc.

U-100 — 100 unidades de insulina em 1 mililitro ou em 1 centímetro cúbico.

URÉIA — produto final resultante da quebra de proteínas no organismo.

UREMIA — aumento de uréia no sangue.

VERDURAS — referem-se a hortaliças com folhas verdes e tenras. Exemplo: alface, espinafre, almeirão etc.

VITILIGO — afecção cutânea que se caracteriza por áreas de despigmentação circundadas, freqüentemente, por zonas mais pigmentadas.

Sites e Links
Áreas médicas
relacionadas ao diabetes

ATIVIDADE FÍSICA

Centro de Estudos do Laboratório de Aptidão Física de São Caetano do Sul – CELAFISCS
  www.celafiscs.com.br

Programa Agita São Paulo
  www.agitasp.com.br

CARDIOLOGIA

American College of Cardiology
  www.acc.org

American Heart Association
  www.americanheart.org

American Society of Hypertension
  www.ash-us.org

Arquivos Brasileiros de Cardiologia
  www.cardiol.br/abc

Journal of the American College of Cardiology
  www.cardiosource.com

Revista Brasileira de Cirurgia Cardiovascular
  www.sbccv.com.br/frame8.htm

Sociedade Brasileira de Cardiologia
  www.cardiol.br

Sociedade Brasileira de Cirurgia Cardiovascular
  www.sbccv.com.br/

Sociedade Brasileira de Hipertensão
  www.sbh.org.br

Sociedade de Cardiologia do Estado de São Paulo
  www.socesp.org.br/

Sociedade de Cardiologia do Estado do Rio de Janeiro
  www.socerj.org.br/

The Cleveland Clinic Heart Center
  www.heartcenter.com

CLÍNICA GERAL

Clínica Mayo (em português)
  www.mayo.edu/mcj/international.html

Journal of the American Medical Association
  www.ama-assn.org/

New England Journal of Medicine
  www.nejm.org/

Os especialistas de plantão (mulher, crianças, terceira idade etc.)
  www.hlink.com.br

DIABETES

A Dieta do Diabético
  sites.uol.com.br/diabetes_alimen

Acta Diabetologica
  link.springer.de/link/service/journals/00592/index.htm

AIDA Diabete Simulador
  www.2aida.org

American Diabetes Association (ADA)
  www.diabetes.org

Associação de Diabetes Juvenil
  www.adj.org.br

Associação Nacional de Assistência ao Diabético – ANAD
www.anad.org.br

Associação de Diabetes do ABC – ADIABC
www.adiabc.com.br

Canadian Diabetes Association
www.diabetes.ca/

Diabetes
www.diabete.com.br/

Diabetes Care
www.diabetes.org/diabetescare

Diabetes Nós Cuidamos
www.diabetesnoscuidamos.com.br

Diabetic Gourmet Magazine
www.gourmetconnection.com/diabetic/toc.shtml

Diabetologia
link.springer.de/link/service/journals/00125/index.htm

Endocrine Web.com: The Diabetes Center
www.endocrineweb.com/diabetes/

Insulin-Free World On-Line
www.insulin-free.org/

International Diabetes Web Site
www.idi.org.au/

Sociedade Brasileira de Diabetes
www.diabetes.org.br

Federação Nacional de Diabetes
www.fenad.org.br

Federação Internacional de Diabetes (International Diabetes Federation)
www.idf.org

SACA (Sul América Y Centro América International Diabetes Federation)
www.diabetesaldia.com

ENDOCRINOLOGIA E METABOLOGIA

American Association of Clinical Endocrinologists
www.aace.com

Associação Brasileira para Estudo da Obesidade
www.abeso.org.br

Diabetes Care
www.diabetes.org/diabetescare

Endocrinology and Metabolism
www.ajpendo.physiology.org/

International Obesity Task Force
www.naaso.org

Journal of Endocrinology
www.endocrinology.org

Journal of Molecular Endocrinology
www.endocrinology.org/sfe/journals.htm#jme

Sociedade Brasileira de Endocrinologia e Metabolismo – SBEM
www.sbem.org.br

The Endocrine Society
www.endo-society.org

Thyroid Disease Manager
www.thyroidmanager.org

TPI Transplant Information
www.tpiweb.com/tpi.htm

Transplant International
link.springer.de/link/service/journals/00147/index.htm

ENTIDADES

Associação Médica Brasileira
www.amb.org.br

Food And Drugs Administration
www.fda.gov

Medicamentos genéricos no site do Ministério da Saúde
www.saude.gov.br

Ministério da Saúde
www.saude.gov.br

Organização Mundial de Saúde
www.who.org

Organização Pan-Americana de Saúde
www.paho.org

HIPERTENSÃO

Sociedade Brasileira de Hipertensão
www.sbh.org.br/

World Hypertension League
www.mco.edu/whl/know.html

Leitura Recomendada

Amaral A – Soja e Alimentação Popular. Biblioteca Brasileira de Nutrição, 1952.

Aprenda a Contar Carboidratos – Núcleo de Excelência em Atendimento ao Diabético do Hospital das Clínicas da Universidade de São Paulo.

Archives of Internal Medicine. 2000;160:1321-26.

Batterham RL, Cohen MA, Ellis SM et al. – Inhibition of food intade in obese subjects by peptide YY3-36. N Engl J Med. 2003;349(10): 941-8.

Bruce DG, Chisholm DJ, Storlein LH, Kraegen EW – Physiological importance of deficiency in early prandial insulin secretion in non-insulin dependent diabetes. Diabetes. 1988;37: 736-44.

CECIL – Textbook of Medicine. 17ª ed., 1985.

Centro de Diabetes – Universidade Federal de São Paulo – Atualização em *diabetes mellitus*, 1997.

Chiasson JL et al. – The Stop-NIDDM trial Research Group an International study of the efficacy of an alpha-glycosidase inhibitor to prevent type 2 diabetes in a population with impaired glucose tolerance: rationale, design, and preliminary screening data. Diabetes Care. 1998;21:20-1725.

Clinical Endocrinology Update, EUA, Endocrine Society, EUA, 1995 Syllabus.

Clinical Endocrinology Update, EUA, Endocrine Society, EUA, 1996 Syllabus.

Clinical Practice Recommendations. American Diabetes Association. Diabetes Care. 1996;19 (Supl. 1).

Clinician's Guide to Non-Insulin-Dependent *Diabetes Mellitus*. Pathogenesis and treatment. Reaven GM, Marcel Dekker, Inc., 1989.

Cohen MA, Ellis SM, Le Roux C et al. – Oxyntomodulin Suppresses Appetite and Reduces Food Intake in Humans. J Clin Endocrinol Metab. 2003;88(10):4696-701.

Consenso Brasileiro sobre Diabetes. Diagnósticos e classificação do *diabetes mellitus* e tratamento do diabetes tipo 2. Arq Bras Endocrinol Metab. 2000;44:4(Supl. 1).

Consenso Internacional sobre pé diabético. Ministério da Saúde 2001. Secretaria do Estado de Saúde do Distrito Federal.

Consenso sobre detecção e tratamento das complicações crônicas do diabete melito. Arq Bras Endocrinol Metab. 1999;43(1):7-13.

Consenso sobre diabetes gestacional e diabetes pré-gestacional. Arq Bras Endocrinol Metab. 1999;43(1):14-20.

Consenso sobre prevenção, controle e tratamento do *diabetes mellitus* não-insulino-dependente. Associação Latino-Americana de Diabetes (ALAD), Editorial Antártica 1995, SACIFE.

Costa AA & Almeida Neto JS – Curso para diabéticos: experiência de 16 anos – 1º Encontro Nacional em Educação em Diabetes – Vitória, ES, 1987.

Costa AA & Betti RT – Hiperglicemia e as complicações crônicas do *diabetes mellitus*. Diabetes Clínica. 2003;7(1):63-9.

Creutzfeldt WO, Kleine N, Willms B, Orskov C, Holst JJ, Nauck MA – Glucagonostatic actions and reduction of fasting hyperglycemia by exogenous glucagon-like peptide I(7-36) amide in type I diabetic patients. Diabetes Care. 1996; 19(6):580-6.

Crouse III JR, Grobbee DE, O'Leary DH et al. – Measuring effects on Intima Media Thickness: An Evaluation of Rosuvastatin in Subclinical Atherosclerosis – The Rationale and Methodology of the Meteor Study. Cardiovasc Drug Ther. 2004;18:231-8.

Crouse III JR et al. – The Meteor Study Group. Effect os Rosuvastatin on Progression of Carotid Intima-Media Thickness in Low-Risk Individuals With Subclinical Atherosclerosis The METEOR Trail. JAMA, March 28, 2007;297(12).

Current Medical Diagnosis & Treatment – 45ª ed. The McGraw-Hill Companies, Inc., 2006.

Damaceno LF – Educação em diabetes – Resumo do Primeiro Encontro Nacional de Educação em Diabetes, 1987.

Damsbo P et al. – Flexible prandial glucose regulation with repaglinide in the treatment of type 2 diabetes. Diabetes Res Clin Pract. 1999; 45(1):31-9.

DCCT Research Group. Diabetes Control and Complications Trial (DCCT). The effect of intensive treatment of diabetes on the development and progression of long-term complications in insulin-dependent *diabetes mellitus*. N Engl J Med. 1993;1329:977-86.

Diabetes Care. 1997;20:1183-97.

Diabetes Care. 2003;26:3160-7.

Diabetes Care. 2003;26(6).

Diabetes Care. 1995;18(Suppl. 1).

Diabetes Control And Complications Trial Research Group. N England J Med. 1998;329: 977-86.

Diabetes Intervention Study. Diabetologia. 1996;39:1577-83.

Diretrizes Brasileiras de Obesidade da Associação Brasileira para o Estudo da Obesidade e Síndrome Metabólica, 2007.

V Diretrizes Brasileiras de Hipertensão Arterial – Sociedade Brasileira de Hipertensão, 2007.

Diretrizes da Sociedade Brasileira de Diabetes. Tratamento e acompanhamento do *Diabetes mellitus*, 2006.

Fourniol Filho A – A Odontologia para Excepcionais. Panamed, São Paulo, 1981.

Fraige FF Pádua, FGM, Badra, GH Fongaro, GF, Oshiro RR – Transplante de pâncreas em pacientes diabéticos – Revisão.

Fungata Diabetes Study. Diabetes Care. 1999; 22:1262-5.

Galili D – Oral and Dental Complications Associated with Diabetes and their treatment. Compend Contin Educ Dent, XV. 1994;4:468-508.

Gebara AM – Estudo comparativo das manifestações bucais entre diabéticos tipo 1 e pacientes diabéticos tipo 2 – Tese de Mestrado. FOUSP, 2001.

Goveia GS, Bruno LP – Manual de Contagem de Carboidratos. Aventis Pharma, 2001.

Grupo Interdisciplinar de Padronização da Hemoglobina Glicada A1c – Documento preliminar de Consenso. A importância da hemoglobina glicada (A1c) para a avaliação do controle glicêmico em pacientes diabéticos: aspectos clínicos e laboratoriais. Diabetes Clínica. 2003;7(4).

Hansen E, Hajri T, Abunmrad NN – Is all fat the same? The role of fat in the pathogenesis of metabolic syndrome and type 2 *diabetes mellitus*. Surgery 2006;139(6):711–6.

Hissa MN el al. – Reutilização de seringas de insulina descartáveis: diminuição de custos no tratamento de diabetes insulino-dependente. Trabalho apresentado no V Congresso Brasileiro de Diabetes, Foz de Iguaçu, PR, 1985.

Jenkins DJA – Dietary fiber, diabetes and hiperlipidaemia. Lancet. 1979;2:1287.

Jenkins DJA – Lente carbohydrat: a newer aproach to the dietary management of diabetes. Diabetes Care. 1982;5:634.

Joslin Elliot P – Diabetic manual. 7ª ed., 1941.

Joslin's *Diabetes mellitus*. Lea & Febiger, EUA, 12th ed., 1985.

Juhan-Vague I, Alessi MC – PAI-1, obesity, insulin resistance and risk of cardiovascular events. Thromb Haemost. 1997;78(1):656-60.

Kastin AJ, Akerstrom V, Pan W – Interactions of glucagon-like peptide-1 (GLP-1) with the blood-brain barrier. J Mol Neurosci. 2002;18(1-2): 7-14.

Klonoff DC – Inhaled Insulin. Diabetes Technol Ther. 1999;1(3):307-13.

Kreymann B, Williams G, Ghatei MA, Bloom SR – Glucagon-like peptide-1: a physiological incretin man. Lancet. 1987;2(8571):1300-4.

Layer P, Holst JJ, Grandt D, Goebell H – Ileal release of glucagon-like peptide-1 (GLP-1). Association with inhibition of gastric acid secretion in humans. Dig Dis Sci. 1995;40(5):1074-82.

LEITURA RECOMENDADA

Lyra R & Cavalcanti N – *Diabetes mellitus*, 1ª ed. Diagraphic Editora Ltda., 2006.

Lugari R, Dei Cas A, Ugolotti D, Finardi L, Barilli AL, Ognibene C et al. – Evidence for early impairment of glucagon-like peptide 1-induced insulin secretion in human type 2 (non insulin-dependent) diabetes. Horm Metab Res. 2002;34(3):150-4.

Maia ALS et al. – Índice glicêmico de alimentos comuns na dieta do brasileiro. Arq Bras Endocrinol Metab. 1990;34:66.

Mason EE – Ileal transposition and enteroglucagon/GLP-1 in obesity (and diabetic?) surgery. Obes Surg. 1999;9(3):223-8.

McCulloch DK – Definition and classification or *diabetes mellitus*. UP to Date in Medicine. 1996; 5(1).

McCulloch DK – Oral hypoglicemic agents. UP to Date in Medicine. 1996;5(1).

McTernan CL, McTernan PG, Harte AL, Levick PL, Barnett AH, Kumar S – Resistin, central obesity, and type 2 diabetes. Lancet. 2002;359 (9300):46-7.

Medical management of Type 1 diabetes. American Diabetes Association, 3rd ed., 1998.

Milleo FQ, Malafaia O, Nassif PAN et al. – Comparative Study of the Effect of the Capella and Santoro Type II Surgical Techniques for Treatment of Obesity regarding BMI and Peripheral Triglyceridemia. Rev Bras Videocir. 2006;4(4): 151-61.

Milleo FQ – Estudo da entero-omentectomia no estudo do tratamento auxiliar da Diabetes tipo 2. Tese de Doutorado. Universidade Federal do Paraná, 2007.

Minicucci WJ – O que fazer em situações especiais. EPUC, Rio de Janeiro, 2002.

Moreira RO et al. – *Diabetes mellitus* e depressão. Arq Bras Endocrinol Metab, 2003;74(1):19-29.

MS/FUNASA – Calendário Básico de Vacinação 2001/2003 (2/2/2002).

Muccioli G, Tschop M, Papotti M, Deghenghi R, Heiman M, Ghigo E – Neuroendocrine and peripheral activities of ghrelin: implications in metabolism and obesity. Eur J Pharmacol. 2002; 440(2-3):235-54.

National Diabetes Data Group Cassification and Diagnosis of *Diabetes Mellitus* and other categories of glucose intolerance. Diabetes. 1979; 28:1039-57.

Nauck MA, Heimesaat MM, Orskov C, Holst JJ, Ebert R, Creutzfeldt W – Preserved incretin activity of glucagon-like peptide 1 [7-36 ami-

de] but not of synthetic human gastric inhibitory polypeptide in patients with type-2 *diabetes mellitus*. J Clin Invest. 1993;91(1):301-7.

Nauck MA, Niedereichholz U, Ettler R et al. – Glucagon-like peptide 1 inhibition of gastric emptying outweighs its insulinotropic effects in healthy humans. Am J Physiol. 1997;273(5 Pt 1):E981-8.

Nissen SE et al. – Effect of very high-intensity statin therapy on regression of coronary atherosclerosis: the ASTEROID trial. J Amer Med Ass. 2006;295(13):1556-65.

Pacific and Indian Ocean Population Study. Diabetologia. 1996;39:920-4.

Paris M, Tourrel-Cuzin C, Plachot C, Ktorza A – Review: pancreatic beta-cell neogenesis revisited. Exp Diabesity Res. 2004;5(2):111-21.

Prescrição de exercícios para grupo de pessoas especiais. In: Guia para teste de esforço e prescrição de exercício – Colégio Americano de Medicina Esportiva. Medsi, 3ª ed., 1987.

Prevention of Pneumococcal disease: recommendations of the Advsory Committee on Immunization Practices (ACIP). MMWR. 1997;46 (RR-9):1-25.

Rancho Bernardo Study. Diabetes Care. 1998; 21:1236-9.

Ranganath LR, Beety JM, Morgan LM et al. – Attenuated GLP-1 secretion in obesity: cause or consequence? Gut. 1996;38(6):916-9.

Reaven GM – Diabetes. 1988;37:1595-607.

Recomended schedules for routine immunization of children and adults. Infec Dis North Amer. 2001;15:1-8.

Recommendations of the Advisory Committee on Immunization Practices (ACIP). MMWR 51 (RR-3), 2002.

Report of the Expert Committee on the Diagnosis and Classification of *Diabetes Mellitus*. Diabetes Care. 1997;20:1183-97.

Ricordi C – World Experience on Islet Cell Transplantation in V Copen Congresso Paulista de Endocrinologia & Metabologia. Arq Bras Endocrinol Metab. 2003;47(Supl. 2):135-7.

Role of fatty acids in the pathogenesis of insulin resistense and NIDDM. Diabetes. 1997;46:3-10.

Rubino F, Marescaux J – Effect of duodenal-jejunal exclusion in a non-obese animal model of type 2 diabetes: a new perspective for an old disease. Ann Surg. 2004;239(1):1-11.

Santoro S – Relações entre o comprimento do intestino e a obesidade. Hipótese: a síndrome do intestino longo. Einstein. 2003;1(1):63-4.

Santoro S, Milleo FQ, Malzoni CE et al. – Enterohormonal changes after Digestive Adaptation: Five-year results of a surgical proposal to treat obesity and associated diseases. Obes Surg. 2008;18(1):17-26.

Santoro S – Adaptive and Neuroendocrine procedures: A new pathway in Bariatric and Metabolic Surgery. Obes Surg. 2008;18(10):1343-5.

Santoro S, Malzoni CE, Velhote MCP et al. – Digestive adaptation with intestinal reserve: a neuroendocrine-based procedure for morbid obesity. Obes Surg. 2006;16(10):1371-9.

Santoro S, Velhote MCP, Malzoni CE et al. – Preliminary report: adaptive entero-omentectomomy: physiological and evolutionary bases of an auxiliary treatment to type 2 diabetes. A report on the first two cases. Einstein. 2004;2(3): 193-8.

Santoro S – Is the Metabolic Syndrome a Disease of the Foregut? Yes, Excessive Foregut. Letters to The Editor, Annals of Surgery. 2008; 247(6).

Schirra J, Wank U, Arnold R, Goke B, Katschinski M – Effects of glucagon-like peptide-1(7-36) amide on motility and sensation of the proximal stomach in humans. Gut. 2002;50(3): 341-8.

Sonis ST, Fazio RC, Fang L – Medicina Oral. Guanabara, Rio de Janeiro, 1992.

SSESP: Norma do Programa Estadual de Imunização. DOE. 1999;109(28):14-8.

Standards of Medical Care for patients with *Diabetes Mellitus* – Position Statement. American Diabetes Association. Diabetes Care. 2002;25(Suppl. 1):S33-S49.

Textbook of Endocrinology – Wilson-Foster. EUA, Saunders, 7ª ed., 1985.

The DECODE Study Group. Glucose Tolerance and Cardiovascular Mortality: comparison of Fasting and 2-hour Diagnostic Criteria. Arch Intern Med. 2001;161:397-404.

The DECODE Study Group. Glucose Tolerance and Mortality: comparison of WHO and American Diabetes Association Diagnostic Criteria. Lancet. 1999;354:617-21.

The Diabetes Prevention Group. Reduction in the incidence of type 2 diabetes with life style intervention and metformin. N Engl J Med. 2002;346(6):393-403.

The Lancet 1352: july 18, 1998.

Therapy for *Diabetes Mellitus* and Related Disorders – Americam Diabetes Association. 2ª ed., 1994.

Toumilehto J et al. – Prevention of type 2 *diabetes mellitus* by changes in lifestyle among subjets with impaired glucose tolerance. N Engl J Med. 2001;344(18):1343-50.

UK Prospective Diabetes Study Group: Intensive blood glucose control with sulphonylureas or insulin compared with conventional treatment and risk of complication in patients with type 2 diabetes (UKPDS 33). Lancet. 1998;352: 837-53.

Verge CF et al. – Prediction or type 1 diabetes in first-degree relatives using a combination of insulin, GAD, and ICA512bdc/IA-2 autoantibodies. Diabetes. 1996;45(7):926.

Viggiano CE. Guia Prático de Alimentação para o Diabético. 4ª ed., Salute Consultoria Nacional, 2002.

Wada LY – Contagem de carboidratos: Mais fácil que contar até 3. Atheneu, São Paulo, 2002.

Wajchenberg BL – *Diabetes mellitus*. Sarvier. Monografia médica, 1970.

White Jr. JR – Inhaled Insulin: An overview. Clinical Diabetes. 2001;19(1):13-6.

World Health Organization *Diabetes Mellitus* Report of a WHO Study Group. Geneva, WHO 1985 (Tech. Rep. Ser. Nº 727).

Yki-Järvinen H – Glicose toxicity. Endocrine Reviews Monography. 1994;13(3):147-63.

Zugaib M et al. – O Pré-natal. Ateneu, 1ª ed., 1991.

Agradecimentos
aos colaboradores da 4ª edição

Prof. Dr. Eder Carlos da Rocha Quintão, Ex-professor titular de Endocrinologia da FMUSP, pela sua revisão e atualização nos assuntos referentes a colesterol e aterosclerose.

Prof. Dr. Victor Keihan Rodrigues Matsudo, Professor Livre Docente na Universidade Gama Filho, Presidente do Centro de Estudos do Laboratório de Aptidão Física de São Caetano do Sul (CELAFISCS); Coordenador Geral da àrea de Saúde do Instituto Municipal de Ensino Superior de São Caetano do Sul (IMES), contribuiu significativamente com seus conhecimentos abrilhantando e antecipando novos conceitos em diabetes a luz da atividade física.

Prof. Dr. Sergio Atala Dib, Professor Adjunto da Disciplina de Endocrinologia, EPM-UNIFESP e Coordenador do Centro de Diabetes da EPM-UNIFESP, profundo conhecedor da etiopatogenia de diabetes tipo 1: agradecemos sua revisão cuidadosa e atualização em Conceito e classificação de diabetes, glicotoxicidade, lipotoxicidade e A1c.

Prof. Dr. Domingos Malerbi,Doutor em Endocrinologia pela FMUSP, Diretor da Sociedade Brasileria de Diabetes – SBD, Diretor da Clínica Diapedis – especializada na prevenção e tratamento do pé diabético. Especialista com grande esperiência, trouxe-nos mais uma vez seus sábios conhecimentos na revisão dos cuidados com os pés.

Profa. Dra. Monica Antar Gamba, Professora Dra. do Departamento de Enfermagem da EPM – UNIFESP, com aperfeiçoamento técnico na área de complicações crônicas – pé diabético na Inglaterra, Colaboradora do programa de Assistência a diabéticos com pés insensíveis do Centro de Assistência e Educação em Enfermagem – CAENF – Lar Escola São Francisco. Sua dedicação e seu entusiasmo no relevante assunto da prevenção e tratamento do pé diabético, expressam-se nos detalhes e informações cuidadosas expostas no capítulo específico.

Profa. Celeste Elvira Viggiano, Nutricionista clínica, Coordenadora do Cu so de Nutrição do Centro Universitário Municipal de São Caetano do S (IMES); agradecemos sua cuidadosa revisão e atualização da Alimentaçã a introdução da Pirâmide Alimentar.

Agradecimentos
aos colaboradores da 4ª edição

Prof. Dr. Eder Carlos da Rocha Quintão, Ex-professor titular de Endocrinologia da FMUSP, pela sua revisão e atualização nos assuntos referentes a colesterol e aterosclerose.

Prof. Dr. Victor Keihan Rodrigues Matsudo, Professor Livre Docente na Universidade Gama Filho, Presidente do Centro de Estudos do Laboratório de Aptidão Física de São Caetano do Sul (CELAFISCS); Coordenador Geral da área de Saúde do Instituto Municipal de Ensino Superior de São Caetano do Sul (IMES), contribuiu significativamente com seus conhecimentos abrilhantando e antecipando novos conceitos em diabetes a luz da atividade física.

Prof. Dr. Sergio Atala Dib, Professor Adjunto da Disciplina de Endocrinologia, EPM-UNIFESP e Coordenador do Centro de Diabetes da EPM-UNIFESP, profundo conhecedor da etiopatogenia de diabetes tipo 1: agradecemos sua revisão cuidadosa e atualização em Conceito e classificação de diabetes, glicotoxicidade, lipotoxicidade e A1c.

Prof. Dr. Domingos Malerbi,Doutor em Endocrinologia pela FMUSP, Diretor da Sociedade Brasileria de Diabetes – SBD, Diretor da Clínica Diapedis – especializada na prevenção e tratamento do pé diabético. Especialista com grande esperiência, trouxe-nos mais uma vez seus sábios conhecimentos na revisão dos cuidados com os pés.

Profa. Dra. Monica Antar Gamba, Professora Dra. do Departamento de Enfermagem da EPM – UNIFESP, com aperfeiçoamento técnico na área de complicações crônicas – pé diabético na Inglaterra, Colaboradora do programa de Assistência a diabéticos com pés insensíveis do Centro de Assistência e Educação em Enfermagem – CAENF – Lar Escola São Francisco. Sua dedicação e seu entusiasmo no relevante assunto da prevenção e tratamento do pé diabético, expressam-se nos detalhes e informações cuidadosas expostas no capítulo específico.

Profa. Celeste Elvira Viggiano, Nutricionista clínica, Coordenadora do Curso de Nutrição do Centro Universitário Municipal de São Caetano do Sul (IMES); agradecemos sua cuidadosa revisão e atualização da Alimentação e a introdução da Pirâmide Alimentar.